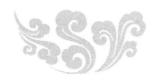

中医药工具书及网络

信息资源检索

实用指南

张如青 / 主编

丁媛 许吉 / 协编

上海科学技术出版社

图书在版编目（CIP）数据

中医药工具书及网络信息资源检索实用指南 / 张如
青主编. —上海：上海科学技术出版社，2018.7（2021.1 重印）
ISBN 978 - 7 - 5478 - 4002 - 3

Ⅰ.①中… Ⅱ.①张… Ⅲ.①中国医药学—工具书—
网络检索—指南 Ⅳ.①R2 - 62②G254.92 - 62

中国版本图书馆 CIP 数据核字（2018）第 094818 号

中医药工具书及网络信息资源检索实用指南
张如青　主编
丁　媛　许　吉　协编

上海世纪出版（集团）有限公司
上海科学技术出版社　出版、发行
（上海钦州南路 71 号　邮政编码 200235　www.sstp.cn）
当纳利（上海）信息技术有限公司印刷
开本 700×1000　1/16　印张 17.5
字数 250 千字
2018 年 7 月第 1 版　2021 年 1 月第 3 次印刷
ISBN 978 - 7 - 5478 - 4002 - 3/R·1618
定价：76.00 元

本书如有缺页、错装或坏损等严重质量问题，请向工厂联系调换

内容提要

　　本书主要介绍了中医药常用工具书的使用方法,如查检各类字、词;查检中医药专用词语;查检中医经典词句出处及词义;查检中医人物及医学史事;查检中医药古籍书目;利用中医药书目、索引、年鉴、工具书指南;利用中医药图录等。本书还介绍了中医药网络信息资源的检索与利用,如查检中医药古籍及中药、方剂、中医药期刊论文等。书末附有汉至清历代纪元暨帝讳简表,方便中医古籍版本鉴定与中医文献研究,此外还附有中医药专题检索、书名笔画索引。

　　本书可供中医文献研究者、中医院校师生及中医爱好者参考与使用。

前 言

　　习近平主席在致中国中医科学院成立 60 周年的贺信中指出："中医药学是中国古代科学的瑰宝，也是打开中华文明宝库的钥匙。当前，中医药振兴发展迎来天时、地利、人和的大好时机，希望广大中医药工作者增强民族自信，勇攀医学高峰，深入发掘中医药宝库中的精华。"如何能够深入发掘中医药宝库中的精华？首先要找到打开中医药宝库的钥匙和方法。古老的中医药学诞生、根植、成长于历史悠久的中华传统文化，在其发生、发展的历史进程中，不断地吸纳、融合传统文化及异域文化中的先进、有益的思想、方法，结合自身医疗实践中取得的经验，逐渐构建形成了既有系统缜密的理论体系，又有丰富具体的诊疗技术、方法的中医药学。这门学问，起源悠远的古代，采纳百家之精华，融天地人于一理，可谓博大精深！几千年的发展历程，源远流长，蓄积深厚。即以文献而言，自先秦迄清末，现存的中医古籍已过万数，再加上 1911 年迄今 100 多年的近现代中医药文献，用"浩如烟海""汗牛充栋"来形容不为过。如此丰厚的积淀，对初学者或入门不久的青年人来说，难免会有望洋兴叹之感。140 多年前，清代学者张之洞主张读书治学须有门径，而门径之书首推《四库全书总目提要》。他说："此事宜有师承，然师岂易得？书即师也。今为诸生指一良师，将《四库全书总目提要》读一过，即略知学问门径矣。"(《輶轩语·语学·读书须有门径》)张氏所说的"门径书",就是工具书。《四库全书总目提要》是清代著名的目录书,也是各科治学的重要工具书,其对中国学术界的影响,绵延至今 200 多年而余音未绝。面对海量的中医药文献,如果不借助工具书,则不得其门而入。中医药工具书就好比开启中医药知识宝库的钥匙和通向中医药学术研究境域的桥梁。有鉴于此,本书设上篇"中医药工具书检索与利用",第一、第二两章介绍工具书的基本概念与知识;第三章着重围绕工具书的使用方法,从读者实用的角度出发,提出怎样查检中医药的名词术语、经典词句出处、医事人物、古籍书目等目标,介绍各种相应的工具书。每种工具书均列出书名、编者、出版社及出版时间,简介该书的内容主旨,编纂体例与特点;第四章对字词典、书目以外的其他工具书,如丛书、类书、索引、年鉴、百科全书、手册、图表等分别联系中医药学实际作举例介绍,以使读者充分了解并利用这些工具书;第五章精选 10 部历代著名字词典,联系中医药文献实际作专门介绍。

近 30 年来,由于计算机信息技术的迅猛发展,古老的中医学迎来了前所未有的机遇与挑战。一夜之间,人们忽然发现昔日汗牛充栋的古医籍,如今可以浓缩为几张碟片或几个优盘;以往为查检中医典籍的文字、语词,须穷数年之功,抄录数万张卡片编制中医典籍索引,如今只需在电脑前轻松移动鼠标点击,竟然唾手可得,而且检索途径与功能大大超过传统的索引。

经过 30 年的努力,古籍数据库的建设取得很大进展。据不完全统计,目前全国已有中文古籍数据库近 200 个,大型的网络古籍数据库也是可圈可点。中医古籍数据库的建设亦如雨后春笋,方兴未艾,大学图书馆、科研院所以及一些商业单位都参与其中,并取得了可喜的成果。如大型电子丛书《中华医典》(第五版)目前收录中医古籍已逾千部,具有快捷的检索功能及内容丰富的辞典功能,并呈动态增补,版本不断升级;《瀚堂典籍》数据库中有专门的中医药文献库,目前已收录超过 750 种,共上万册宋、元、明、清的中医古籍,其中有大量中医古籍珍本的影印本;《文渊阁四库全书电子版》中设立了中医药专版;"爱如生"系列数据库也推出了医书集成产品;中国医药科技出版社开发研制的《中医古籍全文数据库》和中国中医科学院中医药信息研究所(图书馆)研发的《国医典藏》已经投入使用。此外,国家图书馆正逐步建设《中华医药典藏资源库》,至 2017 年 6 月,已有 92 部中医古籍影像进行发布测试。可以说,通过对中医古籍文献数字化建立中医古籍数据库,已是今后中医药文献乃至中医药学发掘研究的新的基础与方向。如此"从天而降""突如其来"的情况与现状,使得工作无论是医疗、教学,还是科研,年龄无论是青年,还是中老年,只要是现今正在从事中医药工作的人,都不能不对中医药信息技术、网络数据库资源进行关注、了解、学习乃至利用。因为若能较好地掌握利用这些电子信息与数据库资源,你的学习、工作、研究的效率就能够提高千百倍,同时可以节省大量的时间与精力。这是当代与今后社会发展之大趋势,从事古老的中医药学工作的人们也应当顺应这如潮之大势。有鉴于此,本书设下篇"中医药网络信息资源检索与利用",其中第六章介绍网络信息资源与电子信息技术的基本概念与知识;第七章介绍一般中医药网络信息资源检索与利用;第八章着重介绍中医药古籍类网络信息资源检索与利用,从中医古籍全文信息资源、其他中医药网络资源、综合性古籍网络资源三个层面进行详细举例介绍。在介绍具体数据库的特色与利用方法时,常引用一些数据库图片,列举若干检索案例及注意事项,以突出实用性,增强读者对中医药电子信息资源的感性认识。

历代帝王的年号与避讳,往往成为中医古籍阅读的障碍,而掌握帝王年号与避讳字,又有助于中医医史文献的研究。有鉴于此,本书另设附篇,列"汉至清历代纪元暨帝讳简表"。又附"中医药专题检索""书名笔画索引",以便读者更有效地查检、利用本书。

网络信息资源迅速、便捷,且功能丰富多元,为人们节省大量学习、工作的时间与精力,受到人们的喜爱与欢迎。但是需要注意的是,网络中医药数据库、电子版中医药书籍等信息资源,直至目前还处于建设、发展时期,还在不断地更新、修正、完善的过程中,其中包含、载有的信息资料并非完全准确可靠。因此,一般在利用电子书或查到网络信息资料后,还需核对相关的纸质文献,确实准确无误,才能加以引用、利用。另外,至目前为止,无论是中医典籍电子书、网络搜索引擎,还是网络中医药数据库,都不可能完全解决中医药文献中各种信息、知识的搜寻检索的需求,更罔论中医古籍在深广层面的发掘与研究。道理很简单,电子信息资源从诞生伊始迄今仅仅 30 年,目前的计算机信息技术与中医药古文献结合的程度,还不足以将具有数千年积淀的博大精深的中医药学理论和诊疗技术方法全面、系统地数字化、信息化。因此,在今后相当长的时期,中医药纸质工具书在某些方面、某种程度上仍然是不可替代的,是十分重要的。作为 21 世纪的中医药工作者,我们既要与时俱进,迎合社会发展的趋势,紧紧跟上时代的步伐,学习、掌握、利用现代的中医药信息技术,还必须懂得传统的纸质工具书的重要性,要了解、掌握、利用相关的各种纸质工具书,如此两手都硬,才能在中医药学各学科资料的搜寻检索中得心应手、游刃有余。

本书在编写过程中参考、借鉴了大量相关文献信息资料,得益于诸多专家学者研究成果的启发,在此,对本书所参考的文献资料、著作、教材的作者们表示衷心感谢!

张如青

2017 年 2 月

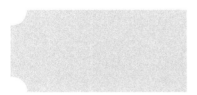

目 录

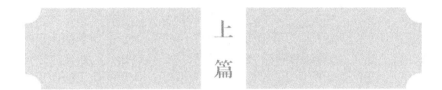

上 篇

中医药工具书检索与利用

◇◇◇◇◇◇◇◇◇◇◇◇◇◇◇◇◇◇◇◇◇◇ 第一章 ◇◇◇◇◇◇◇◇◇◇◇◇◇◇◇◇◇◇◇◇◇◇

工具书概论

"工欲善其事,必先利其器。"从事任何一项工作都必须凭借一定的工具,方能较顺利地达到预期的目的;从事任何一门学科的学习、研究,亦必须借助于工具书。对于中医药学专业的学习、研究当然也不例外。了解、熟悉各种相关工具书的历史、现状、类型和特点,掌握其使用方法,培养利用工具书进行独立工作的能力,就能够在中医药专业的学习、临证、教学、科研中收到事半功倍的效果。

一、工具书的定义

关于工具书的确切定义,至今尚无统一的说法。东汉许慎《说文解字·叙》云:"博采通人,至于小大,信而有证,稽撰其说。将以理群类,解谬误,晓学者,达神恉。分别部居,不相杂厕也。"这段话中已包含了工具书的几个主要特征:一是资料来源广泛而可靠;二是正确诠释词语;三是正误释疑解惑;四是按一定方式编排。现代有关工具书的定义大致有二:一是通俗定义,在学习、研究、工作中可作为工具书使用的,专供读者查考字词涵义、字句出处和各种事实而编纂的图书。二是科学定义,根据一定的社会需要,广泛收集某一范围的知识资料,按一定方式编排,为人们解决疑难问题和提供某些方面的基本知识或资料线索,以供人们查检的特定类型的图书。

工具书与一般图书的关系和区别(表1-1):

表1-1 工具书与一般图书的关系和区别

区别点	一般图书	工具书
性质	是工具书的原始材料	在一般图书的基础上进行选材和重新编排的加工品
功能	供人们阅读	供人们释疑解惑,查寻资料时使用,一般不供系统阅读

二、工具书的作用

工具书的作用是多方面的,概括起来有以下几条。

(一) 指点读书门径

自古以来,历代文献著述浩若烟海。即以中医药学著作而论,自秦汉以迄清末,流传于世的不下万种。面对如此浩瀚的文献,如果不借助工具书中的目录书,则不得其门而入。唐代毋煚指出:不知目录,则"使学者孤舟泳海,弱羽凭天,衔石填溟,倚杖追日,莫闻名目,岂详家代"?(《古今书录叙》)清代张之洞认为读书治学须有门径,而门径之书尤推崇《四库全书总目提要》。他说:"此事宜有师承,然师岂易得?书即师也。今为诸生指一良师,将《四库全书总目提要》读一过,即略知学问门径矣。"(《辀轩语・语学・读书须有门径》)近代学者余嘉锡对此深有体验,他说:"余之略知学问门径,实受《(四库)提要》之赐。"(《四库提要辨证・序》)中医药方面的主要目录书有《中国医籍考》《宋以前医籍考》和《四部总录医药编》等。

(二) 解决各类疑难问题

中医药古文献中存在着诸多疑难问题,主要是冷僻、疑难词和各种专门名词术语。解决这些疑难问题,必须查考各种相关的字典、词典。例如冷僻字,可查《康熙字典》《汉语大字典》;异体字、俗别字可查《龙龛手镜》《增订碑别字》《异体字字典》;中医人名可查《中医人名辞典》《中医人物词典》;中医名词术语可查《中医大辞典》;中药可查《中药大辞典》《中华本草》等。

(三) 提供专业资料线索及最新科研成果

如欲了解《内经》中的某个词,或某条经文,出自《素问》或《灵枢》哪一篇,可查《黄帝内经章句索引》《素问通检》《灵枢通检》。想了解医史论文的有关资料,可查《医学史论文资料索引》。要掌握中医药各专业的最近动态及最新科研成果,可查阅《中国中医药年鉴》。

(四) 汇集专题资料

有的工具书分类汇编了专题资料,起到专业资料库的作用。如《中医大辞典(试行本)》的各个分册:《中医基础理论分册》《医史文献分册》《中药分册》《方剂分册》《内科分册》《妇科儿科分册》《外科骨伤科五官科分册》《针灸推拿气功养生分册》。又如《医学期刊中医文献分类目录索引》《中医温病文献目录索引》《五十年来针灸文献(中文)索引》《人参文献专题索引》等。

由于工具书有以上诸方面的作用,能使人们迅速地解决疑难和获取有关资料以及线索,可大大节省时间和精力,因此被人们视为学习、科研的良师益友。晋代郭璞曾说:"《尔雅》者……诚九流之津涉,六艺之钤键,学览者之潭奥,摛翰者之华苑也。"(《尔雅注序》)郭氏所言的"津涉、钤键",就是渡河的舟桥,开锁的钥匙。此虽喻赞《尔雅》,实则可喻赞各类高水平的工具书。工具书就好比开启知识宝库的钥匙和通向学术研究的桥梁。

三、工具书的类型

从功用特点而言,工具书包括以下一些类型:字典、词典(辞典)、书目、文摘、索引、手册、年鉴、年表、图录、政书、类书、丛书、百科全书、工具书指南。

字典是解释字的形体、读音、意义及其用法的工具书。如《说文解字》《康熙字典》《中华大字典》《汉语大字典》等。

词(辞)典是解释词的意义、用法的工具书。如《尔雅》《辞源》《辞海》《汉语大词典》等。

书目是图书目录的简称,又称"目录",是记录书籍的名称、作者、卷数、版本,间或叙及学术源流、书籍流传、内容评价及收藏单位的工具书。如《医籍考》《中国医籍通考》《全国中医图书联合目录》《中国中医古籍总目》等。

文摘就是论文摘要,将论文的主要论点简明扼要地摘录出来,供读者阅读。其特点不仅描述文献(论文)的外部特征,而且简明深入地摘录原文,报道文献的内部内容。如《中国医学文摘——中医》《中药研究文献摘要》等。

索引又称"通检""备检""引得(index)",是将一种或多种图书、报刊中的各种事物名称(包括字、词、句、人名、书名、篇名、方名、药名、病名、主题事类名等)分别摘录,注明出处,编成条目,按一定方式(如字序、类序)编排,专供检索的工具书。如《黄帝内经章句索引》《中医经典索引》《伤寒论通检》《诸病源候论通检》《医学期刊中医文献分类目录索引》等。

手册又称"便览""指南",是汇集一定范围的需经常查阅的文献资料,供读者随时翻检的工具书。其特点是主题明确、内容丰富、类例分明、叙述简要、携带方便,且常附图表数据。如《中医妇科临床手册》《中医儿科临床手册》《常用中医方药手册》等。

年鉴是汇集一年内的各种大事和相关统计资料,按年度出版,以备参考查检的工具书。年鉴按性质可分为两类:一是综合性年鉴,所收资料涉及面广泛,如《中国百科年鉴》。二是专科性年鉴,所收资料仅限于一门学科或专业,如《中国中医药年鉴》(原名《中医年鉴》)、《中国药学年鉴》等。

年表是按年代顺序以表格形式编制的查考时间或大事的工具书。如《中国医史年表》。

图录是用图像揭示事物形象的工具书。古代本草、针灸、舌诊等文献中都附有图录。现代较流行的医学图录有《中国本草图鉴》《舌苔图谱》《经穴断面解剖图解》等。

政书是汇集历代或某代政治、经济、军事、文化制度等资料的工具书。如《通志》《文献通考》等。

类书是辑录汇编各门类或某一门类资料的工具书。如《古今图书集成·医部全录》《名医类案》《续名医类案》《医方类聚》等。

丛书是在一个总书名下,把原先单独刊行的两部或两部以上书籍原封不动地汇编在一起的工具书,尽管其体例与其他工具书有差异,但人们习惯上也把它称作工具书。如《四部丛书》《医宗金鉴》《中国医学大成》《三三医书》等。

百科全书是以辞书形式编排的大型工具书。它搜集社会科学和自然科学各科专门术语及重要名词,分列条目,加以详细叙述和说明,并附参考书目。医学百科全书是着重反映医学各分支学科的重要内容和最新成就的专业参考工具书。如《中国医学百科全书》是中华人民共和国成立以来编纂的规模最大的医药卫生工具书,其中包括中医药学各科 11 个分册。

工具书指南,即介绍工具书内容、特点、用法的工具书。如《中医文献检索实用手册》《中医工具书使用法》《中医常用工具书手册》《针灸文献检索与利用》等。

四、工具书的基本项目及选择方法

随着时代的发展,工具书的数量日益增多。有时同一种类型的工具书出现多种。这些工具书在成书与刊行出版的时间上有古今先后之异,在具体内容上有多寡深浅之殊,在学术水平上有精疏高低之别,以致初学者在选择使用工具书时,有雾里看花、莫能适从之叹。一部质量较高,内容较完善的工具书,应当有一些基本项目,以下就这些构成工具书的基本项目,谈谈如何选择合适的工具书。

(一) 编纂时代

这是选用工具书时首先应当注意的问题。一般而言,后出的工具书得以在前人所编的同类工具书的基础上扬长避短,补遗匡谬,因而其学术水平往往要高于前代。例如 20 世纪 90 年代编纂出版的《中华本草》,无论是内容的规模,还是条目的筛选,释文的科学规范,其水平都远远超过 20 世纪 30 年代编纂的《中国药学大辞典》。而且查检、阅读也更方便,适合现代读者的要求。但是也有特殊情况,有些工具书虽然成书较早,但仍有其特殊的学术价值。例如古代字典辞书《说文解字》和《尔雅》,尽管成书于汉代,但至今对于汉语文字学、词汇学的学习研究和古医籍字词的理解仍具有重要的参考价值。此外,在研究、考证医史人物的生平事迹和著作时,应查考与这些人物同时代的或时代较接近的资料性工具书,而不应选择与他们时代较远的工具书。

(二) 作者

工具书的编纂者可以是个人,也可以是集体。一般来说,某一学科领域内的权威学者主编或某一学术机构编纂的工具书质量较高,差错较少。

(三) 凡例

又称"例言""前言""编撰大意""编写说明"。列于工具书正文之前,主要说明该书的取材范围、编撰体例、使用方法等,或者提出查阅工具书正文的预备知识。因此,在使用一部工具书之前,应当首先仔细阅读该书的凡例。一部缺少凡例(或前言、编写说明)的工具书,不是完备的工具书。

(四) 资料收录范围

资料收录范围反映了一部工具书在学术内容上的广度,这可以通过阅读"凡例"或"目录(词目单)"加以了解。应尽量选择与自己专业需求比较符合的工具书。有的工具书从书名上即可大致了解其资料收录范围。如陈邦贤《二十六史医学资料汇编》、陶御风等《历代笔记医事别录》。二书皆从非医学古籍中搜集医学资料,前者的收录范围是历代史书,后者的收录范围是历代文人笔记。另有钱远铭《经史百家医录》,其收录范围除了历代史书、笔记外,还包括十三经、诸子百家和历代丛书。

（五）释文

工具书的释文反映了该工具书学术内容的深度，是衡量一部工具书学术水平的重要标志。同一类型的工具书，其释文有详略之别，优劣之异，使用时应当有所鉴别，择优汰劣。鉴别方法：随机抽取同一词目，比较各本工具书的释文。这样的鉴别结果比较准确。例如20世纪末先后出版了三部针灸专业的辞典：安徽中医学院（今安徽中医药大学）、上海中医学院（今上海中医药大学）合编的《针灸学辞典》，实用针灸辞典编委会编的《实用针灸辞典》，张大千主编的《中国针灸大辞典》。运用随机抽样的鉴别法，很快就能得出结果：前两部辞典词目释文更具有准确性、概括性、科学性。鉴别释文优劣，还有一种经验方法：先检索若干条自己专业范围内熟悉的词目，再根据自己的专业知识评判这些词目释文水平的高低，这样也很快能得出结果。一般而言，一部工具书其他词目释文的学术水平与这些词目释文是大体相当的，因而这种鉴别结果也可作为选择工具书的依据。

（六）序跋、书评

工具书的序文有作者自序和他人之序，跋语多为后人所作。序跋的内容一般是说明工具书的编纂过程，对正文作评价和介绍。所以序跋也可作为判断工具书质量优劣的依据之一。但须注意，他人写的序文跋语难免有溢美之词，应进行具体分析，并结合工具书的正文内容加以核定。书评是工具书出版后他人对此书所作的评价，一般比较客观、公允，对书中的优、缺点都能指出。因此，选择工具书应于平时多注意阅览有关工具书的书评。

（七）附录

有的工具书前后附有各种图表、参考书目及辅助的检索方法，其重要性、实用性往往不亚于正文，使用时不可忽视。一般中医工具书常附有人名、书名、药名、方名、穴名等索引，以及拼音、笔画、四角号码等检索法，应充分加以利用，可收事半功倍之效。有的附录除了有助于检索外，还将书中有关内容概括提炼出来，或补充、拓宽该书的内容，这样的附录具有较高的学术价值。例如，《中国历代医家传录》是一部内容翔实的中医人名工具书，该书有两个附录颇具学术性："历代医家师承传受表""医家别名斋号表。"又如《黄帝内经词典》的两个附录"黄帝内经书目汇考""黄帝内经论文索引"，也有学术参考价值。

（八）版本

古代工具书往往有多种版本，一般来说，初刻本和早期刊本较完整地保持原书旧貌，因此古代工具书应选择刊印较早的或近年影印的初刻本或早期刊本。近现代编撰的工具书，往往在再版时加以修订增补，所以当选择新版的为好。

总而言之，根据工具书的性质，一部完善的工具书应当具有以下几方面的标准。

一是在体例上必须具有严密的系统性。如果一部工具书搜集的材料很丰富，但不按一定的标准筛选收录，分类编排，就不会有多大的实用价值。一部好的工具书必须有严格的体例，而且应该是始终一致的。

二是在内容上必须具备"三性"。① 准确性：提供的资料或对资料的评价必须准确无误。② 完整性：所收资料必须是全面的，完备的。既不能缺漏，也不可鱼目混珠，滥竽充数。③ 概括性：以大量原始资料中提炼、概括出言简意赅、精确扼要的内容。概括性主要体现在条目释文的语言文字上。

第二章

工具书的排检法

根据汉字的要素，将工具书的文字资料分类编排起来的方法叫作工具书的编排法，也称检字法，通称排检法。汉字有形、音、义三大要素，与此相应，汉语工具书也有三种排检法：形序排检法，音序排检法，义序排检法。早在秦汉时期，工具书的编排法就受到重视。西汉时，为了训释先秦儒家经典，诞生了我国第一部词典——《尔雅》。《尔雅》按词语意义分类编排，属义序编排法，它对后世字典辞书的编纂产生很大的影响。可是按义编排的工具书查检起来很不方便，于是其他编排法开始酝酿。到东汉，我国第一部字典《说文解字》问世。它采用按汉字部首（形符）编排的方法，给检索带来了方便。这种部首编排法是汉语工具书所特有的,它对后世字典辞书的编排具有深远的影响,后世乃至现代的按部首、笔形、笔画及号码编排的工具书,都是在它的基础上不断改良、变化而成的。为了审音辨韵的需要,为了弥补按意义、按部首查检的不便,到了隋唐时期,产生了按音序编排的工具书——《切韵》和《唐韵》。北宋又有《广韵》问世。总之,我国的工具书,尤其是字典辞书的编排方法虽然繁多,但基本上不外乎形序、音序、义序三大类型,或在这三类编排法的基础上不断改进而形成的。

工具书主要排检法如图 2-1:

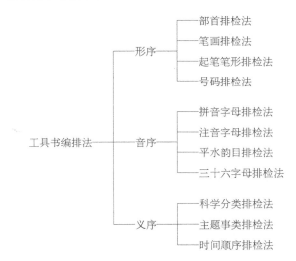

图 2-1　工具书编排法

部首排检法应用从古到今,十分广泛。主要工具书有《说文解字》《玉篇》《正字通》《康熙字典》《中华大字典》《辞源》《辞海》《联绵字典》《说文解字诂林》《汉语大字典》《汉语大词典》《中国医籍字典》《内经词典》等。采用笔画排检法的有《简明中医辞典》《中医大辞典》《中药大辞典》《中医人物词典》《中医人名辞典》等。起笔笔形排检法多与笔画排检法合用,主要工具书有《中医大辞典》《中医名言辞典》。《辞海》《汉语大字典》也附有笔画笔形检字表。采用号码排检法的除《四角号码新词典》《三角号码字典》外,很多大型文史工具书都附有四角号码检字表或四角号码检字索引。例如《辞源》《辞海》《佩文韵府》《中国丛书综录》《四部总录·医药编》等。采用拼音字母排检法的都是20 世纪 50 年代以后编纂的工具书,如《新华字典》《现代汉语词典》《古汉语常用字字典》《汉语新词典》等。此外,《辞源》《辞海》都附有单字汉语拼音索引。按注音字母顺序编排的有《词诠》《国语字典》等。按平水韵目 106 部编排的有《永乐大典》《佩文韵府》《经籍籑诂》《助字辨略》《说文通训定声》。又有按平水韵目 206 部编排的《广韵》《集韵》。按 36 字母(声纽)顺序编排的有《经传释词》《经词衍释》《古书虚字集释》《广释词》等。按科学分类编排的有《中国大百科全书》《中国医学百科全书》《辞海》(分册)、《中医大辞典》(分册)、《中文医史论文索引》《中华本草》等。按主题事类编排的有《尔雅》《方言》《释名》《广雅》《艺文类聚》《册府元龟》《太平御览》《古今图书集成·医部全录》《医籍考》《宋以前医籍考》《全国中医图书联合目录》《中国中医古籍总目》等。按时间顺序编排的有《中国历史纪年表》《中国历代年号表》《近代中西史日对照表》《中国医史年表》等。

实际上,大多数工具书除了主用一种编排法外,还综合配置多种检字法,或附有多种检字表和索引,以最大限度地方便查阅者。

以下按形、音、义的顺序,分别介绍工具书的排检法。

一、部首排检法

部首排检法是根据汉字形体特点,按汉字的部首来编排检索词目的方法。部首是汉字的组成部分。同一偏旁的字归聚在一起,成为一部。这一部所共有的那个偏旁列于首位,称为部首。按部首排检汉字,可以从字形上显现出字义的联系,同一部首的汉字大体上同为一个属性范畴。例如芩、芍、茜、芪等编在"艸"部,"艸"就是这一类字的部首,这一部的字大致上都属于草本植物范畴或与草本植物有联系;瘕、瘘、痹、瘩等编入"疒"(nè 讷)部,"疒"就是这一类字的部首,而这一部的字也大致都属于疾病、病症范畴或与疾病有关。以上是合体字。汉字中还有大量的独体字,为了编排和检索的方便,有必要将独体字也人为地分编成若干部。例如串、中、丫编在"丨"部,丁、七、亍、丌、丈编在"一"部,久、么、乍、乖、丢编在"丿"部。这样,丨、一、丿也就分别成了该部的部首。

部首编排是东汉许慎创造的。他的《说文解字》把汉字分为 540 部。"方以类聚,物以群分;同条牵属,共理相属;杂而不越,据形系联。"(许冲《上〈说文解字〉书》)当同一部首的字较多时,许慎就把意义相近的字排列在一起。清代段玉裁解释道:"凡部之先后,以形之相近为次;凡每部中字之先后,以义之相引为次。"(《说文解字注·一部小结》)由此可见,部首编排法从它开创之始就是一种以形序为主结合义序的编排汉字的方法。

单纯用部首排检法不能完全解决汉字排列顺序的问题。到了明代,梅膺祚《字汇》把《说文解字》540 部归并为 214 部,部首间的顺序与同一部首内各字的顺序,按笔画多少分先后。这样,许慎"部首排检法"遂改进成更为简明便利的"部首—笔画排检法"。后世《正字通》《康熙字典》等皆采用这种方法,于是"部首—笔画排检法"成为我国汉语字、词典的主要排检方法。以下以《康熙字典》为例,介绍部首排检法。

《康熙字典》将所收录的 47 035 个汉字分为 214 个部首,又按 12 地支顺序,把全书分成子、丑、寅、卯、辰、巳、午、未、申、酉、戌、亥 12 集,每集各分上、中、下三卷。再把 214 个部首按笔画数从少到多分编入 12 集中。具体分配如表 2-1。

表 2-1 《康熙字典》部首分配概览

集名	笔画数	部 首
子集	一～二画	一、丨、丿、乙、二、人、儿、入、冫、刀、勹、十、厶、又
丑集	三画	口、土、士、夂、夕、大、女
寅集	三画	子、宀、寸、小、尸、山、巛、工、己、幺、广、弓、彡、彳
卯集	四画	心、戈、户、手、支、文、斤、方
辰集	四画	日、月、木、欠、止、歹、殳、比、毛、气
巳集	四画	水、火、爪、父、片、牙、牛、犬
午集	五画	玄、玉、瓜、瓦、甘、田、疒、白、皮、皿、目、石、示、禾、穴
未集	六画	竹、米、糸、网、羊、羽、老、而、耳、肉、臣、至、舌、舟、色
申集	六画	艸、虍、虫、血、行、衣、襾
酉集	七画	見、角、言、谷、豆、豕、豸、走、貝、足、身、車、辵、邑、酉
戌集	八～九画	金、門、長、隶、隹、雨、青、非、面、革、韋、韭、音、頁、風、飛、食、首、香
亥集	十画以上	馬、骨、鬥、鬲、高、髟、鬯、鬼、魚、鳥、鹵、鹿、麻、黃、黍、黑、黹;黽、鼎、鼓、鼠、鼻、齊、齒、龍、龜、龠

有人把以上不同笔画数的部首分配于 12 集的关系编成歌诀,以便查寻。

一二子中三丑寅,四卯辰巳五午寻,
六在未申七在酉,八九戌部余亥存。

按照部首排检法检字,首先要了解该书有哪些部首,熟悉该书部首表及部首次序;其次要分析所查字字形,判别该字所属部首;再按部首表查检。如使用《康熙字典》的部首检字法,除了熟悉该书的部首表外,还需注意以下几点。

(一)分析字形结构,找出形声字的形符

形符多表意,又称意符。汉字部首多数是意符或与意符有联系,因此找出字的形符(意符),基本上就找到了字的部首。形声字的形符在汉字结构中的位置有多种情况,加上独体字设立部首的起笔、中坐法,汉字部首位置大致有如下 14 种情况。

(1)上:如药、笠、窟、岑。

(2)下:如然、忿、裳、贪。

(3)左:如碰、粗、髓、肺。

(4)右:如放、刑、歉、鸽。

(5)内:如闻、团、舆、向。

(6)外:如固、围、闻、阎。

(7)左上:如乳、嗣、荆、聖。

(8)左下:如颖、穀、毂、哉。

(9)右上:如望、咫、旭、题。

(10)右下:如腾、赖、绦、夜。

(11)上下:如裹、襄、褒、表。

(12)左右:如衙、衢、辩、瓣。

(13)起笔:如丙、乎、乖、主。

(14)中坐:如吏(口部)、串(丨部)、世(一部)。

需要指出的是,古今各种字典的部首是有差异的,对这种差异需要了解。例如《说文解字》分 540 部,《康熙字典》《中华大字典》《辞源》均分 214 部,1979 年修订本《辞海》分为 250 部,《汉语大字典》《汉语大词典》均分 200 部,《古汉语常用字字典》《新华字典》分为 189 部,《现代汉语词典》分为 188 部。1983 年中国文字委员会、国家出版局颁布的《汉字同一部首表(草案)》,将汉字部首分为 201 部。

(二)熟悉部首的变体

部首的变体,就是同一部首在各字的不同部位时变化为不同的形体。如果不熟悉部首的变体,在查检某些字时就会碰到麻烦。仍以《康熙字典》的部首为例:

阝：在左属阜部(义与土堆、山岭有关)，如隘、险、陇、陂等。在右归邑部(义与城镇有关)，如都、郢、郑、郴等。

爫：归爪部，如孚、采、觅、乳等。

月(旧辞书作"月")：归肉部，如肝、脂、胸、膺等。

灬：归火部，如然、熊、無等。

辶：属辵部，如过、达、透等。

氵、氺：归水部，如洗、濯、泰、永等。

王：属玉部，如理、琼、琳、琅等。

忄、⺗：归心部，如惭、愧、恭、慕等。

罒、⺲：属网部，如罗、罩、羅、罕等。

（三）有些字本身就是部首，不要拆开

例如豆、色、风、鱼、鸟、鼠、韭等。有些合体字本身是部首，很容易误拆，如：

音：不在立部或日部。

黑：不在火(灬)部。

麻：不在广部。

黄：不在艸(艹)部。

黍：不在禾部。

邕：不在比部。

鼓：不在支部。

鼎：不在目部。

（四）有些不容易看出部首的难检字，可查"难检字表"或"笔画检字表""笔画索引"

部首排检法的优点是：不知字的读音即可查检；同部首的字排列在一起，可大致了解字的属性范围。其缺点是：部首不易分清，各种字书词典具有不同的部首分类法。

二、笔画排检法

笔画排检法是根据汉字笔画数及顺序来排检词目的方法。以词目首字笔画数为标准，笔画数少的在前，多的在后；首字笔画数相同的再按起笔的笔

形归类。起笔笔形有按"一""丨""丿""、""乛"顺序排列的,也有按"、""一""丨""丿""乛"顺序排列的,并不完全统一;若首字相同者,则按次字笔画、笔形排列;次字相同者,则按第三字笔画、笔形排列;三字以上以此类推。例如《简明中医字典》按首字笔画多寡为序,少者在前,多者在后,笔画相同,按起笔笔形"、""一""丨""丿""乛"前后顺序排列。《简明中医辞典》《中药大辞典》按起笔笔形"一""丨""丿""、""乛"为序。《中医大辞典》(1995 年人民卫生出版社出版)的词目编排按笔画、笔顺为序。以首字笔画由少到多排列。首字笔画相同者,按第一笔顺"一""丨""丿""、""乛"为序;第一笔顺相同,再按第二笔顺为序;首字相同者,以第二笔画、笔顺排序;三字以上词条据此类推。首字相同的词目,按单字词、两字词、三字词⋯⋯排列。

笔画排检法的优点是:检索方便,容易掌握,不受读音不准、部首难分的影响。其缺点有三:① 字的起笔不易确定。由于汉字形体的变易和书写笔顺不规范,某些字的起笔各人习惯不同。如"艹"部的字,规范起笔是"一",但不少人习惯以"丨"为起笔。又有人习惯写旧字形,如写"争"为"爭",第二笔顺不同,故难以查检。② 由于新旧字形的变易,有些字的笔画数数不准。如"渚"字,通常数作 11 画,但在《康熙字典》《中华大字典》中,却排列于 12 画。原来,按旧字形,"者"字在"日"上有一点,作"者"。又如"瘟"字,一般数得 14 画,但旧字形作"瘟",15 画。因此,对笔画数不易数准的字,可增加或减少 1~2 笔试查。③ 汉字中笔画数和起笔笔形都相同的字很多,查找费时。为弥补这些缺点,按笔画编排的工具书多另辅以部首或拼音检字法。

三、韵目排检法

韵目排检法是我国独有的"按韵统字"的音序排检法。每个汉字都有一个声母和一个韵母,把韵母相同的字编排在一起就是一个韵部。每部选出一个字作标目,再按一定次序排列起来,就叫作"韵目"。古代韵书,大多先分四声(平、上、去、入),再分韵部。韵部的数目也各不相同。我国现存最早的韵书《广韵》的编排顺序是:首先按平、上、去、入四声分卷,因平声字太多,又分作上平声和下平声 2 卷,共 5 卷;其次将每卷分为若干韵部,共有 206 部;然后以每个韵部统辖一组汉字。至南宋淳祐十二年(公元 1252 年),山西平水人刘渊将《广韵》206 部归并为 106 部,即后世所谓"平水韵"。平水韵是供人们作诗填词用的,所以又称"诗韵"。元、明、清三代皆通行,被尊为作诗填词押韵的依据。明、清两代的一些工具书皆按平水韵韵目顺序进行编排,例如《佩文韵府》《经籍籑诂》《助字辨略》《说文通训定声》等。近人朱起凤编纂的《辞通》也按平水韵目编排。

我们今天要查检《佩文韵府》《经籍籑诂》这类"按韵统字"的工具书,要准确分清字的四声,辨别字的韵部实属不易。为解决查检的困难,人们先是采用"搭桥"的方法。即先从《辞源》《中华大字典》等标有汉字韵部的工具书中,找到待查字所属的韵部,然后再到《佩文韵府》等书中按声调、韵部查字。后来,为了更方便地利用这些以韵目编排的工具书,人们又专门为它们编制了"四角号码索引""笔画索引"。如上海古籍出版社 1982 年出版的《辞通》,下册附有四角号码索引;上海古籍出版社 1983 年出版的《佩文韵府》,第四册全册为四角号码检字索引;上海古籍出版社 1989 年出版的《经籍籑诂》,书末附"笔画索引"和"四角号码索引"。这样,繁难费时的韵目检字法和搭桥查韵检字法就失去了存在的价值。

四、拼音字母排检法

拼音字母排检法是按《汉语拼音方案》规定的 23 个拉丁字母顺序排检汉字的一种音序排检法。即根据每个字的拼音,按照汉语拼音字母的顺序排列,第一个字母相同,则按第二个字母顺序排列,其余类推。字母完全相同的,再按汉语拼音四声(ˉ 阴平、ˊ 阳平、ˇ 上声、ˋ 去声)的顺序依次排列。《新华字典》《现代汉语词典》《古汉语常用字字典》等就是采用了这种排检法。此外,《辞海》所附"音序检索表",也是用这种方法排检的。拼音字母排检法的优点是:检索简便、迅速,易于掌握。又符合国际化原则。因此这种排检法在现代工具书中最为常用。其缺点是:① 不知所查字、词的读音就无法查检。而了解字的读音,本身就是查工具书的目的。因此,仅用此法则无法查冷僻字。② 由于我国方言繁杂,有的方言地区读者若读不准字音,往往难以查寻。鉴于以上两点,故用拼音字母排检法编纂的工具书,一般都需附以部首检字、笔画检字、四角号码索引等作为辅助检索方法。

五、主题事类排检法

主题事类排检法是在一个主题下将有关内容分成若干类别进行排检的一种义序排检法。如《中国医籍考》在"中国古代医籍"这个主题下,将历代中医药文献分成 9 类,按医经、本草、食治、藏象、诊法、明堂经脉、方论、史传、运气顺序排列。又如《历代笔记医事别录》在历代笔记杂著中涉医资料这个主题下,把有关内容分为 16 类,按医事制度、经典训释、医学文献、医家人物、医学通论、内科证治、外科证治、妇科证治、儿科证治、五官科证治、救急、奇疾怪异、方药杂论、针灸推拿、养生导引、医林轶闻等事类排列。这种排检法的优点是主题突出;不同内容的分类有条不紊,眉目清晰;相关的内容集中,便于参考。缺点是不易检索。故往往需辅以笔画索引。

六、学科分类排检法

学科分类排检法是根据事物的科学系统,将性质相同的资料或资料篇目按一定类别进行编排的一种义序排检法。这种排检法在中医药工具书中应用十分普遍。如《中国医学百科全书》根据中医药学的科学系统,将所有的中医药资料分为 10 大类,以分册的形式编撰: 67 分册《医史学》,68 分册《中医基础理论》,69 分册《中药学》,70 分册《方剂学》,71 分册《中医内科学》,72 分册《中医妇科学》《中医儿科学》,73 分册《中医外科学》《中医骨伤学》,74 分册《中医眼科学》《中医眼鼻咽喉口腔科学》,75 分册《针灸学》,76 分册《推拿学》《气功学》。再如《全国中医图书联合目录》根据现存历代中医药文献的具体内容,按中医药学的学科属性,将 12 000 多种中医药文献分为 12 大类进行编排: 医经、基础理论、伤寒金匮、诊法、针灸按摩、本草、方书、临证各科、养生、医案医话医论、医史、综合性著作。此为一级类目。在每大类下,又根据本类文献的具体情况,再分二级类目。如有必要,二级类目下再分三级细目(详见本章第三节该书的介绍)。上海科学技术出版社 1999 年出版的《中华本草》是一部典型的用学科分类编排法编纂的中药工具书。其各论部分将 8 980 种中药按自然属性分为矿物药、藻类植物药、菌类植物药、地衣类植物药、苔藓类植物药、蕨类植物药、裸子类植物药、双子叶植物药、海绵腔肠动物门药、环节动物门药、软体动物门药、节肢动物门药、苔藓棘皮动物门药、脊索动物门药 14 大类(一级类目)。每大类下再按本类药物的特性分类:其中矿物药按阳离子分类排列,其余按自然科属分类排列。例如藻类植物药又分颤藻科、念珠藻科、鞭枝藻科、胶须藻科、衣藻科 5 类(二级类目)。又如脊索动物门药又分鱼类、两栖类、爬行类、鸟类、哺乳类 5 类(二级类目)。学科分类排检法的优点是分类科学合理,同性质同属性的内容集中编排,有利查阅参考。

缺点是检索不便。为弥补这一缺点,用学科分类编排法编纂的工具书大都附有各种检索索引。如《全国中医图书联合目录》附有 4 种索引:书名笔画索引、书名音序索引、著者姓名笔画索引、著者姓名音序索引。《中华本草》附篇索引设"药物中文名称索引""药用植、动、矿物学名索引""化学成分中英名称对照索引""化学成分英中名称对照索引""化学成分结构式""药理作用索引""药物功能索引""药物主治索引"。

第三章

工具书的使用方法

一、怎样查检各类字、词

(一) 查常用字

一般文言常用字可查《古汉语常用字字典》《中华古汉语字典》或《王力古汉语字典》。

《古汉语常用字字典》 《古汉语常用字字典》编写组编。商务印书馆1979 年出版。本书收录古汉语常用字 3 700 多个。选引成语、复音词、熟语2 000 多个。每个字条均注音释义,义项按词义引申的次序排列:先列本义,再列引申义、假借义、比喻义。对魏晋以后出现的义项,则注明"后起意义"。每个义项后都引古书书证。在一些字条下标有〔注意〕和〔辨〕。〔注意〕指出在词义的历史发展中应当注意的地方。〔辨〕主要用于古汉语同义词或近义词的辨析。为加深对古汉语词义的理解,有的义项后还列举一些保留此义项的成语、复音词和熟语。书末有附录三种:《难字表》《古汉语语法简介》《我国历代纪元表》。其中《难字表》收 2 600 余字,只注音释义,不举书证,作为字典正文的补充。检索:本书按汉语拼音字母次序排列。书前有"汉语拼音音节索引"和"部首检字表"。本书 1979 年问世后,经过 5 次增订,最新的是2016 年版。收录单字字条增至 6 400 多个,加上复音词条共收 12 500 余条。

注音释义均作了细致的增删、订正、调整。附录经过调整,设有 8 种:《中国历代纪元表》《中国历代度制演变简表》《中国历代量制演变简表》《中国历代衡制演变简表》《古诗文常见通假字表》《古今同形异义词简表》《文言副词简表》《文言句式简表》等,可供读者查阅参考,拓展知识层面。本书由多年从事古代汉语教学与字典编纂的专家、学者(王力、岑麒祥、林焘、戴澧、唐作藩、蒋绍愚等)精心编纂而成,是中华人民共和国成立后第一部用现代语言学和辞书学观点、方法编写的古汉语权威字典。又经多次修订,故质量上乘可靠,又因该书篇幅较小,释义清晰准确,携带使用方便,是一部非常实用的高质量的古汉语字典,是学习古汉语、古诗文的必备工具书,也适合阅读中医古籍者常备常查。

《中华古汉语字典》 金文明主编。上海人民出版社 1997 年出版。本字典主要收录现存一般古籍中的古汉语单字 15 400 多个(包括繁体字和异体字)。在释义方面,无论常用字或非常用字,凡古代文史哲典籍以及大中学校古文教材中的用义,都尽可能予以收录。音项内容,除用汉语拼音字母标出现代普通话读音外,还据《佩文诗韵》加注声调和韵部,以应读者吟诵或习写古典诗歌之需。本书引证举例力求简明扼要,长文短引,只要节录的诗文意义完整显豁,不必成联成句。本字典正文按部首排列,并附“笔画查字表”和“汉语拼音索引”。附录有“汉语拼音方案”“诗韵常用字表”“中国历朝年代表”“天文历算岁时诸表”“《周易》八卦及六十四卦表”等。

《王力古汉语字典》 王力主编。中华书局 2000 年出版。本字典参照《辞源》收古籍中通用汉字 12 500 余个,僻字一般不收,现代新生的字如氢、腺、碳等不收。其义项的设立颇具特色:一是努力理清一词多义之间引申发展的轨迹和线索,将本义、引申义联系起来,揭示词义的系统性,将间接的远引申义、假借义都单独设立义项,如此,义项减少了,词义反而更清晰更系统,更符合词义发展变化的历史事实;二是努力在释义中表现出词义的时代性,对于中古以后产生的后起义,均特别予以说明,从而在字典中树立起词义的历史观;三是将僻义或文献传注中不大可靠的义项列入“备考”。在如此的梳理中纠正了前代字词典中的一些失误。除义项分析外,还有下列内容:同义词辨析、同源字分析、联绵字注释、按语及部首总论。本书采用《康熙字典》214 部首编排法,附“汉语拼音检字表”。附录有“中国历代纪元表”和“中国历代度量衡制演变简表”(中国历代度制演变简表、中国历代量制演变简表、中国历代衡制演变简表)。

（二）查冷僻字

阅读中医药古籍,经常会遇到一些不常用的字,一般字(辞)典不收;或有的字意义较为特殊,一般字(辞)典没有确解。这时可以查一些大型的字典,如《康熙字典》《中华大字典》《汉语大字典》《中华字海》和《古文字诂林》。

《康熙字典》 见本书上篇第五章"古代字典辞书选介",此略。

《中华大字典》 欧阳溥存等编。中华书局1915年出版,1981年又分上、下二册缩印出版。本书以《康熙字典》为蓝本,收录单字共48 000多个,略多于《康熙字典》,在1990年《汉语大字典》出版以前,一直是我国收录汉字最多的字典。本书按部首排列,用反切法和直音法注音,分条解释字义。引书证均注明书籍篇名,以便查核。除正文本字外,兼收籀文、古文、省文、或体、俗体、讹文诸体,并一一辨明。并根据清代王引之《康熙字典考证》,纠正《康熙字典》援引书证错误2 000多条。附"中华大字典检字"(笔画检字)。

《汉语大字典》(有8册本与缩印本) 徐中舒主编。湖北辞书出版社、四川辞书出版社1986年至1990年出版。本书是一部以解释汉字形、音、义为主要任务的大型语文工具书。共收汉字56 000多个。历代古籍中大量的生僻字、异体字、俗别字均被收入其中。每个单字条目包括:字头、解形、注音、释义、引证。在继承前人成果的基础上,广泛采纳今人新的研究成果,尽可能历史地、准确地反映汉字形音义的发展。在字形方面,于楷书单字条目下收列能反映该字形体源流演变的甲骨文、金文、小篆、隶书形体,并简要说明字形结构演变。字音方面,尽可能注出该字的现代读音,并标注上古韵部,收列中古反切。字义方面,着重收列常用字的常用义,并考释收录常用字的特殊义和生僻字的义项,还适当收录复音词的词素义。书末附录10个表:① 上古音字表。② 中古音字表。③ 通假字表。④ 异体字表。⑤ 历代部分字书收字情况简表。⑥ 简化字总表。⑦ 汉语拼音方案。⑧ 现代汉语常用字表。⑨ 普通话异读词审音表。⑩ 国际音标表。检索:分部首检字和笔画检字两种。

《中华字海》 冷玉龙、韦一心等编撰。中华书局、中国友谊出版公司1994年出版,1996年重印。本书收楷书汉语单字85 568个。主要由两部分构成:一部分收自现存汉语辞书,如《说文解字》《玉篇》《广韵》《集韵》《康熙字典》《中华大字典》等书中的全部汉字;另一部分是历代工具书失收而应该收录的字,其中有佛经难字、道藏难字、敦煌俗字、宋元明清俗字、方言字、科技新造字,以及当今还在人名和地名中使用的冷僻字。此外,还收录了甲骨文、金文和竹简、帛书中学术界比较公认的隶定字。流行于港、澳、台地区的汉字,以及在日本、韩国、新加坡等国使用的汉字也酌情收录。全书按部首分部排列,附有"难检字表""笔画检字表"和"音序检字表"。书末附录有:① 新旧字形对照表。② 汉语拼音方案。③ 我国历史朝代与公元对照简表。

《古文字诂林》(12册) 李圃主编。上海教育出版社 1999 年出版。汇集了 1 万多个字头,1 500 多万字的考释资料,是我国目前规模最大、资料最为齐备的古文字汇释类工具书。本书所收古文字包括古陶文、甲骨文、金文、玺印与石刻文字、简帛文字、货币文字,基本上涵盖了所有的古文字种类。这些古文字字形,以近代新出的古文字为主,也收入了《汉简》《古文四声韵》等宋人著古文字字形。所收的考释资料,从汉代的《说文解字》,到当代的有代表性的研究成果,可谓是"集万卷于一册,汇众说于一编"。本书第一至第十一册为正文,第十二册为附录和检字表(部首检字表、笔画检字表)。第一至第十一册每册前设楷篆对照部首表、部首检字表和笔画检字表。第一至第十册参照《说文解字》部首顺序排列字头。第十一册则是《说文解字》未收字的考释资料,依部首笔画顺序排列。第十二册附录有"夏、商、西周、春秋、战国、秦、汉纪年表"和"商、西周、春秋、战国、秦、汉历史地图"。本书字形部分录自八大类有代表性的古文字字形汇编著作,一经采录,不加取舍,以存原貌。考释部分所录以各家关于古文字本体形音义考释内容为主,兼及用法的阐释。所录考释资料截至 1997 年底,原则上依出版时间先后排列,各家考释资料之前冠以作者姓名,并用◉标示,文末注明出处。试举"瘢"字条为例:

瘢 瘢 封六〇 【睡虎地秦简文字编】
◉ 许慎 癗。瘢也。从疒般声。薄官切。【说文解字卷七】
◉ 马叙伦 王筠曰:玉篇作创痕也。徐灏曰:释名。瘢,漫也。生漫故皮也。一切经音义三引仓颉。瘢,痕也。痍字盖涉上文而误。伦按:痍字盖瘢下隶书复举字传写讹入。许当以声训。今挩一字耳。【说文解字六书疏证卷十四】

(三) 查通假字、古今字

古书中存在着大量的通假字和古今字,中医古籍也不例外,这是阅读和整理古医籍的一大难点。通过查检工具书,迅速掌握、识别通假字和古今字,无疑对提高阅读、研究古医籍的能力,继承中医学遗产具有重要意义。为解决这个问题,可查《古汉语通用字字典》《古字通假会典》《通假大字典》《通假字汇释》《古代汉语通假字大字典》《古文字通假字典》《中医古籍通借字古今字释例》《古医籍通假字集释》《中医药通假字字典》。也可查检《汉语大字典》附表③"通假字表"[见前(二),此略]。

《古汉语通用字字典》 杨金鼎主编。福建人民出版社 1988 年出版。本书搜集上自先秦两汉(包括出土简帛),下至清代、近代有关文献资料,将 4 000 多个通假字、古今字、异体字(未经文改会公布的)汇集编纂,每字注音释义,义项先注明通"×",然后解释,并举例句书证,按时代先后排列。本书特点:着眼于实用,避开一些学术界有争论的问题,不论通假字、古今字,统称为通用字,采取统一的"甲通乙"格式,按部首编排。书末附"部首表""新旧字形对照表""繁简字对照表"。检索:笔画检字。

《古字通假会典》 高亨纂著,董治安整理。齐鲁书社 1989 年出版。汇集了古籍中有关文字通用的大量例证,依照古韵进行编排,并附有笔画索引。例证取材包括先秦两汉大部分主要著作,魏晋以下的典籍也偶有征引,包括经、史、子、集、小学等各种专著。所辑录的有关通用字的例证,主要有两种情况:其一,是有关古籍中某些"异文"的对照比较,主要是不同古籍互相征引中的"异文",以及同一古籍不同传本的"异文"。其二,是两汉到唐宋阶段若干字书和古籍注解中关于通用字的训释。此类训释,在形式上,有的是采用"读若""读为"的方法予以标示;有的标出某与某"古字通用"。此外,还收录了少量古今字、异体字、简化字(古人为了书写方便,有意无意省减原字笔画而形成)。这部书除了用以查检通假字之外,还为今人进一步探讨文字通假这个复杂的语言现象,提供了大量可资利用和参考的原始资料。

《通假大字典》 张桁、许梦麟主编。黑龙江人民出版社 1993 年出版。所收字头均有通假义,并有古书例证。对于一部分古今字,人们习惯上认为有通假关系的,予以收录。联绵字以现代汉语规范化书写形式为准,其他书写形式按通假处理而择要收录。人名、地名及其他一些特殊名称的异写形式,收录时作互通处理,如"庖牺""伏牺"等。本书以借字为字头,被借字(本字)列于字头之下。字头按传统 214 部首归部,附"借字音序索引"。书末附"常用字上古声母、韵部归类表""本字部首索引""本字音序索引"。兹举一例如下。

痒 yáng 《说文》:"痒,疡也。"痒,一种病。《诗·小雅·正月》:"哀我小心,癙忧以痒。"传:"癙、痒,皆病也。"

通"疡"yáng。[例]《礼记·曲礼》上:"头有创则沐,身有疡则浴。"《释文》:"疡音恙,本或作痒。"痒通"疡",痈疮。痒,余母,阳部;疡,余母,阳部。余母双声,阳部叠韵,属双声叠韵通假。

《通假字汇释》 冯其庸、邓安生纂著。北京大学出版社 2006 年出版。汇录了古代文献中 3 586 个通假字(含少数异体字)以及古今学者的重要训释,亦视具体情况间加著者解说。通假字及其书证材料来源,主要为先秦两汉三国六朝文献,以及业已整理出版的金石简帛资料,也酌情选用了少量隋唐以后典籍中的通假字材料。本书正文按部首编排,附有"部首检字表"和"汉语拼音检字表"。字条的编排:借字在前,其后依次为注音、释义、释义的依据。释义一般解释通假字的本义,本义与所引文献依据不合者,则略加说明。通假字和本字的注音,分今音、中古音、上古音三段。今音用汉语拼音标注,中古音和上古音主要参考唐作藩的《上古音手册》,陈复华、何九盈的《古韵通晓》酌定。有的通假字有两个以上的本字,本字按一、二、三等顺序依次编列于后,用"通"表示。兹举一例如下。

疥(jiè 怪见去 月见)疥疮。《说文》:"疥,搔也。"按"搔"当"瘙"之误。

一、通"介"(jiè 怪见去 月见)。坚固。字见《说文》。马王堆汉墓帛书《六十四卦·馀》:"六二,疥于石,不终日。"今本《易·豫》作"介于石"。介于石,坚固如石。

二、通"痎"(jiē 皆见平 之见)。两日一发的疟疾。见《说文》。《左传·昭公二十年》:"齐侯疥,遂痁。"疏:"疥当为痎。痎是小疟,痁是大疟。"

《古代汉语通假字大字典》 王海根编纂。福建人民出版社 2006 年出版。收录古籍(包括石经)兼及碑刻中存在之通假字,凡 5 600 有余。甲骨文、金文等古文字材料,除少数作旁证者外,均不收入。以单音节通假字为主,双音节组成的复合词基本上作一个通假字看待,按"附见"处理。本书广征博引,以大量书证充分论述字与字之间内在的通假关系,书证之排列以时代先后为序。于通假判断后常加按语,或引经据典说明通假字与本字之各自本义,或揭示两者在古音中之内在联系,以为立论之根据。本字典仿《康熙字典》例,通假字头基本上按部首笔画排列,个别字略作调整,书前有"通假字部首目次"和"通假字部首笔画目次",书末附"通假字笔画索引"和"通假字四角号码索引"。试举"痃"字条为例:

痃 xuán 通"眩",头晕。按:痃,本指脐旁气块。《太平广记》卷四十八引唐·牛僧孺《玄怪录》:"(李坤)适有头痃之疾,不往。"宋·王明清《挥尘后录》卷一:"皇奥小驻会稽,后微觉风痃。"

《古文字通假字典》 王辉编著。中华书局 2008 年出版,2013 年重印。收录殷商至汉初的甲骨文、金文、货币、玺印、陶文、石刻、盟书、帛书、竹木简牍等里的古文字通假例证,所收资料发表时间截至 2004 年(个别条目补充有

2006 年资料)。某字假借为某字,称"某读为某";联绵字之类无所谓正字,或有时难以肯定某为正字,称"某与某通";有些字传世古文献习见作某,不一定是本字,称"某文献作某"。由于古文字资料远较传世古文献资料零碎、分散,古文字研究远不如传世古文献研究深入,故选用的通假例证有的可能得不到某些学者的认可。这类例证,或称"某疑读为某",表示只是一种可能;或称"某或说读为某",表示一家之言。后附引用书目和笔画、音序、四角号码检字。正文按下字(即读为字)古韵排列,同一韵部之内,再按声母排列,以韵为经,以声为纬。书末附引用书目、笔画检字表、音序检字表、四角号码检字表。

《中医古籍通借字古今字例释》 方文辉编。科学普及出版社广州分社 1982 年出版。古医籍中通借字繁多,且使用方法宽泛,几乎只要声母或韵母相同或相近的皆可通借。但专门的字、词典对这些资料收集甚少。作者有鉴于此,从历代古医籍中收集通借字、古今字共 480 多个,逐一指明通假关系,援引医书例证并作详细译释。由于本书材料直接选自古医籍,故对于学习古代中医文献,扫除阅读障碍,有直接的帮助。检索:笔画检字。

《古医籍通假字集释》 郭辉雄编著。广西科学技术出版社 1998 年出版。汇集了中医古典医籍及古典文学部分名篇中常用的通假字 413 个,引证例句 1 280 余条。在通假字与本字后面,标有汉语拼音、反切、上古音。反切以《广韵》为准,上古音依郭锡良编著《汉字古音手册》。且标明了通假字与本字的音同、双声、叠韵的通假关系。对通假字和本字的释义上,从形体结构阐明其本义,以《说文解字》为宗,但不拘泥《说文解字》,然后简介其引申义,引申义的取舍,视书证例句而定。所引书证例句,逐句进行译释。全书采用笔画编排法,书末附"音序索引"。

《中医药通假字字典》 李戎编著。上海科学技术文献出版社 2001 年出版。本书分上、下两篇。上篇为字典,共收通假字 1 901 个(包括繁简体),按笔画数编排,参考、引据医药及经史百家古籍文献约 740 种。字头分列简体字及其繁体字(一般不列异体字,但在极个别情况下也列讹字),一般不注音,而只对较为生僻的本字注音,标出国际音标、汉语拼音及同音同调字。释义以《说文解字》等古今权威辞书释语为基本依据,并结合用例语境中语义而酌定。下篇相当于通论,就通假字、古今字、区别字及其有关问题进行理论性、总述性的讨论。兹举"胗"字条为例:

胗　通诊(诊):诊断。《灵枢·胀论》:"其于胀也,必审其胗。"又《神农本草经·

张炯序》:"渊源,其脉也;覆审,其胗视也。"又,《轩岐救正论·医鉴·医德》:"凡胗疾,无论贵若王侯卿相,贱如倩佣丐儿,皆一视同仁。"[研究]胗、诊同为章纽真部字,音同可通。

(四) 查异体字、俗别字

古医籍,尤其是六朝唐、宋、金、元时期医籍中存在大量的异体字、俗体字和讹别字。这是中医古文献与其他古典文献的不同之处。日本江户末期学者多纪元坚指出:"(《千金方》中的俗体)皆六朝以来俗字,今皆依旧不敢私改,所以存古也。颜真卿《干禄字书序》云:'所谓俗者,例皆浅近,唯籍帐、文案、券契、药方,非涉雅言,用亦无爽。'据此,则医方相沿多用俗字。盖有所受之,不必皆出宋时俗写也。"(《影宋本千金方考异》)异体字、俗别字可查《干禄字书》《龙龛手镜》《宋元以来俗字谱》《碑别字新编》《异体字字典》《敦煌俗字典》,也可查《汉语大字典》附表①"异体字表"。

《干禄字书》 唐代颜元孙编。紫禁城出版社 1990 年影印明拓本。颜元孙,字聿修,唐武后垂拱(公元 685—公元 688 年)初年进士,曾任太子舍人、濠州刺史等职。本书一卷,专为当时官吏书写公文时辨别字体而作。全书收录了 500 多组当时已通行的俗体字,按平、上、去、入四声隶字,又以 206 部分韵编排。每字分为俗、通、正三体(有的只有俗、正或通、正二体),有助于当时辨识字体和书写规范的建立,对后世研究古今字书及汉语俗字具有一定的参考价值。颜元孙之侄、唐代著名书法家颜真卿官湖州时,曾亲为书写刻石。

《龙龛手镜》 辽代释行均编。中华书局 1985 年影印高丽本。本书是辽代幽州僧人行均为研读佛经而编撰的一部字书。撰于辽圣宗统和十五年,相当于宋太宗至道三年(公元 977 年)。书凡 4 卷,分 240 部,部首的先后及各部之字均按四声顺序排列。共收字 26 430 多个,注文 163 170 余字。每字下详列正体、俗体、古体、今字及或体,并作简略的音义注释。本书辑录了六朝至唐、五代时期写本经卷及其他书籍中大量的俗字、异体字。通过此书,可了解唐代前后实用俗字的情况,对于阅读、研究敦煌医学卷子,六朝至唐宋时期写本医书均具有重要的参考价值。本书既依传统部首分部,又据俗体字的实际形体分部。一个俗字有两个偏旁,则两个偏旁部首均收此字。这种据形分部法,便于读者查阅。

《宋元以来俗字谱》 刘复、李家瑞编。中央研究院历史语言研究所 1930 年出版。文字改革出版社 1957 年新版。本书汇集 12 种宋元刊本戏曲小说中出现的俗字(主要是简体俗字),共 1 600 多个,按部首排列,以楷书为字头,分栏注明各书的俗体字。部首相同则以笔画为序。本书对以后简化字的推行有很大影响。唐宋元时期的医书中也存在不少古代的简体俗字,查检此书很多疑难字可以得到解决。

《碑别字新编》 秦公编辑。文物出版社 1985 年出版。此书是在罗振鋆《碑别字》,罗振玉《碑别字补》,罗福苌、罗福葆《增订碑别字》,罗福葆《碑别字续拾》的基础上改编增订而成。罗氏《增订碑别字》收录碑版别字 5 000 余,据四声按韵部编排。本书收列历代碑别字近 13 000 个,按笔画排列。每字的正字为字头,别字按朝代先后排列于该字头下,并注明出处。此书有助于辨识古文献中的俗别字。

《异体字字典》 李圃主编。学林出版社 1997 年出版。本书取材于古今字书、字汇,上自商代甲骨文字著录,下迄当代大型字书,凡 151 种。全书共立字头(正体)近万,选收异体字形 5 万左右。字头依《说文解字》字序排列,异体字依时代顺序排列。每字头上有国语罗马字母注音,下有汉语拼音注音。所收异体字均标明出处。书前有作者"自序""汉字异体字论(代前言)""引用书参考书目"及"凡例"。书末附"胶东地区俗体字汇录""新旧字形对照表""汉语拼音方案"和"异体字字头检索表"。检索:笔画检索。

《敦煌俗字典》 黄征编著。上海教育出版社 2005 年出版。主要收释敦煌莫高窟藏经洞出土写本文献中的异体字,兼收古字、避讳字、武周新字、合文等,隶、楷、草、行之书体不限,共收录近 2 000 条。其材料来源囊括英、法、俄、日等国和我国北京、天津、上海、甘肃、浙江等地所藏敦煌文献。敦煌文献以手写体为主,故本书全部以真迹扫描的方式收录敦煌卷子中的俗字字形。字头以《汉语大字典》之字头为依据,全书按音序编排,书末附录《正名要录》完整图版""原卷字形笔画索引""使用卷号顺序索引""使用卷号分类索引""敦煌俗字研究参考文献目录"。因手写体字形笔画复杂,其索引按照模糊笔画编制,将不易厘清的字形笔画数作两属处理。该字典为敦煌、吐鲁番、黑水城等地出土的古代写本文献的解读提供了专用工具,为汉字史和书法史的研究提供资料。试举"癃"字条为例:

癃 lóng

癃 敦研 215《太子瑞应本起经》:"三十一,境内孕妇产者悉男,聋盲喑哑癃残百疾皆悉除愈。"按:"喑哑"《大正藏》作"瘖痖"。

癃 S.5431《开蒙要训》:"癃残窜跛。"

附：中医字、词典简介

20 世纪 80 年代以来，先后有一批古医籍字、词典问世。其共同特点是：从若干种(少则 6 种，多则数百种)古医籍中搜集疑难、生僻字词或有特殊音义的字词，予以注音释义，并援引古医书例句，注明出处。由于所释字词及所引例句均直接摘自古医籍或古代医药文选，故注音释义紧扣医籍内容，而无隔靴搔痒之憾。但诸书皆或多或少存在不足，如收录字、词的标准不够严谨，注释体例尚欠规范、严密，注音释义不够准确等。现简介如下。

《古典医籍千字释》 崔仲平编。吉林人民出版社 1981 年出版。本书从《内经》《难经》《神农本草经》《伤寒论》《金匮要略》《温病条辨》6 部中医经典著作中选录疑难字、词 1 200 个，予以注音释义，佐以书证。

《古医籍词义》 汪巽人、陈竹友编著。福建科学技术出版社 1982 年出版。本书在普查 40 种历代著名古医籍基础上，搜集、寻绎出具有特殊词义的单音词 697 个，予以注音释义，并援引古医籍书证。书后附"四十部医书书目"和主要参考书目。

《简明中医字典》 杨华森等编。贵州人民出版社 1985 年出版。本书从数百种历代古医籍中收集生僻字、词及具有特殊音义的常用字、词共 4 000 多个，予以注音释义，并佐以书证。书后附"古今度量衡标准参照表""干支次序表""古医籍注释实例""中国医学大事年表""古今昼夜时间对照表"等。

《中医字典》 河南中医学院编。河南科学技术出版社 1988 年出版。本书从历代古医籍中收集单字(含异体字)3 771 个，大多为古医籍中的常见字，少量难、僻字，酌收常用叠音词。中医名词术语、成语典故不收。每个字条包括字头、注音、义项、书证、注释、译文。

《中国医籍字典》 金寿山主编。江西科学技术出版社 1989 年出版。本书从古医籍、古字书、古经书中收集有关医学单字、某些药物的古称和别名，以及古医籍中的部分常用虚词和中医专门词语。共收字目 6 100 多条。每条字目均注音、释义、引举书证。词语附列于单字义项后。

《中医经典字典》 刘世昌等编著。重庆出版社 1990 年出版。本书收集《素问》《灵枢》《难经》《神农本草经》《伤寒论》《金匮要略》6 部汉以前中医经典著作中的常用字及疑难字近 3 000 个，兼收若干复音词及专业术语，加以注音释义。

《实用中医字典》 王晓龙主编。学苑出版社 2001 年出版。本字典收录中医经典名著及历代各家医著的常用、疑难字词共 4 186 个(包括异体字)。对字头的解释包括五个方面:① 解释字义。② 标明词性。③ 附有例句。④ 对近义词进行辨析。⑤ 对古今同形字进行辨析。书末附录"新旧字形对照表""简体字繁体字对照表""异体字整理表""医古文语法简介""医古文中容易读错的字""医古文翻译口诀""汉语拼音方案""中国医学大事年表""我国历代纪元表"。

(五) 查复音词

复音词包括双音节词及多音节词。这一类词语可查《辞海》《辞源》《中文大辞典》《汉语大词典》《故训汇纂》《大辞海》。

《辞海》 舒新城主编。中华书局 1936 年出版。本书以释词为主,单字 1.3 万余个,共收词语 12 万余条。包括古书中的常用词、词组、成语典故、典章制度重要的中外人名、地名、书名,兼收近代自然科学和社会科学的名词术语,以及现代的新词、口语、方言、外来语等,是一部既具有字典作用,又具有百科知识性质的综合性辞书。它沿用《康熙字典》214 部首编排法。注释单字,先音后义,注音反切与直音并用,释义追溯字源,对义项的次序作了初步整理。训释词语,简明扼要,例证皆注明书名、篇名。1958 年起,根据国家统一规划,对《辞海》重新修订,新《辞海》先后由陈望道、夏征农主编。1961 年以 16 分册的形式出版试行本;1965 年出版上下二册本(即未定稿);1979 年三卷本正式出版。之后,由上海辞书出版社于 1989 年、1999 年两次再版。1999 年版较之前改进较多,条目有大量修订,弥补缺漏,纠正差错,精简少量词目和释文,主要是反映国内外形势的变化和文化科学技术的发展。共收单字(包括繁体字和异体字)19 485 个,其中 17 674 个列为字头,字头及其下所列词目共 122 835 个。新增彩图本,有彩图 16 000 余幅,其中绝大多数是彩色照片。条目释文由传统的"部首编排"改为以汉语拼音为序编排。版式也有革新,分为 4 卷,另加附录、索引 1 卷。2009 年又一次再版。据悉 2019 年《辞海》将再出新版。

《辞源》 陆尔奎、傅运森等主编。商务印书馆 1915 年出版正编;1931 年出版续编;1939 年出版正续编合印本;1949 年出版简编本。本书收录单字 13 000 余个,复合词 10 余万条,百科兼收。注音用经过改良的反切或直音;释义结合书证,重在溯源。书末附四角号码索引。其缺点是引书只出书名,不列篇名;标点只用圆圈,不用新式标点;对一些近、现代的科学词目误释颇多。1958 年起,《辞源》开始重新修订。根据国家统一规划,《辞源》修订为阅读古籍用的工具书和古代文史研究工作者的参考书。以解决阅读古籍时关于语词典故和有关古代文物典章制度等知识性疑难问题。根据本书的性质、任务,删去旧《辞源》中的现代自然科学、社会科学和应用技术的词语,增补一些常见的词目。新《辞源》(修订本)共 4 册,广东、广西、湖南、河南《辞源》修订组及商务印书馆编辑部编。商务印书馆 1979 年至 1983 年出版。全书共收单字 12 890 个,复词 84 134 条。单字下注汉语拼音及注音字母,并加注《广韵》的反切,标出声纽。《广韵》不收的字,采用《集韵》或其他韵书、字书的反切。释义简明确切,并注意语词的来源及语词在使用过程中的发展演变,所引书证皆注明作者、书名、篇目、卷次。沿用《康熙字典》214 部首编排法,每册后各附本册四角号码索引,第四册末附"单字汉语拼音索引"及"历代建元表"。

《**中文大辞典**》(40 册) 张其昀监修,林尹、高明主编。台湾华冈出版有限公司 1973 年出版,1976 年修订第二版。本书共收单字 5 万余个,词语 37 万多条。总计 5 000 万字,用文言文解释。特点:收词详尽,引书丰富,注重汉字源流,形、音、义的变迁。本"言必征信"之旨,字词、例句均注明出处来源。词条采录以成语、术语、格言、叠字、诗词曲词、人名、地名、官名、书名、年号、动植物名、名物制度为主。其来源以经、史、子、集历代文献为主,参考著名类书、辞典。注音有反切,国语注音,罗马字母注音。检索:每册开首均有部首及笔画检字表,另有"笔画总索引""部首总索引""四角号码总索引"。

《**汉语大词典**》(12 卷) 罗竹风主编。上海辞书出版社 1986 年至 1994 年出版。本书是一部大型的历史性汉语语文辞典。共收词目 37 万多条。1979 年拟定编辑方针为"古今兼收,源流并重"。1980 年修订为只收汉语一般语词,专科词只收已进入一般语词范围内的,以与其他专科辞书相区别。单字以有文献例证者为限,无例证的僻字、死字一般不收。释义着重从语词的历史演变过程加以全面阐述。检索:每卷都有部首检字表,末卷附录"音序检索表"和"笔画检索表"。1998 年《汉语大词典》光盘问世。

《多功能汉语大辞典索引》:《汉语大词典》编纂处、日本禅文化研究所编纂。汉语大辞典出版社 1997 年出版。本书为《汉语大辞典》全 12 卷约 346 000 条语词的索引。由二字条目索引、多字条目索引、词组格式索引三部分组成。本书含可供检索条目约 728 000 条,不仅可供多角度地检索《汉语大辞典》条目,还可利用它进行汉语词汇研究。

《故训汇纂》 宗福邦、陈世铙、萧海波主编。商务印书馆 2003 年出版。本书全面系统地汇辑了先秦至晚清古籍文献中的训诂资料,共收字头近 2 万个,引据的训诂资料 50 万条,篇幅达 1 300 万字。《故训汇纂》与清代的《经籍籑诂》一脉相承,但对《经籍籑诂》进行了一次脱胎换骨的改造。首先是资料的扩展,《经籍籑诂》的资料截止于唐以前,征引资料书目只有 80 种;《故训汇纂》的资料范围则扩展至清代,征引资料书目达 250 余种,且范围由传统的经部扩充到经、史、子、集四部,甚至笔记小说及佛经注释,其篇幅超出《经籍籑诂》4 倍。其次是编排体例的改造,全书改用《康熙字典》的 214 部首排列法编排,另外还附有"单字汉语拼音索引"和"难检字笔画索引",使检索更为方便。此外《故训汇纂》校正了《经籍籑诂》的许多错讹。《故训汇纂》中的注语包括本义训诂、义训、通假、异体、同源关系,以及具有异体、通假、同源、同义代用关系的典籍异文等,力求使读者寻检一字而历代训释一览无余。试举"痉"字为例:

痉 《说文·疒部》:"痉,强急也。从疒巠声。"
　　Jìng 《广韵》巨郢切,上静群。耕部。
①～,强急也。《说文·疒部》。②～,中寒体强急也。《说文·疒部》徐锴系传引《字书》|《说文句读·疒部》。③～,风强病也。《玉篇·疒部》|《广韵·静韵》。④～,字或作痓,音义并同。《说文·疒部》桂馥义证。

其中,"～"代字条开首的本字,而注项中引述不同的书之间用竖线"|"隔开。

《大辞海》(38 卷) 夏征农、陈至立主编。上海辞书出版社陆续分卷出版,自 2003 年起至 2015 年出齐。《大辞海》是在《辞海》的基础上扩展而成,是《辞海》(1999 年版)的 2.5 倍。共收辞目 28 万条,5 000 万字,图片 8 000 幅。《大辞海》在分卷的设置上,充分反映社会、科学技术以及文化的最新成就,如管理学、统计学以及新兴学科信息科学、材料科学、环境科学和能源科学均单独立卷,生命科学分为"医药科学卷""生物学卷""农业学卷"3 卷。医药科学卷共收医药科学词目 8 500 余条,按总类、中国传统医学、现代医学三大类编排。其中,中国传统医学按其学科的传统习惯分为一般名词术语、医史文献学、基础理论、方药学、养生学、临床医学等编排;现代医学按基础医学、临床医学、康复医学、预防医学,以及军事医学与其他特种医学、药学等编排。

（六）查联绵词（联语）、叠音词（重言）

联绵词是一种特殊的双音词。在读音上,组成联绵词的两个字或双声,或叠韵,或双声叠韵;在词义上,两字合而表示一义,一般不可拆开分训;在字形上,一个联绵词可有不同的书写形式。古代中医药文献中有不少联绵词,不熟悉联绵词,会给阅读中医古籍造成障碍。广义的联绵词还包括叠音词(重言)。遇到这类词语,可查《辞通》《辞通续编》及《联绵字典》。

《辞通》 朱起凤编著。开明书店 1934 年出版。1982 年上海古籍出版社重印。本书从历代古籍中收录同义异形双音词(包括联绵词、叠音词)4 万余条。主要从同音异形、音近通假、义同通用、字形讹变等方面研究、解释古汉语联绵词。其编排方法,按每个词语末一字的平水韵 106 韵部顺序编排。将若干音近而书写形式不同的异文同义词归为一组,先列常用词,注音释义,再列其他词。皆广引书证,逐一注明出处。或加按语,说明异文同义的各词间形、音、义的演变。上海古籍出版社 1982 年出版重印本,书后附四角号码索引和笔画索引。

《辞通续编》 吴文祺主编。上海古籍出版社 1991 年出版。本书主编乃《辞通》作者朱起凤之子(从母姓)。本书完全依照《辞通》的编写宗旨和编写体例。按平水韵分部,以经、史、子、集为序。着重收录、解释历代古籍中的联绵词、叠音词及一些复音词。在《辞通》的基础上,做了三方面的补正工作:① 补充了一批新的条目组、新的正条和次条、新的书证和按语。② 纠正了《辞通》在条目处理引用书证和按语等方面的一些错误。③ 对《辞通》引书未列著者名者,皆补注著者姓名及著者时代(《十三经》除外)。检索:书前有"检韵"(韵目检索),书后有"四角号码索引"及"笔画检字表"。

《联绵字典》 符定一编著。商务印书馆 1943 年出版。中华书局 1954 年再版,1983 年重印。本书收集唐以前古籍中的联绵词、双音复词、词组及部分双音虚词。按词语首字的部首、笔画编排。每词用反切注音,列举古人训释,或自加按语说明。此书收集资料丰富,上起三代,下迄六朝,涵括经史子集,征引详博。引文悉照原书摘录,删节时均标明省略。本书堪称解释联绵词的集大成之作。

（七）查虚词

虚词在古汉语中具有十分重要的地位。古代学者把虚词比作人体的筋脉气血,认为文章的起承转合全赖虚词联络运行,否则文章就断断续续,意不宣而语不贯。今人阅读古籍,若忽略虚词,则不能悉解文意,影响学习效果。虚词又是不易解释的,故前人曾有"实字易训,虚词难释"之叹(清代阮元《经传释词序》)。虚词包括单音虚词、复音虚词及凝固结构。为了解这类词的涵义,可查检清代的《助字辨略》《经传释词》;近人所著的《词诠》《古书虚字集释》;当代的《古汉语虚词》《古汉语虚词通释》《文言文虚词大辞典》《古代汉语虚词词典》《虚词诂林》。另有两部古医籍虚词专书《医籍文言虚词手册》《古医籍复音虚词选释》,也可查阅。以下对各书作简要介绍。

《助字辨略》 清代刘淇著。初刊本为清代康熙五十年(公元 1711 年)卢承琰刊本。中华书局 1954 年据开明书局原版重印。本书为现存最早的虚词专著。全书共收虚字(单音虚词)476 个,兼释复音虚词 530 个。按韵部编排。取材范围广泛,从先秦至宋元,凡经传、史籍、诸子、诗词、小说、笔记皆收。将全部虚词分为重文、省文、助语、断辞等 30 类;用正训、反训、通训、借训、互训、转训 6 法来解释虚词涵义。在虚词研究中具有首创性。全书内容丰富、资料翔实,对某些虚词的辨析推论详备精当,有后出的《经传释词》所未论及者。本书为古汉语虚词研究奠定了基础。但全书体例尚不够完善、统一,释义亦有错误,这在新版附录的刘毓崧跋和杨树达跋二文中皆有所论述。本书按韵部四声编排,新版末附笔画索引。

《经传释词》 清代王引之著。初刊本为清代嘉庆二十四年(公元 1810 年)刊本。中华书局 1956 年重印出版。岳麓书社 1984 年出版校点本,天头处刊布黄侃、杨树达的批语。本书收录虚词 160 个,选自九经三传及周秦西汉古籍,东汉以后之书一概不录。本书对虚词的训诂十分精辟,解说详备,引证广博,善于运用通假理论释义,又推源溯本,说明虚词演变情况。但因取材范围过窄,收字数量太少,作为一本虚字研究的工具书,有较大的局限性。本书按 36 声组(字母)编排,查检不便。新版《经传释词》书末附有 3 种附录:① "语词误解以实义"(录自王引之《经义述闻》卷三十二)。② "王伯申新定助辞辨"(录自章炳麟《太炎文录》续编卷一)。③ "《经传释词》正误"(录自裴学海《古书虚字集释》附录)。

《经传释词》问世后,又出现几部补充订正的著作,如清代孙经世《经传释词补》《经传释词再补》,清代吴昌莹《经词衍义》等,皆为拾遗补缺之作。中华书局 1956 年皆出过重印本。

《词诠》　杨树达著。商务印书馆 1928 年初版,中华书局 1954 年出版重印本,1979 年再版。本书收录古籍中常见虚词 530 个,首先辨别词类,其次解释词义,最终引举例证以说明之。其特点是运用现代语法理论对虚词进行分类、释义,眉目清晰,具有系统性。缺点是所用语法术语陈旧,分类过于琐细。本书按注音字母顺序编排,书前有"部首目录",再版书末附"汉语拼音索引"。

《古书虚字集释》　裴学海著。商务印书馆 1934 年出版,中华书局 1954 年重印。作者参考刘淇《助字辨略》,王引之《经传释词》《经义述闻》,俞樾《群经平议》《诸子平议》《古书疑义举例》,杨树达《词诠》之说,以周秦两汉古书中收采虚字 290 个,逐字辨析,说明用法。采用诸家之说,又以《经传释词》为主。此书编撰目的是将"前修及时贤之未及者补之;误解者正之;是而未尽者申证之"(见本书《自叙》)。书中创见不少,但亦难免穿凿附会之处。本书体例仿《经传释词》,仍按 36 字母编排。本书无索引,好在所收字不多,可按目录检索。书末有附录 3 种:"经传释词正误""类书引古书多以意改说""本书说解述要"。

近 30 多年来,有一批新的可作工具书使用的虚词专著问世,现简介如下。

《古汉语虚词》　杨伯峻著。中华书局 1981 年出版。本书是在作者《文字虚词》(中华书局 1965 年出版)的基础上增改修订而成。共收虚词 100 多个,不仅讲解常见的虚词用法,而且对一些疑难的、易误解的虚词用法也进行分析。一个虚词有多种疑义和用法,也作了明确的交代。本书以汉语拼音为序编排,另附笔画索引,便于检索。

《古汉语虚词通释》　何乐士等编著。北京出版社 1985 年出版。本书是在 1979 年出版的《文字虚词浅释》的基础上修订增补而成。本书收录单音虚词 639 个(其中包括异体字、通用字 90 个),复音虚词和凝固结构 565 个,共计 1 204 个。按汉语拼音字母顺序编排。本书参考前人和当代学者的虚词著作,从中比较分析,斟酌取舍,吸收其研究成果。在分析原始资料的基础上归纳出各个虚词的特点。每个虚词,都从"读音""所属词类""用法""译法""例句""译文""附"等几方面加以说明。"附"中主要介绍与该虚词同形的实词。又以按语形式对某些与虚词相关问题作适当阐述。书末附录"繁简字对照表""本书例句引用古籍书目"(列出作者、版本)。本书正文前有"汉语拼音目录",后附"四角号码检字表"和"部首检字表"。

《文言文虚词大辞典》 高树藩编纂。台湾东欣文化图书公司 1988 年出版。湖北教育出版社 1991 年重印。本书收录文言虚词单词 614 个，复词 444 个。取例广泛，详明精当，并附以白话翻译；释义与同根实词之用法相互印证，义近之词列"辨正"一栏，申说歧异。评者谓"董理旧时虚词名著而条贯之，广聚众词晦义杂例而剖析之，正后出而转精也"。由于本书内容及编纂方式在众多的文言虚词中有独到之处，1988 年在台湾出版后获次年台湾中菲文化图书二等奖。按部首排列，前有"部首笔画总检字表"。书末附录 6 种："文言虚词概说""虚词实词简介表""黎锦熙氏词类大系""本词典与《助字辨略》《经传衍释》《经传词补》及《再补》《经词衍释》《词诠》《古书虚字集释》虚词内容对照表""参考书目举要""编后校记"。

《古代汉语虚词词典》① 中国社会科学院语言研究所古代汉语研究室编。商务印书馆 1999 年出版。本书的编者多数是《古汉语虚词通释》的编者。本书主要从汉语史的角度出发，对每个虚词的历史演变进行解说。本书共收单音虚词 762 条，复合虚词 491 条、惯用词组 289 条，固定格式 313 条，共计 1 855 条。条目按汉语拼音字母排序，附笔画检字表。收词范围除了古代汉语虚词之外，还酌收部分近代汉语虚词。所收的词类并不全属虚词，主要有副词、介词、连词、助词、语气词、感叹词、助动词、代词、不定数词等。每一词条都从用法、意义、举例等几个部分加以说明。若需要进一步解释则出按语。有的词条设有"辨析"，以辨析该词语与其他有关词语的差异、古今用法或意义的差异等。

《虚词诂林》 谢纪锋编纂，俞敏监修。黑龙江人民出版社 1992 年出版。本书共纂集 5 部虚词专著及 5 部论及虚词之书的内容（其中《助字辨略》《经传释词》《经词衍释》《词诠》《古书虚字集释》5 书全录；《经籍籑诂》《说文解字注》《广雅疏证》《尔雅义疏》《马氏文通》5 书只录书中涉及虚词的内容）。2015 年商务印书馆出版修订版。修订版去掉了《古书虚字集释》，增补了元代卢以纬的《语助》。本书以单字为字头，共收录 639 个（修订版为 657 个）单音虚词，每单字下分列 10 书对该字的训释。以《经籍籑诂》为首，大致按成书年代排列。各家训释一律照录，不加按语。本书体例仿丁福保《说文解字诂

---

① 同名书籍还有何乐士编，语文出版社 2006 年出版，以及迟铎主编，商务印书馆 2010 年出版。

林》,有"览一书而十书之说毕现"之功,免去读者分头查检之劳。本书按汉字笔画为序编排,附汉语拼音索引。

《医籍文言虚词手册》 赖任南著。福建科学技术出版社 1986 年出版。本书是第一部古医籍虚词专书。共收古医籍文言虚词 209 个,材料主要选自《素问》《灵枢》《难经》《伤寒论》《金匮要略》5 部中医经典,少量选自后世古医书及其他涉医文史类古籍。每个词条都有词性、意义、用法、例句、译文等内容。词条按笔画排列。此书内容紧贴古医籍,但也存在选材面窄,收词量少,某些词义项不全,释文不确等不足之处。本书正文前有"笔画目录",后附"笔画检字表"。

《古医籍复音虚词选释》 严振海著。上海科学技术出版社 1991 年出版。本书是第一部古医籍复音虚词专著。从历代古医籍及古代医药文选中收集 400 多个常见而重要的复音虚词和固定结构,按首字笔画顺序排列,每一词条皆从词性、意义、用法和今译等方面进行分析说明,再援引古医籍例句,并作今译,以揭示古今汉语对应规律。有的词条末尾还加按语,对一些有关虚词的重要问题加以说明,提请读者注意。正文前有笔画目录。

(八) 查成语典故

古代医家在撰写文著时往往会用到一些成语典故,这在由儒入医文化素养较高的医家文著中尤为多见。另外,中医古籍的序(前言、弁言、叙)、跋(后记)中使用成语典故的现象较为集中,其中有些还属冷僻的成语典故,因此,阅读古医籍序跋,需借助一些专门的工具书,可查《成语典故语源辞典》《古书典故辞典》《中国成语大辞典》《成语熟语词典》《中国典故大辞典》。

《成语典故语源辞典》(原名《成语源》) 陈国弘编纂。台湾国弘书局 1979 年初版,1980 年出修正版,1981 年出增订版。岳麓书社 1988 年重印出版(改简体字)。本书从历代古籍中汇集汉语成语 23 000 余条,每条都用注音字母注音,再解释涵义,引述出处书证,标明书名篇目,或加附注。本书对成语典故尽力追根溯源,但仍有不少可知的语源阙如。此外还收录了一些非成语的古词语。本书收集成语典故量多,颇具参考价值。本书按部首编排,正文前有"部首表",书末附部首笔画编排的"条目索引"。

《古书典故辞典》 杭州大学中文系《古书典故辞典》编写组编著。江西人民出版社 1984 年出版。本书收集先秦至明清的经史子集各类古书中的成语典故 5 400 余条。每个条目先释义再注明来历出处,有的还有用典例句。对出典引文中的疑难字句,也作了必要的注音释义或串讲。本书条目按笔画笔顺次序编排。

《中国成语大辞典》 王涛等编纂。上海辞书出版社 1986 年出版。本书从历代文献中收录古今汉语成语词目 18 000 条,进行注音释义。释义程序:先释字、词,再串讲成语的字面意义或本义,然后说明成语的用法或引申、比喻义。每条援引书证 1～3 例,辅助说明成语的含义、用法及源流演变。本书为读者提供了成语结构形式、语义内容、源流用例等众多信息,是一部规模较大的综合参考性的成语工具书。本书按汉语拼音字母顺序排列,前有"词目首字拼音索引",后附"词目笔画索引"。

《成语熟语词典》 刘叶秋、苑育新、许振生编。商务印书馆 1992 年出版。本书以修订本《辞源》原有的成语熟语条目为基础,根据多年积累资料,并参考各种新旧辞书编纂而成。共收成语、熟语 7 500 余条。新增词目几乎是《辞源》原有条目的一半,其中以俗谚(熟语)条目为多。编者将约定俗成、结构固定的习用古语、俗语、俚谚、格言、歇后语及能独立表意的词组、短句,皆归为成语熟语,因熟语一词,所包较广,故将成语、熟语并列作为书名。本书收词、解说较为严谨。收词一依《辞源》引证之例,凡立词目,均有书证。所列书证,均详注书名、篇目或卷次;解说注重训诂,辨析源流,补充书证。本书编有三种索引以供查检辞目:词目笔画索引、四角号码索引、汉语拼音索引。

《中国典故大辞典》(3 册) 辛夷等主编。北京燕山出版社 2009 年出版。本书是查阅汉语言文学典故的一部大型专门工具书。在编纂时,为了把典故与成语,典故与一般性古代词语,从原则上加以区别,以避免兼收并蓄、莨莠互生,故对于一般成语和古词语概不收录,以适应辞书、工具书向专门化、科学化方向发展的总趋势。本书共收录中国典故 8 558 条,每条内容,包括出典、原文摘引、注释、解说、用法、例证六个方面。本书条目按汉语拼音字母顺序为基础的音序法排列,辅以汉字笔画及笔顺序次编排。

(九) 查地名、职官名

中医古籍文献中的地名一般可查《辞海》《辞源》。如欲获取更详尽的资料,可查《中国古今地名大辞典》《中国历史地图集》《中国历史地名辞典》《中国历史地名大辞典》。

《中国古今地名大辞典》 臧励龢编。上海商务印书馆 1931 年初版，1935 年再版，1959 年重印。上海古籍书店 1980 年影印，上海书店出版社 2015 年重印。本书从历代疆域地志及其他历代文献中汇录各类古今地名，包括省、府、郡、县、镇、堡、山川、名城要塞、铁路港口、名胜古迹、寺观亭园等 4 万余条。古地名注明沿革，今地名注明概况，并解释古今地名名称变化及地理位置的变迁。本书资料甚丰，解释亦详，但由于出版年代较早，有些资料已显陈旧过时，故使用时需加注意。本书以地名首字笔画为序编排，卷首有笔画检字表，末附四角号码地名索引。另附"各县异名表"，供查古今异名用。

《中国历史地图集》 谭其骧主编。地图出版社 1982 年出版。本书共分 8 册：① 原始社会、商、周、春秋战国时期。② 秦、西汉、东汉时期。③ 三国、西晋时期。④ 东晋十六国、南北朝时期。⑤ 隋、唐、五代时期。⑥ 辽、宋、金时期。⑦ 元、明时期。⑧ 清代时期。又按时代分为 20 个图组，绘图 304 幅，反映了我国 1804 年前各个历史时期的疆界、政区、城邑、山脉、水系等地理况的沿革变迁，使人一目了然。每册后有地名索引。另附有"地名首字笔画检字表"。

《中国历史地名辞典》 魏嵩山主编。江西教育出版社 1988 年出版。收录中国历史地名约 21 000 条。举凡正史与正史地理志、正史以外的各种史籍地志及历代诗文中叙及的较重要的地名，包括县以上政区、重要山川岛屿、城镇堡寨、关津驿站、道路桥梁、工程建筑、宫观园圃、寺庙陵墓、居住及矿冶遗址，均广为收录，力求齐全。其次，为使读者弄清每一历史地名的建置沿革与今地所在，编者对大量文献记载与各种地图作了深入细致的研究对照，注意吸收新的文史、地理科研工作者的丰硕成果，使释文具有科学性、精确性。词条均按笔画检索。书末附"中国历史年代简表""中国历史年代纪元表"。

《中国历史地名大辞典》 史为乐主编。中国社会科学出版社 2005 年出版。本书共收词目 7 万余条，包括古国、都邑、各级政区、山川、泽薮、津梁、关隘、城镇、堡寨、交通道路、水利工程及与历史上重大历史事件、著名历史人物、重要战役有关的地名。叙述简要的隶属关系并标明具体方位、里距，若众说纷纭者，择其常见的几种主要说法并列，并指出编者的倾向。尽量找出地名得名的由来，阐明名称的含义。对于边疆地区少数民族语地名，尽量指出每个地名的语源及其含义。增加边疆部分和中外交通部分地名的分量。所释今地一律以 1994 年 12 月底行政区划为准。本书按首字笔画排序，附词头索引和词目索引。书后附"1995—2001 年行政区划变化资料(摘要)"。

医学史上,不少医家曾任官职;历代医案、医话中也载录不少官名。为了解这些古代官职名,可查《历代职官表》(有 72 卷本、6 卷本二种)、《中国历代职官词典》《中国历代官职大辞典》。

《历代职官表》(72 卷本) 清代永瑢等奉敕主修,纪昀总纂。乾隆四十八年(公元 1783 年)武英殿刊本。后有《四部备要》本、《国学基本丛书》本、《丛书集成》本等。本书以清代官制为纲,分宗人府、内阁、吏部、户部、大理寺、翰林院等 67 类目。每一类目下列表,将上古至明代的职官按职掌性质依次排列。从中可一目了然地看出清代某官职相当于前代的何官职,同时清晰地反映出历代设官分职的变化。表后是清代官制的说明及历代官制沿革的资料罗列及说明。本书资料详备,但也存在缺点:① 因以清代职官建置为纲,故有以历代职官强行比附,生搬硬套之嫌。② 卷帙过繁,且无索引。

《历代职官表》(6 卷本) 清代黄本骥编。道光年间刊本。中华书局上海编辑所重编,中华书局 1965 年出版。1980 年上海古籍出版社根据中华书局上海编辑所 1965 年 12 月版重印,2005 年和 2012 年再度重印。本书编者黄本骥因清代官修《历代职官表》(72 卷本)内容过繁,乃删去释文、考证,仅留各官制表及简略的清代官制说明,仍分 67 类目,缩编为 6 卷本。但原书旧误多未订正,在删、改过程中又增新讹。中华书局 1965 年重编此书,根据历代原始资料进行校勘整理,正误补缺,改进表中官名编排法,使其眉目清晰,不相混淆。表前有瞿蜕园撰写的《历代官制概述》,论述了秦汉至清代官制的概况及其沿革,勾勒出中国历代官制的大致轮廓。表后《历代官职简释》,亦为瞿蜕园所撰,是对表中所列官名的注释,可配合《历代职官表》使用,也可单独查阅。书末有"历代职官表及简释综合索引"。

《历代职官表》记述清代官制,截止于乾隆朝。乾隆以后,尤其是到了清末,由于国内外形势剧烈变化,官制也发生很大的变动。若需查考清末官制的情况,可检索:

(1)《清季重要职官年表》:钱实甫编。中华书局 1959 年出版。从此书可了解清末重要职官人事任免情况;清末中央和地方各种重要职官建置和职掌的大致情形。

(2)《清季新设职官年表》:钱实甫编。中华书局 1961 年出版。从此书可了解 1840 年第一次鸦片战争以后,清代政府增设的一些新衙门和新职官。

从中可看出清末官制的变迁及清室政权逐步走向洋务化、买办化的过程。

以上二书可弥补《历代职官表》之未足。

《中国历代职官词典》 沈起炜、徐光烈编著。上海辞书出版社 1992 年出版。本书是在《辞海》(中国古代史分册)中"历代职官"部分的词条的基础上扩充修订而成。共收录词目 3 809 条。包括帝王后妃、宰辅执政、台谏、尚书各部、九卿寺监、文学侍从、宫廷殿中、军事、宦官、地方政府、东宫官、散官阶官、官秩封爵、科举铨选、少数民族政权、先秦官制雏形、辽元两代特殊制度、明清民族事务、清末民国新制等十余类。本书按词目首字笔画数及起笔笔形顺序编排。

《中国历代官职大辞典》 吕宗力主编,张政烺名誉主编。北京出版社 1994 年出版,商务印书馆 2015 年出版修订版。本书收词时限,上起先秦,下迄清末,共收录词目 21 659 条。内容包括历史中央、地方的官名、官署名(包括主要的别称、俗称、简称、合称等),以及与官制有关的各项制度(如选举、考核、封爵、俸禄、服饰、印信、文书等)中的主要词汇和常见的官场用语。对历代农民政权和周边各族政权的官名、官署名亦择要收录。词目来源以二十四史及《清史稿》为主,并参考有关政书、碑铭、私家著作等。本书按笔画排序。书末附《历代职官品位表》《历代中央机构简表》。

(十) 查年代年号、岁时节令

在阅读中医古文献时,经常会遇到一些特殊的年代、年号、岁时名称,如《儒门事亲》张颐序"岁在昭阳单阏阳月晦日",《重修政和经史证类备用本草》晦明轩本的牌记"泰和甲子下己酉冬日南至",《集验背疽方》李迅序"庆元岁在柔兆执除腊月中瀚日"等。这些古代的年代年号、岁时节令的记时方法,初学者比较生疏,难以准确地换算成现今通用的公历年代时日。此时,可查检《中国历史纪年表》《辞源·历代建元表》《中国历代年号表》《岁时记时辞典》《中国岁时节令辞典》。历史上,中外医学传播交流十分频繁,要了解中国古代医事发生的时间相当于西历的具体时日,可查《中国史历日和中西历日对照表》。中国古代文化对周边国家(主要是汉字文化圈的朝鲜、日本、越南)产生巨大影响,中医药也不例外,很早就传到朝鲜、日本、越南等地,如欲了解中国古代医学事件发生的时间相当于朝鲜、日本、越南三国的哪个朝代、具体时日,可查《中国、日本、朝鲜、越南四国历史年代对照表》和《中朝日越四国历史纪年表》。

《中国历史纪年表》 方诗铭编。上海辞书出版社1980年出版。此表是《辞海》末所附《中国历史纪年表》的修订本。本表起自公元前841年西周共和元年至公元1949年10月中华人民共和国成立为止。按年代先后分为15个纪年表。各表第一栏为公元纪年;第二栏为干支纪年;第三栏为王朝;以下栏目则罗列与某王朝同时的封建割据政权,少数民族政权,以及农民起义政权。后附录3种:"(夏、商、周)三代世系表""辛亥革命期间所用黄帝纪年对照表""韵目代日表"。书末附有"年号索引"。

《辞源·历代建元表》 附录于《辞源》书末。本表按朝代先后为序,起于公元前140年汉武帝建元元年,至1911年清代宣统三年。其列历代帝王年号,不建元者不录。表分5栏:第一栏"朝代或国号",第二栏"帝王",第三栏"年号",第四栏"公元起讫",第五栏"干支"。

《中国历代年号表》 李崇智编。中华书局1981年出版。本书汇录中国历代帝王、农民起义、地方割据和少数民族政权的年号共800余个,按其使用情况列为1 200余条。时间起于西汉武帝建元元年(公元前140年),迄于中华人民共和国成立(公元1949年)。按历史朝代分章编排。书末附"年号索引",按时代前后顺序编排。本书特点:① 可查出异代重出年号及同代重出年号。② 可查出古代起义军年号、地方割据政权及少数民族政权年号。

《中国史历日和中西历日对照表》 方诗铭、方小芬编著。上海人民出版社2007年出版。该表分为上、下、附三编,是一本比较详尽的中国史历日和中西历日对照的工具书。上编起于西周共和元年(公元前841年)(司马迁《史记·十二诸侯年表》起于该年,从此中国年历明确可考),迄于西汉哀帝元寿二年(公元前1年)。下编起于西汉平帝元始元年(公元1年),迄于中华民国三十八年(公元1949年)。中华民国成立后改用阳历,以辛亥年十一月十三日为民国元年(公元1912年)1月1日《民国历日表》即采用阳历编次。1949年10月1日中华人民共和国建立,采用公历纪年。附编列有《殷历日表》《共和元年前西周历日表》《1949—2000年历日表》等。三编皆按年编排,年各十二格;每格三行,为该月三旬,闰月则另加三行;每旬皆从第一日开始。凡属公元前的历日表,仅标年、月、日、干支;其公元后的,则增加阳历月、日,亦即中西历日对照。其诸家推算异同以及失误之处,特为注明以资参考。从汉代开始,注明帝王即位、建元、改元以及覆灭的阴历月份,凡在正月者一般概不注明。书末附"年号索引"。本表可据月、日以检查干支,反之亦可据该月干支以检查日序,其公元后部分更可检查中西历日对照。

《中国、日本、朝鲜、越南四国历史年代对照表》 山西省图书馆 1979 年编印。所记年代,从日本、朝鲜、越南三国中最早的纪年,即日本神武天皇元年(公元前 660 年)开始至近代史结束的 1918 年截止。对照表首列公元、干支(三国历史同我国一样也用干支纪年)、中国,次列日本、朝鲜、越南。日本、朝鲜、越南三国年号,凡见于史籍的,尽皆收载。至于我国年号,仅列通常使用的一种主要年号,在宋代,因朝鲜曾使用辽和蒙古年号,故表中也相应列有。日本、朝鲜、越南的古史年代所见史料无详细记载,只能记其大概年限。这三个国家有些年号以及帝王即位年代,诸说不一,很难断定者,标以注释。书后附年号索引,按笔画排列。每个年号后所注公元纪年,系指此年号开始使用的年代。附录有"中国近代、现代史中几种特殊纪年"。兹举一例如下:公元 1649 年,干支是己丑年,中国是(清世祖爱新觉罗福临)顺治六年,日本是(后光明天皇)庆安二年,朝鲜(孝宗李淏)行清年号,越南(大越)是(后黎朝神宗维祺)庆德元年。本书是内部作品,未正式出版,故流传不广,一般读者不易查阅。

《中朝日越四国历史纪年表》 陈九金编著。群言出版社 2008 年出版。本书是迄今最为详尽的中国历史纪年表,也是最详尽的中国、朝鲜、日本、越南四国历史纪年对照表。其特点有三:① 资料最为详尽。以历代中国中央政府的纪年为主体,又尽可能多地搜集吸纳历史上相对独立的地方政权的纪年。② 时间跨度最长。吸收了国家"夏商周断代工程"最新成果,将中国有纪年的历史由以往公认的西周共和元年(公元前 841 年)上推到夏王朝建立之初(约公元前 2070 年),而有确切纪年的历史也上推到了殷商晚期。③ 涉及范围最广。不仅收载中国历史纪年,同时收载对应的朝鲜、日本、越南三国的历史纪年。还收载了以往纪年表未收的在历史上发生过重大影响的匈奴、突厥、回鹘、哈密、吐鲁番、鞑靼、西辽、北辽、北元、薛延陀、郑成功等政权的纪年。本书正表分西周、春秋、战国、秦、西汉、东汉、三国、两晋、南北朝、隋、唐、五代十国、北宋、南宋、元、明、清、民国共 18 份纪年表。还穿插有中国历史年代总表、夏商世系表、两周诸侯兴亡表、十六国兴亡表、南北朝兴亡表、五代十国兴亡表,以及四国帝王纪年庙号年号顺检表。书末附四国历史年号索引表。

本书有多种使用功能,兹择要介绍如下:① 利用正表可查知中国、朝鲜、日本、越南四国帝王在位的所有状况,还可查知四国纪年的相互对应关系。② 要了解公元某一年份是属于中国、朝鲜、日本、越南某国的某帝王、某年号,也可通过查表解决。③ 知道某年号的名称,可通过"四国历史年号索引表"迅速查到此年号是何国何朝代何帝王或政权使用的年号。④ 要了解中国历史上两周诸侯、十六国、南北朝各国、五代十国兴亡状况,可查相应的四份兴亡表。

《岁时记时辞典》 周一平、沈茶英编著。湖南出版社 1991 年出版。收录中国自古及今流行的有关岁时、节令、年、月、日、时的语汇凡 5 000 余条,征引的资料来源于历代经、史、子、集各种文献,各地风俗志、岁时记,旧时《通书》及当代出版的各种辞书。内容包括中国各族的传统节日及风俗日,天文历数专名,宗教斋戒诞忌日,政治特定纪念日,一切记年、季、月、日、时的代名等。按词目首字笔画数顺序编排,正文前有词条笔画目录,书末附 16 表:"六十甲子表""《尔雅》《史记》岁阳(天干)对照表""《尔雅》《史记》岁阴(地支)对照表""四季别名表""阴阳十二别名表""月建表""乐律、《易》卦月名对照表""二十四节气对照表""七十二候表""二十四番花信风、候""韵目代日表""纳甲表""古今时刻对照表""十二生肖纪年对照表""辛亥革命期间常用黄帝纪年对照表""全国主要城市解放日期表"。

《中国岁时节令辞典》 乔继堂、朱瑞平编著。中国社会科学出版社 1998 年出版。本书是有关中国各时代、各民族岁时节令的专门性工具书,全书共收辞目 2 000 余条。为使文字表达形象化,还收录了 200 余幅图版,均随文安排。本书正文按农历月份顺序排列,以公历和少数民族历法为时间基准的辞条,归入相应的农历时间,有的则径以月日的相同归并。

二、怎样查检中医药专用词语

(一)查中医名词术语

可查《中医名词术语选释》《简明中医辞典》《中医词释》《中国医学大辞典》《中医大辞典》《中医辞海》《中医药常用名词术语辞典》《简明中医语词辞典》《新编简明中医辞典》。

《中医名词术语选释》 中国中医研究院、广州中医学院合编。人民卫生出版社 1973 年出版。共收中医常用名词术语 4 285 条(人名、药名、方名、穴名不收），分为"阴阳五行""藏象""经络腧穴""病因病理""诊法""治则方药""针灸疗法""内儿科病证""妇产科病证""外伤科病证""五官科病证""医史"12类。书后附"中医书简目""体表部位名称图""古今度量衡比较表"及"词目笔画索引表"。本书分类清晰，释文简要，是其优点；但收词较少，释文时有差误，乃其不足。

《**简明中医辞典**》 中国中医研究院、广州中医学院主编。人民卫生出版社 1979 年出版。本书共收中医基础、临床各科、中药、方剂、针灸、推拿、人物、文献等专用词目 12 176 条，其中正词 8 103 条，附词（即别名、衍生词）4 073 条。各条词目均注明出处。以词目首字笔画顺序编排，书末附"古今度量衡比较"。本书为《中医大辞典》的简编。优点：收词量较多，释文较规范、准确，是一部实用的中医词典；缺点：无分类目录。词目书证大多无篇名或卷数。

《**中医词释**》 徐元贞等编。河南科学技术出版社 1983 年出版。本书共收集中医基础、临床、人物、文献、气功、运气及与医籍有关的天文、历法、乐律等方面正词、词组近万条。针灸、中药、方剂等方面的词目未收。选词重点是清代以前古医籍中常见者，兼收若干现代已通用的中医新词目。各类词目出处确切又为原始文献所记载的，均予载录。本书以笔画顺序编排，书末附"历代度量衡折算表"。

若论中医药各类专用词语的大型综合性工具书，当推早期的《中国医学大辞典》与近期的《中医大辞典》。

《**中国医学大辞典**》 谢观编。商务印书馆 1921 年出版，1959 年、1995 年重印。天津科学技术出版社 1998 年重印出版。本书是中国第一部具有现代工具书意义的综合性中医辞典。本书从中国古医籍中搜集词语，包括病名、药名、方名、身体、医家、医书、医学 7 大类共 7 万条（实不足此数），按词目笔画顺序编排。病名类录源流、治法，其名同实异者，则析多条以清眉目。药名类录其形态、功用、性质、炮制。方名类录通用方，详述其出处、功用、组方及临证加减诸法。身体类集录古今医籍中有关脏腑、骨肉、经络、腧穴、脉象、舌苔等词目。医家类，凡六朝以前者有见必录，唐以后的择著名者录之。医书类共收古医书（包括日本、朝鲜古医籍）2 000 多种，均标明书名、卷数、作者、年代及内容提要等。本书用笔画查检法，重印时于书末附四角号码索引。

《**中医大辞典**》（试行本） 《中医大辞典》编辑委员会编。中国中医研究院、广州中医学院主编。人民卫生出版社 1980—1987 年出版。本书是继 1921 年出版的《中国医学大辞典》之后，唯一的一部大型综合性中医工具书。全书选收各类中医词目共 48 000 条。1980 年起以试行本形式分为 8 个分册陆续出版：《基础理论》分册、《医史文献》分册、《中药》分册、《方剂》分册、《内科》分册、《妇科儿科》分册、《外科骨伤科五官科》分册、《针灸推拿气功养生》分册。各分册既保持相对的独立性和完整性，又有相互间的联系与交叉。各分册皆按词目首字的笔画顺序编排，皆附有笔画检索及汉语拼音索引。

《中医大辞典》（合编本） 李经纬、邓铁涛等主编。人民卫生出版社 1995 年出版。2005 年再版。本书在原 8 大分册的基础上进行全面修订，按笔画笔顺编排，合为一册出版。总词目共 36 300 余条，总字数达 450 余万，插图 140 幅。原 8 大分册的词目有 48.6% 予以删并、修订。增补新词目 2 080 条。着重扩大收载文献范围，发掘传统的诊疗方法，充实了气功、养生、食疗及现代中医术语等方面的内容。增补了少数民族医学的词条，选词、释文、编排更严谨、规范。本书较真实、全面地反映了中医药体系的内涵和中医药学发展的历史继承性，同时又反映了当代中医药学的面貌及中西医结合的状况，是目前比较权威和全面的中医药专科性综合性辞典。本书正文前有笔画检字表和词条首字笔画笔顺次序编排的词条目录。2005 年出版第二版，修改订正词目约 10 000 条，新增词目 2 217 条，删除词目 41 条，共计 38 505 条。

《中医辞海》（3 册） 袁钟、图娅等主编。中国医药科技出版社 1999 年出版。收录中医学及相关辞条 5 万余条（包括互见条），所收条目均注明定性词。中药辞条标明该药原动植物种属的拉丁文学名，药物剂量换算为克；方剂辞条保留其在医籍中的原貌，不予换算；针灸经穴名按 1991 年国家技术监督局颁布实施的《标准针灸穴名》标出；文献部分收录至 1992 年出版的中医学理论研究、临床各科研究的著作，凡古医籍皆注明现存版本或重印刊行情况；气功辞条按原文引录；中西医结合或中医学新进展内容的辞目，后标有 *。每册都有"笔画检字表""汉语拼音索引"和"标准针灸经穴图""耳郭解剖穴位图"。上册书末附"古今度量衡"，下册书末有 2 个附录——"中国医史年表""全国中医机构及刊物简介"。该书覆盖中医药各科的内容，涉及由古至今的知识。

《中医药常用名词术语辞典》 李振吉主编。中国中医药出版社 2001 年出版。选择反映中医学理论体系、具有普遍意义、相对成熟而稳定的常用名词、术语为条目,以高等中医药院校教材和国家质量技术监督局颁布的有关中医药行业标准等为主要参考资料。共收载中医基础理论、中药、方剂、诊断、内经、伤寒、金匮、温病、中医内科学、中医外科学、中医妇科学、中医儿科学、中医骨伤科学(含骨伤科学基础、筋伤学、正骨学、骨病学)、针灸学、推拿学、中医眼科学、中医耳鼻喉科学、中医急症学等学科的常用名词术语共5 701 条。但涉及医史文献的人物、著作、事件不在收词之列。释文一般先定性后解释,包括拼音、分类、出处、定义、释义。检索:笔画、汉语拼音、内容分类。

《简明中医语词辞典》 达美君主编。上海科学技术出版社 2004 年出版。以古医籍中有特殊意义的,与医学有关的词组及典故、成语为主,辅以古医籍中广泛引用的常见词组及含义生、冷、僻、难的词组作为条目,共收入12 000 余条。体例仿《辞海》(1989 年版)编写。每条词目列有繁体字、汉语拼音、释义,并举医籍、原文例句为证。书前有"部首目录"和"词条目录",末附"笔画索引"。

《新编简明中医辞典》 严世芸、李其忠主编。人民卫生出版社 2007 年出版。收录中医药学各学科词目 13 000 条,选收范围包括基础理论、养生学、中药学、方剂学、诊断学、临床各科疾病以及历代重要医家人物和医学文献等方面常用的名词术语,并适度选收了部分现代中医药发展过程中出现的新词语和中西医结合研究相关词语。收入词目分正条和参见条。正条主要根据国家标准、中医药学术界公认或约定俗成者。参见条一般是正条的别名、异名或衍生义,并与正条相呼应。正条的释文,一般按定义、释义、出处、文献例证等项叙述。按首字笔画编排,书末附汉语拼音索引。

(二) 查中药名

可查《中国药学大辞典》《中药大辞典》《中华药海》《中药辞海》《中华本草》精选本、《中华本草》《现代中药大辞典》《实用中药辞典》《临证本草》《本草药名汇考》《中药别名速查大辞典》《中草药异名大词典》《有毒中草药大辞典》。

《中国药学大辞典》 陈存仁等编。世界书局 1935 年出版。人民卫生出版社 1956 年重新修订出版。本书从中国历代医药文献中收录各种药物,共得词目 4 300 余条。其对药物的解释,常用者不厌其详,不常用的则从略。对常用药物,除按命名的意义、处方用名、古籍别名、外国名词(有时列原名、学名)、产地、形态、种植、性质、成分、效能、主治、配合应用、用量等依序阐述外,还附有"历代记述考证""国外学说""近人学说"和"参考资料"等,内容堪称详尽。本书是中国第一部具有现代工具书意义的中药辞典,出版后影响较大。但其中错误亦复不少,1956 年重新修订时,发现问题,已在书中修订的将近 1 000 处之多。本书用笔画查检法。

《中药大辞典》 江苏新医学院编。上海科学技术出版社 1977 年出版,1997 年重印,2006 年再版。本书是自《中国药学大辞典》以来的第一部大型中药辞典。共收录中药 5 767 味,其中包括植物药 4 773 种,动物药 740 种,矿物药 82 种,作单味使用的加工制成品 172 种。全书以每味中药的正名为辞目,下列异名、基原、原植(动、矿)物、栽培(饲养)、采集、制法、药材、成分、药理、炮制、性味、归经、功用主治、用法与用量、宜忌、选方、临床报道、各家论述、备考等,原则上以功用主治为主,其余资料不全者从缺。全书以辞目首字笔画为序,分上、下两册,另有附编一册,附录"中药名称索引""药用植(动、矿)物学名索引""化学成分中英文名称对照""化学成分索引""药理作用索引""疾病防治索引""成分、药理、临床报道参考文献""古今度量衡对照"。本书 2006 版的框架结构与体例基本同第一版,但对其内容进行了修订,特别是增加了药物条目,共收载药物 6 008 味,并调整了部分药物品种来源,增补了近 30 年来有关栽培(饲养)技术、药材鉴定、化学成分、药理作用、炮制、现代临床研究等方面的中药研究成果,反映了当代中药学的研究水平。

《中华药海》(上、下卷) 冉先德主编。哈尔滨出版社 1993 年出版,1998 年修订版。汇集中医经典及民间秘方、验方、偏方之用药精华;详解 8 488 种中药之药性、药理、采制及用法。参阅古代本草 150 余种,旁及医籍方书,经史百家有关书籍 1 000 余种,并广收 1820—1991 年的国内外有关本草中药文献资料。全书分上、下两卷,共约 1 300 万言,6 000 余幅插图。上卷是常用中药,按功效分类编排;下卷是一般中药,按首字笔画编排。

《中药辞海》(4 卷) 《中药辞海》编写组编。中国医药科技出版社 1993 年出版。共收载中药条目近 40 000 条,按概况、生药、化学、药理、药性、临床应用、历代医药家论述等排列。其中概况部分包括异名、基原、原植(动、矿)物(又名)、历史、形态、生境与分布。生药部分叙述常用或重要中药的栽培方法和病虫害防治;中药产地与原植(动、矿)物的地理分布;中药鉴别分性状、显微、理化,一般只述性状鉴别,在显微和理化鉴别中分别注明参见的书刊和图号;加工炮制。化学部分按概况中原植(动、矿)物的品种和药用部分分述所含的化学成分。药理部分包括实验药理和毒性。药性部分包括性味、归经、功效、主治、用法用量、使用注意,主要叙述古今医药著作中的有关记载。临床应用部分收载文献中较为典型的古代名方,民间常用验方和单方以及现代文献报道的有一定临床疗效的处方,其计量一般按现行法定计量单位进行换算。综合条目是收载与中药有关的其他内容。每卷都有"笔画索引"和"拉丁学名索引",第四卷有"笔画总索引""拼音总索引"和"拉丁学名总索引"。附录包括"中国古今中医药学家生平事迹简介""中国现代各中药企业的历史沿革"和"发展规模"等。

《中华本草》精选本(上、下两册) 国家中医药管理局《中华本草》编委会编。上海科学技术出版社 1998 年出版。本书是《中华本草》精选简编本。全书分概论、药物、索引三部分。上篇概论,概述本草发展史、中药资源、栽培或养殖、药物分类、品种、药材鉴别、炮制、制剂、调剂和药性理论 10 个专题的主要研究成果及其发展演变规律和未来研究趋势。下篇药物,选集《中华本草》中部分常用中药凡 536 种,包括矿物药、植物药、动物药和人工合成药。药物分类法与药物条目设项与《中华本草》基本相同。引用文献的下限至 1993 年为止。书末附篇索引设"药物中文名称索引"(按药名首字笔画笔形排列)、"药用植、动、矿物学名索引""药物功效分类索引"。

《中华本草》(34 卷) 宋立人总编。上海科学技术出版社 1999—2005 年出版。前 30 卷为中药,于 1999 年出版,后 4 卷为民族药专卷,分别为藏药卷(2002 年出版),蒙药卷(2004 年出版),维药卷(2005 年出版),傣药卷(2005 年出版)。此外,《中华本草·苗药卷》由贵州科技出版社 2005 年出版。本书前 30 卷的中药部分包括总论 1 卷,各论(药物)26 卷,附录 1 卷,索引 2 卷。共收载药物 8 980 味,插图 8 534 幅,引用古今文献 1 万余种。其中植物药、动物药按自然科属分类排列,矿物药按类族分类排列。其中各论每药下设正名、异名、释名、品种考证、来源、原植(动、矿)物、栽培(养殖)、采集加工、药材产销、药材鉴别、化学成分、药理、炮制、药性、功能与主治、配伍、用法与用量、禁忌、附方、制剂、现代临床研究、药论、史料 23 个项目。本书对现存 700 种古代本草文献及近万种药物进行了全面系统的整理,并融入现代研究的内容与成果,堪称集传统药学之大成并显示当代科学水平的本草巨典。本书索引共有 8 种,包括"药物中文名称索引""药用植物、动物、矿物学名索引""化学成分中英(英中)名称对照索引""药理作用索引""药物功能索引""药物主治索引"等。

《现代中药大辞典》(上、下册) 宋立人等主编。人民卫生出版社 2000 年出版。收载中药 2 254 条,中药学名词术语 969 条,以及历代主要本草著作 264 条,本草学家 103 条,共计词目 3 590 条,附插图 1 117 幅。全书核心内容是中药条目,筛选标准以中医常用、商品常备的传统中药材为主,兼顾各地习用的民间药物和少数民族药物,重在实用,不以广收博采、求全责备为目的。每一药的基本内容,则要求系统全面,并尽可能反映近年来临床和科研的新成果,新经验。按首字笔画编排,书末附"中文名称索引""药用植、动、矿物拉丁名索引""成分、药理、临床研究参考文献索引"。

《实用中药辞典》(上、下卷) 田代华主编。人民卫生出版社 2002 年出版。本书在广泛搜集古今中医药文献的基础上,精选药物 800 种,附药 108 种。所收药物按笔画顺序,每药下设正名、异名、释名、基原、植(动、矿)物、采集、药材、化学成分、药理、炮制、药性、功效主治、用法用量、使用注意、应用配伍、附方、临床报道、文献综录、附药、备考 20 项,并附药材图 238 幅。下卷末附药物中文名称索引、拉丁文名称索引、药理名词英文缩写与中文对照、古今度量衡对照表等。特点:融铸古今,科学实用;详简有别,重点突出;首次在辞书中对部分药物的药性特点进行了归纳。

《临证本草》[①] 陶御风著。人民卫生出版社 2005 年出版。本书述常用中药 120 味,对历代本草、方书、临床医著、医案医话、笔记杂著和现代报道等古今文献进行全面梳理、归纳,重点收录小方(3 味及 3 味以下药物组成)中的药物。并将这 120 味常用中药的 4 688 条效用按可信度分为三个层面加以归纳和分述:"临证用药"层面简述各药一般公认的功效、主治,突出成熟的配伍经验;"临证推广"层面是作者的着力点,着重介绍经系统发掘、整理,认为可信度较高,值得推广或重视的古今医家的用药经验;"临证参考"层面主要介绍古今医家对药物的独到认识和临床应用经验。这一部分内容虽有文献支持,但仅属一家之言或个人心得,记载较少,故供临证借鉴参考。各栏中还以按语形式穿插了编著者的一些临床用药经验。本书对于全面认识中药的功效,有效指导临床用药具有一定的参考价值。书末有五个附录"药物中文

[①] 同名书籍还有王福席著,中医古籍出版社 2006 年出版。

名称索引""中药治疗中医病症分类索引""中药治疗现代医学病症分类索引""有关古代中药剂量的一些知识""主要引用及参考书目"。

《本草药名汇考》 程超寰、杜汉阳编著。上海古籍出版社 2003 年出版。本书共收载中药 1 046 种,药名达 46 000 余条。以中药的正名为词目,下分来源、异名、植(动、矿)物名、商品药材名、释名考订、功能与主治、附注 7 项,依次著录。以《中华人民共和国药典》(2000 年版)所载名称为正名。异名包括原名、别名、地方名、俗名、土名、处方通用名等,部分收载少数民族的汉文音译名。收载的中药正名、异名及植(动、矿)物正名、异名后,均注明该名称的文献出处或地方出处。文献出处不限于药学专著,并适当考究始载之文献。本书按药名的笔画及字数的多少排序,书末附中文名索引,药用植物、动物、矿物拉丁名索引。

《中药别名速查大辞典》 李顺保编。学苑出版社 1997 年出版。收载中药别名 31 813 条,正名 7 000 余种。按首字笔画编排。各条目内容排列顺序为:中药别名、中药正名、原植(动、矿)物名称及药用部分。收载的别名,包括原名、副名、异名、俗名、习称、土名、地方名、商品名、处方名,少数民族汉译名等。中药别名后均标明出处最早的药学专著名称,中药正名后均标明命名的药用专著名称。

《中草药异名大词典》 李衍文主编。人民卫生出版社 2004 年出版。收录了中草药异名共约 25 000 条,对应正名 4 000 余条。正名以《中华人民共和国药典》《中药大辞典》等权威典籍所确定的正名及目前通用的名称为准。正名的药材拉丁文名称是根据《中华人民共和国药典》。异名收录自《中药大辞典》《全国中草药汇编》《中国药用动物志》等,还有少量异名收录自《香港中草药》和《原色台湾药用植物图鉴》。每一条目列有异名名称、该异名出处、对应正名及正名药材拉丁文名称。采用首字笔画检索,书末附中草药原植(动)物学名对照。

《有毒中草药大辞典》 郭晓庄主编。天津科技翻译出版公司 1992 年出版,2006 年修订版。共收录有毒中草药 503 种,其中植物药 420 种、动物药 50 种、矿物药 33 种,并依据药物毒性剧烈的程度及治疗量与中毒量接近的程度将有毒中草药分为极毒、大毒、有毒、小毒四级。全书在编撰中以正名为辞目,下分别名、基原、原植物(动、矿)、采集、成分、炮制、药材鉴别、药理、毒性、性味归经、功能主治、用法用量、配伍禁忌、成方选录(或附方)、临床应用研究、中毒与救治、附注等。收录古今成方及验方 1 300 首,临床研究涉及各科 300 余种疾病。附有"汉语拼音索引""笔画索引""拉丁学名索引""参考文献""临床应用研究病名索引"。另有附录三"古今度量衡对照表""公制与市制计量单位的折算""医疗用毒性药品管理方法"。

又有关于中药炮制和中药药膳的工具书:

《中药炮制学辞典》 叶定江、原思通主编。上海科学技术出版社 2005 年出版。本书是一本全面反映中药炮制学历史源流及新近研究成果的工具书。共收辞目 2 160 余条,其中名词术语 788 余条,炮制学文献 225 条,对炮制有贡献的医药学家 156 条,药物炮制 994 条。内容涉及中药炮制学发展历史、工具运用、工艺改革、方法创新、作用研究等诸方面。书末附"炮制学常见古文字""古计量单位检索""中药炮制名词术语汉英对照表"及"中文名索引"。

《中国药膳大辞典》 王者悦主编。大连出版社 1992 年出版。共收词目 9 110 条,其中与药膳有关的名词术语 273 条,文献 168 条,人物 71 条,药膳原料 1 230 条,药膳方 7 368 条。以收集古代典籍中的相关词汇为主,对近代、当代文献中的相关词汇也尽可能收录。其中药膳方类所收词目,原则上源自各类文献,对民间验方也酌情收入。按内容分类编排,其中药膳方按功能主治分为益气健脾、补血养营等 18 类。书末附有"词目笔画索引"。

(三) 查方剂名

可查《实用方剂辞典》《简明方剂辞典》《中医方剂大辞典》《中医方剂大辞典精选本》《中医病证小方辞典》《千金方医方辞典》《临床实用方剂辞典》《中医眼科历代方剂汇编》《中华人民共和国药典(一部)》。

《实用方剂辞典》 缪正来主编。江苏科学技术出版社 1989 年出版。本书以实用为宗旨,选集古今名方、效方、验方共计 4 867 首。收录范围:纵向自秦汉迄今历代使用方剂均有选集;横向中医临床各科方剂无不涉及。每条方目皆参考古今各家用方体会加以综合归纳。每条皆列方名、出处、组成、用量、用法、功用、主治与其他(包括药味加减,毒、副作用,应用宜忌等)。本书按方名首字笔画排列,正文前有笔画目录,后附录"主要引用参考书目"。

《简明方剂辞典》 江克明、包明蕙编著。上海科学技术出版社 1989 年出版,2002 年再版。本书从历代著名古医籍中选收方剂辞目 12 500 余条(含副目条）。每条辞目具有主方、附方、方名、出处、所治病证、药物组成、使用方法。大多数辞目加按语，概括该方剂的功能特点、别名、简称、剂型及其他科研资料。正文前有方名笔画目录。2002 年本书再版，所收方剂辞目增加到 14 000 余条。

《中医方剂大辞典》 彭怀仁主编。人民卫生出版社 1993—1997 年出版，2015 年再版。全书共分 11 册。从上自秦汉，下迄 1986 年底的 1 800 余种古今医学文献中收录有方名方剂共 9 万余条，以 1911 年前的方剂为收集重点，1911 年后的择优选录。本书以方名为辞目，按方名首字笔画、笔顺为序排列；首字同者，按方名字数多寡排列，少者排前，多者排后；同名方按方源成书年代或创方者生卒年代先后排列。辞目又分正、副，同方异名者，一般以最早出现者为正辞目，其余为副辞目。正辞目下设方源、异名、组成、用法、功用、主治、宜忌、加减、方论选录、临证举例、现代研究、备考 12 项。副辞目仅列名称与出处，及其与相关正辞目的关系。本书分 11 册出版，第一至第十册为正编，每册书前均有本册"方名目录"，按方名笔画顺序编排。第十一册为附编，设"方名索引""主治病证索引（按临床各科病证分类）""古今度量衡对照表""主要引用书目""勘误表"。

《中医方剂大辞典精选本》（上、下册） 彭怀仁主编。人民卫生出版社 1999 年出版。上册收方剂名首字 1～7 画方剂，计 8 051 首；下册收方剂名首字 8～23 画的方剂，计 7 379 首。下册书末附有"异名方索引""主治病症索引""古今度量衡对照"及"主要引用书目"等。

《中医病证小方辞典》 朱邦贤主编。天津科学技术出版社 1992 年出版，上海中医药大学出版社 2005 再版。收录了汉至清历代重要医籍中四味以及四味以下药物组成的小方，总计 2 万余首，按照中医病证分为 95 门。凡方剂名相同者均依次分列于同一词目下作为"正条"，其内容包括方名、出处、异名、功能、主治、药物组成、制法用法、药物加减等项。正条涉及的其他相应主治病证，或作为正条的异名而设，则为"参见条"，类归于其他相应的病证类目下。药物剂量原方照录，缺者亦不增补。正文前收有"中医病证类目表"和"方剂目录"，后附有"方剂（正条）笔画索引""参考引用书目""历代度量衡比较表"。

《千金方医方辞典》 苏礼主编。人民卫生出版社 2006 年出版。本书是以辞书形式研究孙思邈《千金方》方剂临床应用的专题工具书。旨在全面、简明地展示《千金方》方剂的精华，深入浅出地注释《千金方》方剂的难点，为国内外提供翔实、可靠、开发应用价值较高的《千金》系列配方。全书由序、前言、凡例、正文、附录等部分组成，共释方 2 450 余首，均依原著内容，以释典、出处、组成、用法、功效、主治等为序，其中药物用量一律换算为克制单位。书后附有汉语拼音音序检索、古今剂量换算表及古今药名对照表，以便读者参考。

《临床实用方剂辞典》 陈仁寿编著。金盾出版社 2009 年出版。本书收集整理了中医治疗内科、外科、妇产科、儿科、骨伤科、皮肤科、耳鼻喉科、口腔科、眼科疾病的方剂 4 779 首。每方包括来源、组成、用法、功能、主治、宜忌、药理研究等。全书内容可靠，选方严谨，是一部集古今研究成果于一编的临床实用工具书。

《中医眼科历代方剂汇编》 杨维周编。科学技术文献出版社 1980 年出版。本书是中医专科方剂的工具书，收集《眼科龙木论》《银海精微》等中医眼科专著及《仲景全书》《肘后备急方》《备急千金要方》等综合性医书中的眼科文献资料共 70 种，从中辑录眼科方剂 4 924 首，其中正文医方 3 915 首，附方 112 首，加减方 897 首。每首方剂均按古医籍原文载录，并注明文献出处。本书正文部分按方剂名称首字笔画为序编排而成。附"方剂主治索引总目"，按眼科常见病证分类编排。书末另附查阅书目表。

《中华人民共和国药典（一部）》 《中华人民共和国药典》又称《中国药典》，国家药典委员会编纂。中国医药科技出版社 2015 年出版。如果要查中药材和中药饮片名、中药单味制剂和成方制剂名，可查本书。《中国药典》分为四部出版：一部收载药材和饮片、植物油脂和提取物、成方制剂和单味制剂等；二部收载化学药品、抗生素、生化药品以及放射性药品等；三部收载生物制品；四部收载通则，包括：制剂通则、检验方法、指导原则、标准物质和试液试药相关通则、药用辅料等。2015 年版《中华人民共和国药典》是中华人民共和国成立以来的第十版药典，收载品种总数达到 5 608 个，比 2010 年版《中华人民共和国药典》新增 1 082 个。一部共收品种 2 598 个，其中新增 440种，修订 517 种。涵盖了基本药物、医疗保险目录品种和临床常用药品，更加适合于临床用药的需求。《中华人民共和国药典》是国家为保证药品质量可控、确保人民用药安全有效而依法制定的药品法典，是药品研制、生产、经营、使用和管理都必须严格遵守的法定依据，是国家药品标准体系的核心。作为我国保证药品质量的法典，2015 年版《中华人民共和国药典》在保持科学性、先进性、规范性和权威性的基础上，着力解决制约药品质量与安全的突出问题,着力提高药品标准质量控制水平,充分借鉴了国际先进技术和经验,客观反映了中国当前医药工业、临床用药及检验技术的水平,将在提高药品质量过程中起到积极而重要的作用。

(四) 查针灸、推拿、骨伤、气功术语

一般针灸、推拿、气功术语可查《简明中医辞典》和《中医大辞典》。特殊的可查《针灸学辞典》《实用针灸辞典》《新编针灸大辞典》《中国针灸辞典》《针灸处方大辞典》《中国针灸穴位辞典》《实用六解穴位辞典》《针灸推拿学辞典》《简明推拿辞典》《中国骨伤科学辞典》《气功传统术语辞典》《中国气功辞典》《实用医学气功辞典》。

《针灸学辞典》 安徽中医学院、上海中医学院编著。上海科学技术出版社 1987 年出版。本书共选收针灸学专用辞目 2 989 条,按具体内容分为基础理论、腧穴、针灸治法、人物图书 4 大类。释文简明扼要,均引原始文献加以说明。书末附录"辞目分类索引""十四经穴选方主治内容索引""人物索引""图书索引""穴名拼音索引"。

《实用针灸辞典》 《实用针灸辞典》编委会编。知识出版社 1990 年出版。本书收录针灸学词目 1 581 条。选词范围包括经络腧穴、针法、灸法、拔罐法、其他针灸疗法、选穴配穴法及 275 种针灸疗效较肯定的病证,24 种历代著名针灸文献。释文注重科学性、实用性。书末附"词目笔画索引""腧穴别名索引"。

《新编针灸大辞典》 程宝书主编。华夏出版社 1995 年出版。全书共收有关针灸词目 3 666 条,插图 841 幅,较全面地反映了针灸学的丰富内容。具体内容包括经络、经穴、奇经、刺灸法、其他针灸法、疾病治疗、针灸歌赋、针灸仪器、针灸医家、针灸医籍 10 个方面。征引古文献均用简称。穴名著录采用世界卫生组织总部针灸穴名国际标准化科学组会议审定通过的《标准针灸穴名》和国家技术监督局 1990 年 6 月 7 日批准,1991 年 1 月 1 日实施的《经穴部位》。本书按笔画编排,正文前有笔画目录,书末附"汉语拼音索引""人名索引""分类索引"(分经络、十四经穴、奇穴、针灸法、针灸医籍、疾病治疗、针灸歌赋 7 类)、"主要参考书目"。

《中国针灸辞典》 高希言主编。河南科学技术出版社 2002 年出版。收载词目 5 000 余条,包括经络、腧穴、针法、灸法、针灸器具、治则治法、配穴、常

见病针灸治疗、历代针灸人物、著作、歌诀及针灸有关的基本术语、解剖名称等。其中正词目3 890条,内容相同,一义数名的副词目1 200余条。特点:收载穴位多而全,解释了经穴、奇穴、头穴、耳穴千余个穴位的归经、别名、定位、局部解剖、主治、刺灸法、现代机制研究及有关古典文献记载,内容充实,尤其是此书增加了部分临床有效的现代针灸医疗器械和少数民族医疗法,如壮医药线灸等,突出临床,注重实用。书中收载内科、外科、妇科、儿科、五官科等科常见病、疑难病的针灸治疗法,是以往针灸工具书中没有的内容。本书除介绍传统的针灸学知识外,还收集了近50年来的研究成果,如针灸机制研究、针刺麻醉研究等。本书辞目按汉语拼音音序编排,并编有笔画索引、学科分类索引。书末有三个附录:"针灸歌赋选""针灸经穴图""针灸大事表"。

《针灸处方大辞典》 彭荣琛主编。北京出版社1994年出版。本书系从有代表性的47部古代中医著作,9部当代针灸著作和20世纪80年代的中医杂志中精选了4 949首针灸处方,全面介绍其组成、功能、主治、针灸法、加减法及注意事项。凡其处方录自医书者,其标题均按下述方式组成:医家名(或医著名)+病证名(或症状名)+序数+"方"字。凡其处方录自杂志者,均以病证名立标题。全书按针灸处方方名首字的笔画排序。附录有五:"针灸处方病证索引大目""针灸处方病证索引细目""国际标准针灸穴名""历代尺度比较""本辞典引用书目索引"。

《中国针灸穴位辞典》 王守东主编。中国医药科技出版社1999年出版。全书共收编针灸穴位、别名、异名、曾用名、分类名、针灸方法分类名、针灸方等词目共计4 120条。每一穴位词条介绍了该穴位的取穴方法、针灸方法、功效、主治等内容。每一针灸方词条介绍了该针灸方的组成、功效、主治等内容。全书按首字笔画编排。书末附有"常规针法""头针穴位图""耳针国际标准穴位图""面针穴位图""鼻针基础穴位图""手针穴位图""足针穴位图""足针新划区定穴法及足针新划区定位图""十四经穴位图""十四经穴名笔画索引"。

《实用六解穴位辞典》 齐强主编。学苑出版社2004年出版。精选各类临证穴位800余条,附录部分收集有关穴位200条,共计1 000余条。其中包括十四经穴位361条、耳穴86条、奇穴180条,除此之外,还有手穴、头穴、鼻穴、腕踝穴、足穴、经络穴区等200条。主要从针刺、灸法、按摩点穴、穴位注射、药物外敷、气功疗法六个方面对穴位进行详尽解释,并对每个穴位的释名别名、位置、解剖、取穴、功能、主治、配伍举例等内容进行了简要的介绍,还收入了一些现代研究的新内容。检索:笔画索引和汉语拼音索引。附录有"头穴定位""面穴定位""鼻穴定位""手穴定位""腕踝穴定位""足穴定位""经络穴区定位""针灸穴位常用歌诀""面针疗法刺激点表"等内容。

《针灸推拿学辞典》 梁繁荣主编。人民卫生出版社 2006 年出版。全书共收词目 10 422 条(含"存目条"即参见条),其中包括与针灸、推拿密切相关的中医学词目 376 条,人体部位及解剖词目 403 条,经络词目 497 条,腧穴词目 2 176 条,人体部分及解剖词目 403 条,刺法灸法词目 1 192 条,古今针灸器具、仪器词目 648 条,各科疾病针灸推拿防治法词目 322 条,针灸推拿文献(包括图谱、铜人模型)词目 1 367 条,针灸推拿医家人物词目 1 359 条,推拿词目 1 697 条,其他相关词目 385 条。涵盖了从先秦至当今文献所记载的与针灸推拿学有关的名词术语和短语,是对针灸推拿学内容的全面系统整理。全书按汉字笔画编排,书末附有"汉语拼音索引"。

《简明推拿辞典》 金宏柱主编。上海科学技术出版社 2005 年出版。共收词目近 3 000 条,以传统中医推拿理论和治法为主,兼收现代推拿医学发展过程中出现的新词目及同推拿密切相关的西医学基础部分词目。其中包括推拿基础、推拿手法、推拿练功、推拿人物、有影响的推拿书籍、常见病的推拿治疗、小儿推拿等内容,各类词目之间互有交叉。对于手法、功法、穴位等内容,适当配备插图,小的插图随词条排列,大的则附于书末。全书词目按笔画编排,附有"分类索引"。

《中国骨伤科学辞典》 韦以宗主编。中国中医药出版社 2001 年出版。收录中国骨伤科学专科名词术语 4 170 条,其中英语辞条 210 条。内容包括传统理论、解剖、生理、病理、诊断、治疗、生物力学、影像学等。辞典中解剖生理以运动系统为主,方剂学以历代骨伤科专用者为主,穴位是伤科专有的穴位。有关人名辞条收至 1930 年以前出生,并有著作、科研成果的骨伤科专家,及名老中医的传人。著作(书)名收录至 1990 年以前出版者。辞目注以汉语拼音,外来语辞条加上原英语。辞目按首字笔画编排,英文辞条查辞附后。书末附"汉语拼音检字表""繁简异体字表""引用典籍书目""中国骨伤科学著作一览表""中国骨伤科技术发展史大事年表"。

《气功传统术语辞典》 陆锦川主编。四川科学技术出版社 1988 年出版。本书收录气功术语 4 213 条,以传统口传及书传用语为主,以名门大派的秘传口诀及师承用语为辅,间收相关的形象实用诗歌口谚及名言警句。本书词条按部首偏旁排列,释义先列正读,再列别称,又引述出处、原义、引用义。正文前有"辞目总表",书末附"笔画查字表""音序检字表"。

《**中国气功辞典**》 吕光荣主编。人民卫生出版社 1988 年出版。本书共选收气功学正、副辞目近 6 000 条,内容包括气功学基础理论、名词术语、功法、专题论述、脏腑经络、气功常用经穴、气功适应证、气功人物、气功著作等。所收辞目以儒、释、道三家文献为据,文献皆为清末(公元 1911 年)以前。本书按笔画排列,正文前有"笔画检字表",书末附"分类索引"。书内附载采自古代气功文献的插图。

《**实用医学气功辞典**》 马济人编著。上海科学技术出版社 1989 年出版。本书收录气功专用辞目 1 701 条,分为总类、历史与人物、传统理论、术语、功法、著作 6 类。每条辞目的释文,包括定义、出处或文献记载、辞义解释。本书按专业分类编排,正文前有"分类辞目表",后有"辞目笔画索引"。书末附"十四经络循行路线及穴位图""人体体表部位图""三十年来出版的气功书目"。

(五) 查病名

中医病名一般可查《中医大辞典》,还可查《病源辞典》《古代疾病名候疏义》《中医疾病证候辞典》《简明中医病名辞典》《中西医病名对照大辞典》《简明中医病证辞典》。

《**病源辞典**》 吴克潜编著。大众书局 1936 年出版,天津古籍书店 1988 年重新影印出版。本书从数百种古医籍中摘录 4 000 余种疾病名称,每种病名详述病源、证候和治法。有歧义者皆一一列述。按病名首字笔画顺序排列,书前附病名笔画索引,书后附病名检查表,按疾病性质分为 43 类排列。本书内容丰富,对查检中医病名,研究中医病理颇具参考价值。

《**古代疾病名候疏义**》 余岩编著。人民卫生出版社 1953 年出版。本书从历代典籍及辞书中收集中医病名、证候名及证候形容词进行训释。全书分六大部分:《尔雅》病疏、《方言》病疏、《说文解字》病疏、《释名》病疏、《广雅》病疏、《十三经》病疏。按时代先后次序编排。辞目释文先从《释名》入手,次及《方言》《尔雅》。书中人名、地名、书名均未加符号标记,查阅时当注意识别。书末附"词目笔画索引"。本书出版 50 余年,世上传本日稀,而本书之学术价值历久而弥彰。有鉴于此,近年有学者王育林、张苇航等对该书(1953年版)重新校点,订正误字、规范标点,划一用字。人民卫生出版社 2012 年出版。

《中医疾病证候辞典》 王雨亭编著。人民军医出版社 1988 年出版。从 93 部中医专著选录中医证候名和疾病名共 2 466 条,其中正词 1 693 条,附词 773 条,内容包括中医内、外、妇、儿、五官等科常见证候名及古病名。名词条均注明出处,并详述病因病机、病性、病位和病势,及症状特征、治则、选方和药物。

《简明中医病名辞典》 马汴梁主编。人民卫生出版社 1997 年出版。本书从历代中医文献中收录中医病名词目 4 000 余条,内容涉及内科、外科、妇产科、儿科、五官科、骨伤科、男科及性病。每条词目先注明出处、引文,再作注释。引书卷帙大者注明卷数或篇章门类。词目涉及中医基础理论等内容者,只取与病名相关的词义。注释体例依次为:病因病机、症状表现、与现代医学病名对照、治则治法、选方、用药。本书按词目首字笔画顺序编排,正文前有笔画目录。

《中西医病名对照大辞典》(3 册) 林昭庚主编。人民卫生出版社 2002 年出版。全书共收录西医病名 864 种,中医相关病名 1 677 种。以世界卫生组织的"国际疾病分类"第十次修订版(简称 ICD - 10)为基础,逐一找出相对应的中医病名和病症。每篇的编排分成六大部分:本书编号、ICD - 10 编号、现代医学病名及定义、中医相关病名及文献出处、实验诊断、综论。本书之前有繁体版本,则以 ICD - 9 为蓝本。该书是目前国际上唯一一部将中、西医病名规范、对照的辞典,为中、西医相互理解、交流提供了依据。书末附病名的中、英文索引。

《简明中医病证辞典》 邹积隆、丛林、杨振宁主编。上海科学技术出版社 2005 年出版。收载中医病、证、症词目共计 13 000 余条。选词范围包括中国古代及近代医籍文献中出现的词汇,国家技术监督局《中医临床诊疗术语》(1997 年)收载的词汇,亦收入了一些有一定影响的民间病名俗称或富有中国传统特色的现代中医词汇。释文按词目的属性、出处、定义、具体内容等项目叙述。词目的属性以病、证、症表示。全书按笔画编排,书末词目音序索引。

若对中医病证名还有更高要求,欲作深入了解与研究的读者,可查阅范行准的《中国病史新义》(中医古籍出版社 1989 年出版)与张纲的《中医百病名源考》(人民卫生出版社 1997 年出版)。

三、怎样查检中医经典词句出处及词义

（一）查医经典籍词句出处

可查《黄帝内经章句索引》《中医经典索引》《中医药典籍通检系列》(《灵枢通检》《素问通检》《神农本草经通检》《伤寒论通检》)、《诸病源候论通检》《备急千金要方通检》《黄帝内经词语通检》等。

《黄帝内经章句索引》 任应秋主编。人民卫生出版社 1986 年出版。本书分"原文"与"索引"两大部分。原文选用人民卫生出版社 1956 年影印明顾从德翻刻宋本《素问》、明赵府居敬堂刊史崧本《灵枢》为底本，进行点校、断句、分章，并于每篇、章、节前扼要说明大意。索引部分以句为单位编排，句中凡有独立意义的词亦一一列条，每条目下均注经名、篇次、章、节，有的更注明段。本书是学习、研究《内经》的重要检索工具书，其特点是：可查检《内经》中任何一个句子及任何一个有独立意义的词，可了解词、句所在经、篇、章、节；并可查到词、句所在的篇章原文，了解词句所处的上下语言环境。全书条目按笔画编排。书末附录："破体字对照表""异体字互见表""《黄帝内经素问》明显字句改动对照表""《灵枢经》明显字句改动对照表"。

《中医经典索引》 顾植山主编。安徽科学技术出版社 1988 年出版。本书是《素问》《灵枢》《难经》《伤寒论》《金匮要略》5 部中医经典的综合索引。分"文句""语句"两大部分。5 部典籍的底本，均选用人民卫生出版社出版的通行本。文句截取以句读为基础(有些上下句联系紧密者，则不加截断)，方剂与方后语不便分割成文句，则集中附编于文句索引之后，方后语中的重要词语，摘编于语词部分。语词包括名词术语和短句，语词索引后附录"药名索引""方名索引""穴名索引"。全书条目按笔画编排，正文前有"笔画笔顺检字表"，书末附录："四角号码检字表""汉语拼音检字表""繁体字、异体字、通借字、简化字对照表""五种医经篇目表"。

《中医药典籍通检系列》 段逸山编著。文兴出版事业有限公司出版。现已出版的有《灵枢通检》(2005 年)、《素问通检》(2005 年)、《神农本草经通检》(2006 年)、《伤寒论通检》(2006 年)。主要分为原文目录、原文、检目表、索引四个部分，各自单独编排页码。原文逐篇分段排列，在单句(即诵读时的

停顿处)前标明句序。原文全部词语均各为条目,编制索引。索引按首字笔画笔顺排列,之前设检目表。索引之每一条目,首列该条目出现的次数,次列该条目所在全部句序。例如在《伤寒论通检》中,"脚(6):752,2267,2279,2342,8843,8853",即表示在《伤寒论》中,"脚"共出现 6 次,所在句序为 752,2267,2279,2342,8843,8853。凡未曾单独使用,只是使用于词语中的第二字及其以下的字,则不作为条目,一律外加[ ],其后不标示出现的次数与所在句序,而注明见"××"。转检"××",即可知其出现的次数与所在句序。例如在《伤寒论通检》中,"[冽](见'冰冽''寒冽')",即表示在《伤寒论》中,"冽"未曾单独使用过,只是用于"冰冽""寒冽"中,转检"冰冽",可知出现于句序 1210 一处。凡已经单独使用,又使用于词语的第二字及其以下的字,则在单独出现的次数与所在句序后,注明"另见××",其后不标示出现的次数与所在句序。例如在《伤寒论通检》中,"地(5):49,1314,1335,3233,9129(另见'土地''生地黄')",即表示在《伤寒论》中,"地"单独使用于句序 49、1314、1335、3233、9129 五处,又使用于"土地""生地黄"中。另外,单字和以其为首字的词语均作为条目,则该单字中的次数不包括词语的次数。例如在《伤寒论通检》中,"肾(2):648,1415;肾气(4):802,808,1140,7572;肾绝(1):448"。欲知"肾"在《伤寒论》中总共出现的次数,就要将这三条次数相加,若有另见者仍需再加。其原文使用底本如下:《灵枢通检》以 1956 年人民卫生出版社影印赵府居敬堂刊本为蓝本,参考《医统正脉》本;《素问通检》以 1963 年人民卫生出版社影印明代顾从德翻刻宋本;《神农本草经通检》以孙星衍、孙冯翼清代嘉庆刊本,参校马继兴主编《神农本草经辑注》(人民卫生出版社 1995 年 12 月版)和日本森立之《本草经考注》(学苑出版社 2002 年版);《伤寒论通检》以 1991 年人民卫生出版社《伤寒论校注》(该书采用《仲景全书·伤寒论》明代赵开美摹宋刻本),参校成无己本。

《诸病源候论通检》 段逸山编著。上海辞书出版社 2008 年出版。据日本大阪オリエソト出版社《东洋医学善本丛书》影印怀仙阁南宋刊本,参校丁光迪主编《诸病源候论校注》(人民卫生出版社 1991 年版)。

《备急千金要方通检》 段逸山编著。上海辞书出版社 2010 年出版,据日本大阪オリエソト出版社《东洋医学善本丛书》影印江户医学馆影宋刊本,参校李景荣等的《备急千金要方校释》本(人民卫生出版社 1998 年版)。

以上两种通检编著方法同《中医药典籍通检系列》。

《黄帝内经词语通检》 段逸山编著。上海辞书出版社 2017 年出版。因《素问通检》《灵枢通检》由台湾出版社出版,中国大陆流通较少,学者不易获见与使用。故编者又将二书合并,重新修订,由上海辞书出版社出版。

(二) 查中医典籍字词句、名言意义

可查《伤寒论辞典》《内经词典》《黄帝内经词典》《实用内经词句辞典》《金匮要略辞典》《伤寒杂病论字词句大辞典》《温病学大辞典》《本草纲目大辞典》《中医名言辞典》《中医名言大辞典》《中医名言辞典》。

《伤寒论辞典》 刘渡舟主编。解放军出版社 1988 年出版。本书是一部集注体专书辞典。以《伤寒论》的全部文字和名词术语为研究对象,收录《伤寒论》中的一般文字语词和专用名词术语语词凡 2 274 条,其中单字词目 1 035 条,多字词目 1 239 条。每条词目下设使用次数、注音、释义、例证、各家论述等项。释义按专书辞典要求,凡《伤寒论》未用过的义项一概不收。虚词的释义先注明词性。各家论述均引用原著,引文标明作者、书名、卷数(或篇名)。全书词目按笔画编排。正文前有笔画目录,书末附汉语拼音索引。另附"方剂类词目索引""药物类词目索引""历代伤寒论书目""辞典引书目录"。

《内经词典》 张登本、武长春主编。人民卫生出版社 1990 年出版。本书利用《内经》电脑数据库,收录《内经》原文所用全部 2 286 个单字、5 560 个语词为条目,按部首编排。条目分字、词两级,每个条目组成包括字目字频、读音音韵(包括现代音、中古音、上古音)、词目词频、释义义项、汉唐及清儒文史训诂书证、《内经》语证、《内经》注家书证。有的条目还罗列历代注家的不同见解,以供参考。义项排列以本义、引申义(包括语境义)、假借义、校勘义为序。正文前有按部首编排的"内经词典字目",书末附"拼音检字表"及《素问》篇目、《灵枢经》篇目。

《黄帝内经词典》 郭霭春主编。天津科学技术出版社 1991 年出版。本书以人民卫生出版社 1963 年出版的《素问》《灵枢经》为文字依据。收录其中全部单字和词语,共计单字 2 747 个(含繁体、异体字 608 个),词条 7 178 条(其中单字条 2 139 条,复字条 4 979 条)。释文注音释义悉以《内经》中出现的音义为限。释义力求简明扼要,以切合原书具体语境的涵义为准;一词多义,用分项说明;每一义项后酌情援引原书例证一至数条;有讹、衍、倒、脱者,加列校勘义项,标注篇名。正文前有"单字笔画索引""单字音序索引""词目

检索表"，书末附录"黄帝内经书目汇考""黄帝内经论文索引"，以供研究《内经》者参考。

《实用内经词句辞典》 凌耀星主编。上海中医药大学出版社1994年出版。本书选录《内经》中与医学有关的名词术语、词组及较常用的句子作为条目(近4 000条)，加以释义。所列条目均以顾从德刊本《黄帝内经素问》、赵府居敬堂本《灵枢经》为蓝本。每一条目均有释义、出处或语境，有些条目还征引注家意见为辅佐，难字加注音。条目文字有争议者，酌引校勘文字供参考。释义求通俗、简明、晓畅，历代注家对一词有不同解释者，择要列出。凡征引注家意见，皆出书名或作者名。全书条目按笔画排列，正文前有"汉语拼音索引""起首字检索表"及"目录"，以供检索。

《金匮要略辞典》 艾华主编。学苑出版社2005年出版。本书以1340年元代仿宋刻本《新编金匮要略》(邓珍本)为蓝本，收集了包括《金匮要略方论序》在内的全书25篇内容，共3 004条词目。释文一般先定性，分为疾病、证候、症状、病因、病机、脉象、治法、中药方剂、预后、煎服法等。后注明出处，在某篇某条，以便查核，再作解释。释文只列出与《金匮要略》有关的义项，不作全面解释。附有"词目笔画索引"和"词头汉语拼音索引"，书末有"中药应用一览表"和中华人民共和国成立以前"《金匮要略》研究文献简介"。

《伤寒杂病论字词句大辞典》 王付编著。学苑出版社2005年出版。收录《伤寒杂病论》字、词、句8 296条目。对"字"的解释只限于《伤寒杂病论》。对"词"的提取和解释包括：① 常见的症状。② 中医药学专用词组，如热在中焦。③ 具有相对独立意义的词组，如新产。④ 药物名称。⑤ 方剂名称。对"句"的解释，包括：将原文的句子翻译为白话文；进一步解释句子在原文中的辨证论治精神。全书按字词句汉语拼音音序编排，附"字笔画检索""药物名称检索""方剂名称索引"。书后附张仲景《伤寒杂病论》原文，包括张仲景序、《伤寒论》《金匮要略》。

《本草纲目大辞典》 李志庸、张国骏主编。山东科学技术出版社2007年出版。收录《本草纲目》原著中的药名、方名、病证(症)名、证候名、人名、书名、地名、药物别名、简称或简写及其他等10余类词条，共计15 178条。本辞典正文前编有词头目录和词目检索表，并于辞典正文之后附有词目分类索引，以便使用。书末附录："药物名索引""方剂名索引""病症(证)名索引""书名索引""人名索引""地名索引"。

《中医名言大辞典》 刘道清、周一谋主编。中原农民出版社 1991 年出版,2002 年重印。系在查阅 3 000 余种古今医籍、经史、歌赋等作品的基础上,收编中医名言 2 万余条,合 200 万言。全书共分 28 篇:论医、养生、阴阳、五行、脏腑、经络、病因、病机、诊法、辨证、治法、方药、论病、内科、外科、妇科、儿科、五官科、禁忌、预后、论护、优生优育、禁忌、预后等。每条名言均有出处和注释。

《中医名言辞典》 裘沛然主编。湖南科学技术出版社 1992 年出版。收录先秦至清末(酌收近代)医学以及文史哲等方面著作中有关中医药的名言共 2 260 条。每条首列原文,接附出处。出处俱列朝代、作者、书篇名或书名卷数(无篇名和卷数的例外)。对于一些不引出上下文而含义欠明的条文,则在出处中提供语言环境,以"～"表示原文。后列串释,串释的重点在于阐述原文的精义,并依据中医理论和临床实践予以适当的发挥。主旨相近而文字有异的条文,则以一条为主,其余稍加串释而参见主条,或不串释而径见主条。条目按首字笔画编排,书前有"笔画笔形检字表"和"笔画笔形目录",书末附"汉语拼音索引"。近年来,湖南科学技术出版社根据读者要求,在原书的基础上组织重新修订、撰写,新增 400 余条条目,并据条目主旨分为 12 类,更书名为《中医名言通解》,段逸山、王庆其主编。于 2018 年 1 月出版。

又有关于中医典籍综合研究的工具书:

《黄帝内经研究大成》(3 册) 王洪图总主编。北京出版社 1997 年出版。本书是对《黄帝内经》的理论体系、学术发展史、临床应用、语言文字、历代研究、文献及多学科研究成果等进行全面、系统研究的一部集大成性专门学术著作。分为七编:内经文献及语言文字研究、内经学术研究发展史、内经理论研究、内经病证及临床研究、内经多学科研究与实验研究、内经近代校释珍本辑录、内经研究文献汇编。其中文献汇编以收集古今研究《内经》的专著及 1950—1990 年中国、日本、韩国公开发表的研究《内经》论文为主。所收书目 478 条,均加"概要";论文 3 446 篇,均予"索引"。

《温病学大辞典》 李顺保主编。学苑出版社 2007 年出版。收载了温病学古今医籍中的基础理论学、病因学、病机病理学、症状学、预防学、方剂学、医籍、医家等词目,共计 2 747 条。各类词目一般先定义,后释义,并注明文献出处,以便核查及了解温病学史。对于难字一律标注汉语拼音和同音字,多音字只注明中医的读法。凡有异名者,一并收录,方便读者阅读古医籍,但只注释正名。本辞典亦收载现代医学传染病基础知识和常见传染病等词目，利于中西医结合，释义中结合现代研究成果和各家学说。全书按笔画编排。书末附"当代部分温病学著作""非典型性肺炎的治疗与预防""分类索引"。

四、怎样查检中医人物及医学史事

（一）查中医人名、字、号、别名、室名

可查《中国医学人名志》《中医人物辞典》《中医人名辞典》《中国历代医家传录》《四川医林人物》《江苏历代医林人物志》《湖北历代医林人物志》《中国历代名医碑传集》。

《中国医学人名志》 陈邦贤、严菱舟编著。人民卫生出版社 1956 年初版，1983 年重版。本书从历代有关文献中辑录上古、周、秦、两汉、三国、晋、南北朝、隋、唐、五代、宋、辽、金、元、明、清医学名家 2 600 多人，从姓氏、年代、别号、籍贯、住所、师传、履历、职官、事迹、著作等方面进行简介。对所录人物尽量依据原文，标明出处，以备查考。本书以人名姓氏笔画编排。

《中医人物词典》 李经纬主编。上海辞书出版社 1988 年出版。本书选收与中医有关的古今医史人物共 6 200 多人。上自远古，下迄近现代著名已故医家，兼收一些近、现代港澳地区著名医家，还收录一些在医学史上有贡献的少数民族医家（近百人）。释文以浅近文言表述，介绍人物的生卒年（朝代）、字、号、别名、籍贯、履历、学术思想及医学成就、著作、授徒门生、习医亲属等。全书按人名笔画数编排，正文前有"辞目表"，书末附"人名、字、号、别名及师徒、后裔索引""中医书名索引"（约 6 400 种）。

《中医人名辞典》 李云主编。国际文化出版公司 1988 年出版。本书以陈邦贤《中国医学人名志》为基础，广泛查阅历代正史、野史、人物传记、笔记、书目、地方志、医史专著、古医书，从中收录中医人物共 10 500 余名，重点是清代以前医家，现代名医凡在世者未收。用浅近文言行文，扼要介绍医家姓名、生卒年、字、号、时代、籍贯、简历、著作、师承关系等。每一词目后均注明资料出处，以便读者查考；凡女医家均在姓名后注明"女"字；凡两名可能为同一人的，暂按两人处理，分别加按语说明。本书词目按笔画编排，正文前有"姓氏首字索引"和"目录"，书末附"别名索引"（别名包括字、号、别号、绰号）。

《中国历代医家传录》（上、中、下三册） 何时希编著。人民卫生出版社1991 年出版。本书引据包括正史、通志、类书、医书、辞书、地方志、传记、外

国有关书籍在内的 3 000 多种图书,介绍了自上古至清末民初间 2 万多位医家的生活年代、师承脉络、业之所精、突出医迹、道德操行等。所录医家之多,收集资料之丰,均为前所未有。全书按姓氏首字笔画数编排,正文前有"首字检索"及"目录",书末附录:"历代医家师承传受表""历代医书存目""医家别名斋号表""引用书目"。

《四川医林人物》　陈先赋、林森荣编著。四川人民出版社 1981 年出版。以四川方志为主要依据,参以正史、杂史、医药典籍等共 460 余种文献,收载蜀中医林人物 1 071 人,分别介绍了他们的里籍、医技、德行、著作、轶事、学术思想等方面。所载人物的断限,上起东汉,下迄清末,间有少数名医,虽卒于民国,但因地方志中有记载,故也一并收入。所收人物均先按朝代,再从姓氏笔画排列。全书行文简明,博采精核,还作了一些实地考察,除附有引证出处外,还附有医家画像、文献图片等 40 余幅。书末附主要参考文献。

《江苏历代医林人物志》　陈道瑾、薛渭涛编著。江苏科学技术出版社 1986 年出版。本书从地方志、史料、医籍及各种报纸杂志中辑出江苏历代医家 3 000 余人。着重介绍主要医家的生平事迹、医事活动、师承、著述及学术成就等,对一般医人则据资料之多寡权宜摘引。所列医著,确存者注明"存",经考证的伪书注明"伪",已佚或情况不明者则不注明。书末附地名、朝代、人名索引和文献索引。

《湖北历代医林人物志》　黄乃奎、张林茂编著。武汉出版社 1991 年出版。全书首先介绍了湖北省医人的概况。其次,撰专文介绍四位(庞安时、李时珍、万密斋、刘若金)有重大影响的湖北中医药学家,以及叶开泰和恒春茂两家专字号药店。最后收载 566 位湖北省解放前的医家,按姓氏笔画排序。所收医家的地域范围,包括湖北省现今所辖地区的历代在属州县府邑。该书资料系采自历代各地方志、医著、史籍,所引文献出处,附于正文之下。

《中国历代名医碑传集》　方春阳编著。人民卫生出版社 2009 年出版。收集先秦至清末 500 多位医家的传记碑版及有关资料,按时代汇编。传主排列先后以时代及生卒年为序,生卒年不明者,以生活年代依次插入。医家传记包括行状、墓志铭,有关生平事迹及学术思想之序跋、书志提要等则作为资料收录。每位传主先列传记碑版原文,再列资料、按语。书末附"主要参考书目""传主姓名笔画索引""传主姓名拼音索引"。

古医籍中的人物的别名、字、号、谥号、地望、室名斋号可查阅《古今人物别名索引》《室名别号索引》《清人室名别称字号索引》《明人室名别称字号索引》。

《古今人物别名索引》 陈德芸编。广州岭南大学 1936 年印行。上海书店、长春市古籍书店 1982 年分别重新影印。本书所收资料，上起远古，下迄辛亥革命，凡古今人物之别名、原名、字号、谥号、爵里称谓、斋舍自署、帝王庙号等，一一收集表列，共得 70 200 条，每条后皆注出本名和时代，若同名又同代者，则注其里邑。全书按笔画形次排列，书末附笔画检字。因此书除辑录别号、室名、笔名外，还将字、号、谥号、爵里称谓、帝王庙号都包括在内，故比其他同类工具书内容更丰富。

《室名别号索引》 陈乃乾编。丁宁等补编。中华书局 1957 年出版，1982 年出版第二版增订本。本书乃汇合作者原编二书《室名索引》（公元 1933 年）和《别名索引》（公元 1936 年），加以增订补充而成。比旧本增补了四分之一。收录先秦至清末室名、别号共 17 000 多条。每个室名、别号后注出时代、籍贯和姓名。室名有 2 字至 20 余字的，别号只收 3 字以上的（此为本书之缺陷，因古今人物 2 字别号的颇多）。全书按笔画编排，正文前有字头检字，书末有四角号码检字。1935 年毛春翔编《室名索引拾补》，对陈乃乾《室名索引》增补 200 余条，刊于 1935 年 2 月《浙江省立图书馆馆刊》第四卷。1982 年版增订本中丁宁等的补编独立编排，增补的字数约近于陈乃乾的原编，体例也相同。原编与补编各自按笔画编排。

《清人室名别称字号索引》（上、下册） 杨廷福、杨同甫编。上海古籍出版社 1988 年出版，2001 年出增补版。收录清代（公元 1644—1911 年）在政治、经济、军事、科学技术、医药卫生、文学、艺术、音乐、戏剧等有一技之长的人物，共计 36 000 多人，其字、号、室名、别称共 103 000 余条。全书分甲、乙两编，《甲编》按字、号、别号、室名或别称编排，指出其姓名；《乙编》按姓名编排，列出其籍贯、字、号、室名、笔名或别称。甲、乙两编均以笔画为序，并附笔画与四角号码索引。增补版中所增条目则分别在两编之末，列《甲编补编》和《乙编补编》。而原《乙编》新增的字、号、室名等排入《甲编补编》内，标" * "号以示区别。凡姓名有原名、一名、榜名（科举考试时曾用的）或更名改姓的，均在《乙编》姓名下注出，本书末附"异名录"和"参征书籍举略"。此书弥补了《室名别号索引》《古今人物别名索引》收罗清人较少的缺陷，并订正了此二书中的错误。本书主要用于遇到字、号、室名、别称等，欲知其为谁何，先查《甲

编》即得,再查《乙编》就可检得其人的籍贯、异名、字、别号、室名等。现举两位医家为例:

欲知室名为"抱珠轩"为谁,就先查《甲编》,得知其为薛雪,再查《乙编》检得薛雪,籍贯是江苏吴县(山西永济籍),字生白,号一瓢,室名有扫叶山庄、抱珠轩、我读斋、斫桂山房、一瓢斋,又号磨剑山人、磨剑道人、扫叶山人、槐云道人。

清末名医王士雄,浙江海宁人,字孟英,号梦隐、潜斋、随息居士,此人所共知。查本书,知其又号野云氏、半痴散人、睡乡散人、华胥小隐,其室名有重庆堂、随息居。

《明人室名别称字号索引》(上、下册)　杨廷福、杨同甫编。上海古籍出版社 2002 年出版。本书收录明一朝(公元 1368—1644 年)的人物,凡政治、经济、军事、医药、文学、美术、音乐、戏剧、收藏等各方面,有著作或一技之长者,23 000 余人,其字号、室名、别称共 5 万余条。全书分甲、乙两编,《甲编》只列字、号、别号、室名或别称,指出其姓名;《乙编》具载姓名、籍贯、字、号、室名、笔名或别称。甲、乙两编均以笔画为序,并附笔画与四角号码索引。书末附有"引用书目",标明被引用书的名称、卷数、撰者、版本等信息。《乙编》每条后列有数码,前四位即为"引用书目"的编序。"·"后的数字表示卷数,无卷数则表示页码。凡两条以上出处者,仅列两个书名,中间用"/"隔断。试举两位明代医家为例:

遇到号"花溪老人"的医家,欲知其为何人,就先查《甲编》,得知其为虞抟,再查《乙编》就可检得虞抟的籍贯是浙江义乌,字天民,室名半斋,别号有花溪老人、恒德老人、花溪恒德老人。其末有数码"0316·14",查附录"引用书目"得:《已吾集》十四卷,明代陈际泰撰,清顺治壬辰刻本。

明代名医王肯堂,江苏金坛人,字宇泰,号损庵,查本书知其还自号念西居士,室名为郁冈斋。其引用书目是:《明史》三百三十二卷,清代张廷玉等撰,1974 年中华书局铅印本;《吴兴艺文补》七十卷,明代董斯张等编,明崇祯刊本。

中医古籍中所载历史人名还可查《中国人名大辞典》(臧励和等编。上海商务印书馆 1921 年初版,1958 年新印。上海古籍书店 1980 年影印)、《中国人名大词典》(历史人物卷)(廖盖隆等主编。上海辞书出版社 1990 年初版)、《古今同姓名大辞典》(彭作桢辑著。北京好望书店 1936 年初版。上海书店

1983 年影印）。

（二）查医学史事

要了解历史上医学史事与中医药资料，可查检《二十六史医学史料汇编》《中国医史年表》《历代笔记医事别录》《经史百家医录》《中华人民共和国医药大事记(1949—1983)》《中国传统医学大事年表》《历代中医学术纪事年表》《中国古代疫病流行年表》。

《二十六史医学史料汇编》 陈邦贤编撰。中医研究院中国医史文献研究所 1982 年印行。本书是中国历代 26 种正史(《廿四史》加上《新元史》《清史稿》)的医学史料汇编。全书将医学史料分为 10 大类：① 医事制度：下设医事组织、医学官职、医学分科、医学教育、医事政令等。② 医学人物。③ 医学文献：下分典籍、著作。④ 寿命、胎产。⑤ 养生、卫生。⑥ 解剖史料、脏腑经络。⑦ 疾病：下设传染病、内科病、外科病、妇科病、儿科病、五官科病等。⑧ 病因、诊断、治疗。⑨ 药品：下分植物药、动物药、矿物药、合成药等。⑩ 兽医和兽疫。本书主要供医史文献、科学史工作者参考。

《中国医史年表》 郭霭春编。黑龙江人民出版社 1984 年出版。本书收录我国远古时代至 1966 年 1 月的重要医事活动，包括历代医事制度和政令、医药发展及对外交流、疾病流行情况、医学著作的编撰与刊行、医家的主要活动与生卒等。全书汇集资料丰富，言简意赅。每表首列公元，以下依次列建元和干支，记事，每事后附有资料来源，便于读者查核。全书共收录医史人物 858 人，医事 961 条。书末附"人名索引"和"书名索引"。本书既可根据时间先后顺检，又可从人名、书名索引进行针对性检索。

《历代笔记医事别录》 陶御风等编。天津科学技术出版社 1988 年出版。本书从 320 种唐、五代、宋、金、元、明、清、民国历代笔记杂著中辑录医药资料，分为 16 类：① 医事制度。② 经典训释。③ 医学文献。④ 医家人物。⑤ 医学通论。⑥ 内科证治。⑦ 外科证治。⑧ 妇科证治。⑨ 儿科证治。⑩ 五官科证治。⑪ 救急。⑫ 奇疾怪异。⑬ 方药杂论。⑭ 针灸推拿。⑮ 养生导引。⑯ 医林轶闻。每则医事资料均标明出处(包括朝代、作者姓名、书名篇名、卷次等)，并顺序编码，以便稽考。本书正文前有分类目录，书末附"引用书目"。2006 年人民卫生出版社出版了本书增订版，更名为《笔记杂著医事别录》。编者在原书基础上又披览了历代 150 多种笔记杂著，从其中 48 种书中，补摘了 300 余条与医药有关的内容，收录医事由原来 1 925 则扩充至 2 237 则。

《经史百家医录》　钱远铭主编。广东科学技术出版社 1986 年出版。本书从 1 000 余种非医学古书中收录医药学资料，搜集范围上起周秦，下迄明清，包括《十三经》《廿五史》、历代丛书、诸子百家、稗官野史、小说笔记、历代游记等。全书分 8 大类，大类下又分若干小类：① 医史：下设医疗设备、医家传略、序·跋·志、灾疫。② 医论：下设阴阳五行、藏象、杂论。③ 医话：下分读书、名人佚事、疾病、杂说、诗赋、医德。④ 医方：下分方论、内科、妇科、儿科、外科、五官科、急症、杂治。⑤ 药物：下设总论、金石水土类、草木类、动物类。⑥ 医案：下设内科、妇儿科、外伤科、五官科。⑦ 养生：下分形养、性养、食养、药养、导引按摩。⑧ 志异：下分形异、产异、食异、疾异、尸异。每则医事资料均冠以小标题，并注明原著之朝代、作者、书名、版本、卷次。本书正文前有分类目录。

《中华人民共和国医药大事记（1949—1983）》　《当代中国的医药事业》编辑部编辑。国家医药管理局 1985 年出版。记述了中华人民共和国成立 35 年来医药事业的兴起、成长和发展的历史过程，为人们提供了比较系统的参考资料。其资料来源于中华人民共和国卫生部、化工部、商业部、轻工部、一机部、全国供销总社和国家医药管理局有关案卷、史料，以及中国科学院、教育部、卫生部的医药院校及科研单位、医药各专业公司、省、自治区、直辖市和基层企、事业单位的历史资料，并摘录了《人民日报》《光明日报》《大公报》《健康报》《药学通报》《中药通报》等报刊以及《医药工业通讯》等内部资料刊载的有关报道。全书按医药各行业分类，再以行业工作性质分项，依事情发生的时间先后顺序排列，一事一条，缺乏具体日期的放在每月、年之后。具体内容包括：党和国家主要领导人对医药事业的指示、全局大事、中药大事、医药工业大事、医疗器械工业大事、医药商业大事、医药科学研究大事、医药教育大事、医药情报大事、中国药学会大事 10 大类。书末附录：科技成果获奖一览表（1950—1984）、荣获国家质量奖的医药产品和国家医药管理局优质产品名单（1979—1984）、荣获全国优质质量管理（QC）小组和国家医药管理局优秀质量管理（QC）小组名单（1980—1984）、医药情报成果获奖项目（1979—1982）。其资料翔实、可靠，颇具权威性，对全面了解我国医药事业的发展，具有重要参考价值。

《中国传统医学大事年表》 附于《中国大百科全书·中国传统医学》。中国大百科全书出版社 1992 年出版。《中国大百科全书》是我国有史以来最大的百科全书。共包括自然科学、社会科学范畴的 54 个学科卷。其中《中国传统医学》学科卷，是包括中医与各少数民族传统医学重要内容的大型专业工具书。《中国传统医学》编辑委员会主任为施奠邦。本年表附于《中国传统医学》正文后，载录古今中医药大事，从公元前 25 世纪的大汶口遗址陶制酒器始，至 1989 年。

《历代中医学术纪事年表》 附于《中医学术发展史》（严世芸主编）。上海中医药大学出版社 2004 年出版。《中医学术发展史》是一部全面阐述从先秦两汉至清末中医学术发展源流的专门学术史，全书分为七章，按时代与各历史阶段中医学术发展的特色要旨进行论述。本年表附于《中医学术发展史》正文后，分六个历史阶段记录中医药学术要事，主要是历代名医著书与医学名著刊行事宜。

《中国古代疫病流行年表》 张志斌编著。福建科学技术出版社 2007 年出版。本书包括四方面内容：中国古代疫病流行年表、疫病流行与中医瘟疫理论创新的研究、中国古代疫病流行年表资料长编、中国古代疫病流行年表古地名备考。本书末附："中国古代疫病流行年表古地名字头索引""〔日〕井村哮全《地方志所载之中国疫疬考》（节译）"。

五、怎样查检中医药古籍书目

书目是图书目录的简称，它按一定的次序编排、著录一批相关的图书，是一种旨在介绍和报道图书基本情况的工具书。据不完全统计，我国现存的传世古医籍多达近万种，要学习、研究这些丰富而珍贵的中医药学遗产，了解它们的学术渊源及书籍的存佚流传等情况，就必须熟悉、查阅有关的书目。目录的作用：一是提供读书治学的门径。它告诉人们古代曾有过一些什么书，要想获得某种资料应该到哪里寻找。诚如清代学者王鸣盛所云："目录之学，学中第一要紧事。必从此问途，方能得其门而入。"（《十七史商榷》）二是通过书目的提要和分类，可了解古代中医学术的渊源流派和发展动态。即古人所谓"辨章学术，考镜源流"。著录中医药著作的书目大致可分为两类：一是综合性书目，二是医学专门书目。

(一)综合性书目

将历代经、史、子、集各种古籍分类编排著录的书目称综合性书目。包括历代史志书目及公私书目。医药学著作往往著录于其中的"方技略""子部医家类"或"子部医方类"。兹择其要者介绍如下。

《四库全书总目提要·医家类及续编》 李经纬等编校。上海科学技术出版社 1992 年出版。《四库全书》是清代官修大型丛书。始编于乾隆三十七年(公元 1772 年),纂成于乾隆四十七年(公元 1782 年),历时十载。纂修期间,对收入《四库全书》中的著录书及未采入的存目书,均由四库馆各科学者分别撰写内容提要,于 1789 年汇总成册,是书即为《四库全书总目(提要)》。由纪昀主编。医家类由劳树棠协助纪昀完成,编在《总目》卷 103~104,子部医家类十三、十四,共收录医书 197 部。所收医书包括医经、针灸、本草、方书、临床各科。通以时代为序。类前有小序,子目后有提要,内容除各书大旨及著作源流外,还列作者之爵里,考本书之得失,辨订文字之增删,篇帙之分合。1911 年上海文明书局出版《四库提要医家类》单行本,即从《四库全书总目提要》中抽出《子部·医家类》的内容。20 世纪 60 年代,王云五又主持编纂了《续修四库全书提要》,台湾商务印书馆 1972 年出版。该书是在 20 世纪 30 年代原东方文化事业委员会编纂《续修四库全书》的基础上修纂而成。其所收书约为原《总目》的 3 倍。各书提要按书的性质请各科专家分写。《续修四库全书提要》医家类由夏孙桐主编完成,共收医书 417 部(其中西医书 34 种),每子目下都有提要。今人李经纬等将上二书合为一,改为分类编排,同类下以著作年代先后排列,对原文作点校,并征引《世补斋文集》《四库提要辨证》《医籍考》等书及近人考证文章,对原文考证,失当处附加简明按语。又附录清代阮元《四库未收书目》中的医籍提要 10 种。本书末附录总的"书名索引"和"著者索引"。

《四库及续修四库医书总目》 刘时觉编注。中国中医药出版社 2005 年出版。收录了《四库全书》《四库未收书目》《续修四库全书总目提要》的医家类提要 676 条。因有一条数书,共计收录医学著作 788 种。本书提要分类为:医经、藏象病机、本草食治、诊法、针灸经络、养生、伤寒、金匮、温病、临床综合、方书、内科、外科附伤科、妇产科、儿科、五官科、法医附兽医、医话医案、丛书类书、西医,共 20 类别。书末附"书名索引"和"著者索引"。

《四库全书总目子部医家类汇考》 王育林主编。学苑出版社 2013 年出版。本书按《四库全书子部医家类》著录顺序排列,对原书中所选 197 种著录、存目及附录中医书籍进行指要钩玄。每种书下分提要、汇考两部分。提要部分收录《四库全书总目》之提要原文;汇考部分集各家论述,包括原文考证、书目著录、序跋、诸家论说等。全书分正、附二编。正编为《四库全书子部医家类》中的著录医书、存目医书,及从子部别家(法家类、农家类、术数类、谱录类、杂家类)中辑录的附录医书。附编为:《四库提要医家类》简论,书名索引。本书同时具备资料性和工具书的性质,有一定学术价值。

《历代史志书目著录医籍汇考》 李茂如等编著。人民卫生出版社 1994 年出版。中国历代史书中有"艺文志""经籍志",专门著录历代典籍文献;此外还有为数众多的公私书目(官薄、私录)及笔记、文集,多著录了大量的古代著作。这些史志、书目中均有数量可观的古代医籍存焉,然因这些史志、书目皆属综合性书目,且种数繁多,欲从中查考古医籍实属不易。今人李茂如以 20 年之功,搜罗历代史志(包括各种补志)、公私书目、诸家文集、论著、笔记等文献资料凡 180 余种,从中辑录医药学书目(包括提要),析为史志篇、书目篇、广录篇。首叙资料之时代、撰人、篇卷旨要,以明出典;随举其中医籍著录概况,间附按语说明,务求穷原竟委;次则辑录医籍著录原文,供学者参考,以"辨章学术,考镜源流"。凡辑录原文,均注明原编之卷次,以明出处。此书出,则医学专门书目以外的古医籍著录资料搜罗几尽无遗,一书在手,百余种文献资料历历在目,省却学者爬剔寻检之劳,诚医门征文考献之津筏(本书初名《录海医津》,即合此意)。此书不足:只按资料来源的史志书目、公私书目、文集、笔记等原始文献排列,没有医籍书名索引和作者索引,检索不便。

李茂如编《历代史志书目著录医籍汇考》时参考《二十五史补编》,从近 30 种宋至清的补志之作收集医籍书目。时至今日,又有在《二十五史补编》基础上拾遗补缺之作问世:《二十五史艺文经籍志考补萃编》,王承略、刘心明主编。清华大学出版社 2011—2013 年出版。27 卷 31 册,共收宋代至民国间的史志考补之作 84 种,其中自然有李茂如未能收录的中医古籍书目存焉。

《中国善本书提要》 王重民著。上海古籍出版社 1983 年出版。本书共收录作者亲自检阅过的善本古籍 4 200 余种(另补遗 100 余种),按经、史、子、集 4 部分类。其中子部医家类下又分 10 小类:医经、本草、诊法、方论、内科、妇科、儿科、针灸、养生、兽医,共收录善本医书 120 余种。除记述各书的版刻特征外,还撰写内容丰富的提要,以介绍版本源流、作者情况及各书研究价值等。书末附"书名索引""撰校刊刻人名索引""刻工人名索引""刻书铺号索引",是检索、研究古医籍版本、版刻史的重要工具书。

《中国古籍善本书目·子部》 《中国古籍善本书目》编辑委员会编。上海古籍出版社 1994 年出版。《中国古籍善本书目》是在国务院古籍整理出版规划小组的领导和资助下,由以北京图书馆、上海图书馆为首的该书编委会历 10 余年编纂完成的。全书收录现存的清代乾隆以前的善本古籍数千部,按经、史、子、集、丛书分册出版。其中子部卷十六"医家类"下又分丛编、医经、本草、诊法、方论(包括伤寒、金匮、诸方、外科、眼科、妇科、儿科)、针灸、养生、史传共 8 类,总计 988 部现存善本古医书(包括医学丛书)。每条目包括书名、卷数、朝代、撰人、版本。本书前有目录,书末附"中国古籍善本书目藏书单位代表号""中国古籍善本书目藏书单位检索表"(包括书名编号、藏书单位代号)。

《中国丛书综录》 上海图书馆编。上海中华书局 1959—1962 年出版,上海古籍出版社 1982—1983 年出新一版。本书是查检现存古籍用的最大的一部联合目录。全书汇集了全国 41 家主要图书馆所藏的属于古典文献的丛书 2 797 种,计收古籍 38 891 种,共分 3 册出版。第一册"总目",按类编排,将丛书分为"汇编"和"类编"两部分。本册前有分类目录,列大小类名;后附"全国主要图书馆收藏情况表""丛书书名索引"。此册系丛书分类目录,从中可了解丛书的书名、辑撰者、版本、收藏等情况。第二册"子目",按经、史、子、集 4 部编排,部下又分类、属。正文前有分类目录表。医书在子部医家类,下分 22 属,共 1 318 种。此册系丛书子目分类目录,从中可了解古籍的书名、撰者、版本及所属丛书等。第三册"索引",包括"子目书名索引"和"子目著者索引",按四角号码排列。又称有"索引字头笔画检字"和"索引字头拼音检字"。此册专供检索第二册"子目分类目录"使用。因为我国历代重要的传世古籍绝大多数都收入各类丛书中,所以传世的重要中医典籍也大多能在此书中查到。查阅本书可参考阳海清《中国丛书综录补正》(江苏广陵古籍刻印社 1984 年出版),及施廷镛《中国丛书综录续编》(北京图书馆 2003 年出版)。

(二) 医学专门书目

以上所述书目,内容包括各部类书籍(医书仅其中一小类),故称综合性书目。随着科学文化的发展,术业有专攻,各专业学科的著作日益增多,为适应专业需要,一些专门目录应运而生。这些专业目录书,搜罗某一学科的有关著作,编成书目,以方便学者。如经学方面,有朱彝尊的《经义考》;地理学方面有顾栋高的《古今方舆书目》;数学方面,有梅文鼎的《勿庵历算书目》,冯澄的《算学考初编》;文字学方面,有黎经诰的《许学考》等。医学方面,现存的医学专门书目,早期(公元1911年前)的有:明代《医藏书目》,清代《医学读书志》《医学薪传》《历代医学书目提要》;中期(1911—1949)的有:《三三医书书目提要》《珍本医书集成总目》《中国医学大成总目提要》《皇汉医学丛书总目》;近期(1949—1976)的有《四部总录·医药编》《中医图书联合目录》《中国医学外文著述书目(1656—1962)》;现期(1977—2017)的有《三百种医籍录》《中国医籍提要》《中国分省医籍考》《中国中医研究院图书馆馆藏中医线装书目》《中华古文献大辞典·医药卷》《全国中医图书联合目录》《中国中医古籍总目》《中医古籍珍本提要》《中国医籍通考》《宋元明清医籍年表》《中医文献辞典》《中国医籍大辞典》《中国医籍补考》。此外日本学者也编撰了一些有价值的医学专门书目,如《医籍考》《经籍访古志·补遗》《中国医学书目》《宋以前医籍考》等。以下择要介绍之。

《医藏书目》(又名《医藏目录》) 明代殷仲春编。上海群联出版社1955年影印明代崇祯刊本。本书为现存最早的医学专门书目。共收录明以前医书449种(含10部丛书),分为20函(类),每函均采佛家"如来法藏"的名义命名。每函前冠以小序,说明分类之依据。此书分类命名拘于释家之言,宗教色彩浓厚,书名重出互见不少,又将《尚书·洪范》《周易》等列入,但作为现存最早的医籍专门目录,仍具有重要的史料价值,仍不失为研究中医目录学、分类学的重要参考书。

附《医藏书目》20函名称、内容、部数表:

(1)无上函(内、难类):18部。

(2)正法函(伤寒类):39部(含4部丛书)。

(3)法流函(各科医书):14部(含1部丛书)。

(4)结集函(各科医书):36部(含2部丛书)。

(5)旁通函(各科医书):28部(含2部丛书)。

(6)散圣函(各科医书):34部(含1部丛书)。

(7)玄通函(各科医书):6部。

(8)理窟函(脉学类):13部。

(9) 机在函(眼科类)：9 部。

(10) 秘密类(医学杂书)：13 部。

(11) 菩醍函(本草类)：30 部。

(12) 印证类(各科医书)：32 部。

(13) 诵法类(各科医书)：12 部。

(14) 声闻类(各科医书)：27 部。

(15) 化生类(妇产科类)：19 部。

(16) 杨肘浸假函(外科类)：17 部。

(17) 妙窍函(针灸类)：17 部。

(18) 慈保函(儿科类)：59 部。

(19) 指归函(医学基础类)：10 部(与前重出)。

(20) 法真函(养生类)：16 部。

《医学读书志》及《附志》 清代曹禾编撰。清咸丰元年(公元 1851 年)刊《双梧书屋医书四种》本。中医古籍出版社 1981 年出版排印本。中国中医药出版社 2014 年出版校注本。本书以读书笔记形式介绍历代医著和医家。共收录医书 487 种,介绍作者 100 余人。按时代先后为序,对每位医家及医著,先举史籍记载,次列其著录之异同,再后有一篇总结性的论述,介绍作者生平事迹及师承关系,提示著作内容,兼评其得失及传刻原委等。

《医学薪传》 清代凌晓五编撰。清光绪十八年(公元 1892 年)《吴兴凌氏二种》本。东亚书局 1936 年收入《新医学妙谛》出版。本书共收习常医书约 240 种,分为 12 类,每一类前冠以小序,扼要介绍各类医著之特点、作用及学习步骤。本书有指点门径之功,是一部初学医者之入门书目。

《历代医学书目提要》 丁福保编撰。清宣统二年(公元 1910 年)文明书局出版。上海医学书局 1918 年重新出版。本书共收历代医籍 2 000 余种,分为 22 类。此书所收书目较广,但提要甚简,仅录书名、卷数、著者,版本只录其一。

《三三医书书目提要》 裘庆元编。杭州三三医社 1924 年出版。本书是裘氏所编医学丛书《三三医书》的书目提要。收明、清珍贵医著及少量日本医家著作共 99 种。每书均撰提要。

《珍本医书集成总目》 裘庆元编。上海世界书局 1936 年出版。本书系裘氏所编医学丛书《珍本医书集成》的书目提要。共收明、清珍贵罕见的珍本、孤本、抄本医著 90 种，分为 12 类，编为 14 册，每册前附有本册所收书籍提要。

《中国医学大成总目提要》 曹炳章编撰。上海大东书局 1936 年出版。《中国医学大成》是曹炳章所编的一部丛书，拟收历代医著 365 种，分 13 集出版，因抗战爆发，仅出至 128 种中止。本书系 365 种医书的书目提要，作为征订《中国医学大成》的宣传品。全书分 13 类，每类悉以作者年代先后为序，每种书撰提要一篇以冠其首，叙述作者行略、书籍校刊年代及内容概要。

《皇汉医学丛书总目》 陈存仁编撰。上海世界书局 1936 年出版。本书是陈氏所编日本古汉医丛书《皇汉医学丛书》的书目提要，共收日本汉医著作 72 种，分为 14 类。每种书前皆撰有内容提要，简略介绍作者、内容梗概，或作简评。

以上裘、曹、陈三位医家都是我国近代的中医藏书家，上述 4 部书目均为其大型中医丛书的书目提要，虽未能将其藏书书目悉数刊出，但仍不失为介绍古医籍书目提要内容较多的医学专门书目。

1949 年中华人民共和国成立至 1976 年"文革"结束，这段时期的中医书目主要有《四部总录·医药编》和《中医图书联合目录》。

《四部总录·医药编》 丁福保、周云青编。上海商务印书馆 1955 年出版。文物出版社 1984 年再版重印。《四部总录》是一部专收经、史、子、集四部存世古籍，备载前人序跋、解题的大型书目。1955 年，上海商务印书馆利用已排版的旧纸型，先将其中子部医家类检出，名为《四部总录·医药编》单行出版，并由丁氏弟子周云青补成其事。本书共收 1929 年以前历代医籍 1 500 余种，以其中 450 余种基本书为重点。基本书的条件是必须具备提要、书评，并确知有刊本或抄本、稿本存世者。基本书分经脉、专科、杂病、药学、方剂、医案、养生、杂录 8 大类，专科类下又分 9 个子目，杂病类下又分 2 个子目。每种均列书名、卷数、作者、题跋、提要、版本。书末附"现存医学书目总目""现存医学丛书总目""《中国医学大辞典》著录医学书目"及王重民《善本医籍经眼录》稿本，另附书名、著者名四角号码索引。辑录历代公私书目及清人诸补志中的丰富资料，是本书一大特点。本书是中医古文献研究的重要参考书和工具书。

《中医图书联合目录》 中医研究院、北京图书馆编。北京图书馆 1961 年出版。本书系中国第一部全国性的图书馆中医图书联合目录。收集了

1959 年年底以前全国 57 家图书馆馆藏及 2 位藏书家收藏的中医药图书共计 7 661 种,其中 1911 年以前的中医古籍 4 424 种。全部书目分为 18 大类,每大类下又分若干小类,小类中以成书年代先后为序。每书著录书名、卷数、撰年、著者(字、号、别名)、著述方式、籍贯、版本(包括出版年、出版者、版本类别、收藏者)、收藏馆代号。书末附书名、人名索引检字表,书名、人名索引。

《中国医学外文著述书目(1656—1962)》 王吉民、傅维康编著。上海中医学院医史博物馆 1963 年印行。收集从 1656—1962 年国内外出版的有关中国医学的外文译著(日文除外),内容包括我国医学发展概况,中医传到国外的历史和在国外应用的情况,以及西医传入我国的经过等资料。全书共分通论、医史、脉学、临床各科、针灸、药学、卫生保健、书刊、传记、其他 10 大类。每书题录用原文及译文同时介绍,亦间附中文内容提要者。编写此书的目的是为了便于寻找和查阅那些不易见到的著述,对研究中国医学史者在搜集参考文献时能有所帮助。

1977 年至今,有多种中医专门书目问世,兹按出版时间先后介绍之。

《三百种医籍录》 贾维诚编撰。黑龙江科学技术出版社 1982 年出版。本书选录自《内经》至清末的古医籍 344 种。选录原则是:经典医籍、医药学名著,择其实用价值高、流传较广的各学派著述。分为 12 类,每种书按 4 项介绍:① 内容提要:包括撰刊年代、卷数、内容梗概,注意提示学术特点。② 作者简介:包括名氏、籍贯、生平、著述、学术思想。③ 历代经籍志、艺文志及私家书目著录辑要:介绍该书历代存目情况。④ 现存主要版本。书后附"参考书目""书名索引""撰著者索引"。

《中国医籍提要》(上、下二册) 《中国医籍提要》编写组编。吉林人民出版社 1984 年、1988 年出版。本书为 19 所中医院校 21 位中青年教师集体编撰。共收录 906 种历代古医籍,其中间有少量日本、朝鲜的汉医著作。全书分基础理论、临床各科、综合、医史法医养生 4 大类。每大类下又分几个层次级别的子目。每条书目包括书名、成书年代、作者、内容要点、学术成就、学术思想、学术渊源、对后世影响、作者生平传略等内容。书末附"书名索引""人名索引""参考书目"。

《中国分省医籍考》(上、下二册) 郭霭春主编。天津科学技术出版社 1984 年、1987 年出版。本书从全国 3 000 余种地方志中收录先秦至清末医学书目共 8 000 余种。分省著录,其目的是可从中看出各地区医家流派和医学发展情况。每省首列"前言"一篇,综述该省医学发展简况与特色,具有提纲挈领作用。各省医籍视其内容,分为医经(附运气)、诊法、伤寒(附金匮、温病)、本草、针灸(附推拿)、方论(下设内、外、妇、儿、眼、喉等临床各科)、医史、医案、医话、养生、法医、兽医及其他等若干类。每类书目按朝代及作者生存年代次序排列,每种书目下均标明卷数、著者、朝代、来源,并仿王俭《七志》之例,辑录作者之小传。各省医籍后都附有参考书目,以便核实。本书从各种地方志中搜集丰富资料,著录医籍数量堪称宏富,但因资料全辑自地方志,颇多无从查考,且原书大多亡佚,无法查见原著内容,故初学者宜慎用。本书下册末附"书名索引""人名索引""参考书目"。

《中国中医研究院图书馆馆藏中医线装书目》 中国中医研究院图书馆编。中医古籍出版社 1986 年出版。本书收录中医线装书 4 500 种,包括历代版本 7 500 种。其中中医善本图书 1 000 多种,如北宋刻《圣散子方》、元刻《圣济总录》《世医得效方》《本草衍义》,明代金陵本《本草纲目》,均系善本中之精品。除一般刻本外,还有木活字本、铜活字本、刻书底稿、彩绘本、稿本、抄本等。其中历代名医学者赵学敏、何书田、何鸿舫、连自华、刘鹗等人的手稿,不仅学术价值高,而且是珍稀文物。此外还有日本、朝鲜的古医籍和名医手稿。本书遵循古籍编目的原则,并吸收现代编目的技术方法,充分利用分析、互见与索引等措施以加强目录的检索功能。本书按分类编年的方法编排,分类采用《全国图书目录》类目表。每条书目由总序号、书名、卷数、年代、著者、版本、索书号、附注等项组成。书目主表前有分类目次,后附录肖龙友、赵燏黄、范行准、黄竹斋、何时希 5 位当代著名中医药学家的献书目录。

《中华古文献大辞典·医药卷》 庄树藩主编。吉林文史出版社 1990 年出版。本书收录古医籍书目上起先秦,下迄清末,共计 2 300 多种。医经、藏象、诊法、本草、方书、伤寒、金匮、临床各科、养生、法医,无不囊括。收录不少珍善孤本医书及国外学者研究中医书目。每辞条述书名卷数、作者传略、生平履贯、著书缘由、成书年代、文献特征、内容概要、版本源流,对学术渊源、学术思想、学术价值及对后世的影响亦作简要介绍。本书按辞目首字笔画编排,前有词目笔画索引,后附录"国外重要中医文献""著者笔画索引""书目分类索引"。

《全国中医图书馆联合目录》 中国中医研究院图书馆编,薛清录主编。中医古籍出版社 1991 年出版。本书收录了全国 113 家图书馆截至 1980 年底馆藏的 1949 年中华人民共和国成立前出版的中文中医药图书 12 124 种。采用分类编年法，以学科分类为主，兼顾体裁特征，将全部书目分为 12 大类：医经、基础理论、医史、伤寒金匮、诊法、针灸按摩、本草、方书、临证各科、养生、医案医话医论、综合性著作。每大类下，又分别列出二级与三级子目。每一书目下，有一总序号，次为书名卷数（包括异名、附录）、著作年代、著者（包括朝代、姓名、字、号、别名、著作方式）、版本（包括出版时间、地点、出版者、版本类别）、藏馆代号，如该书曾收入丛书者，则标出丛书名称。本书前有《全国中医图书联合目录》参加馆代号表，书后附 4 种索引："书名笔画索引""书名音序索引""著者笔画索引""著者音序索引"。最后附 4 表："甲子表""岁阳岁阴表""历代建都简表""历代帝王名讳表"。此书比原《中医图书联合目录》增加著录书目 4 000 余种，分类经过改进更趋科学、合理，为检索现存中医著作，进一步整理、研究中医药学提供了极为有利的条件。然美中犹有不足：由于收录期限的制约，一批 1949 年以后新出土、新发现的重要中医药文献未能录入；此外尚有一些当录而遗漏，版本、年代著录失误等情况。

《中国中医古籍总目》　薛清录主编。上海辞书出版社 2007 年出版。本书在 1991 年版《全国中医图书联合目录》的基础上，收录了 150 个图书馆（博物馆）馆藏的 1949 年以前出版的中医图书 13 455 种，实际新增品种达 2 263 种。其中 1911 年以前的中医古籍 8 663 种，是目前为止收录现存中医古籍数量最多的中医书目。其收录重点是 1911 年以前历代流传下来的中医古籍及其影印本、复制本。其中有些书并未见于历代书目，有些则已被列入亡佚书目录中，此次被发掘收录，实为一大收获。如宋代杨介所撰的《存真图》，已被文献辞典列为亡佚类，现已发现该书的清代抄绘本，收藏于国家图书馆；明代彩绘本《补遗雷公炮制便览》一书是出自宫廷画师之手的珍品，堪称国宝级文献。此外，还收集到台湾几家图书馆的中医古籍目录，以附录形式列于书后。本书沿用《中医图书联合目录》《全国中医图书馆联合目录》的分类编年体例，书前有《中国中医古籍总目》参加馆代号表，书末附"书名笔画索引""书名音序索引""作者笔画索引""作者音序索引"。

《中医古籍珍本提要》　余瀛鳌、傅景华主编。中医古籍出版社 1992 年出版。本书收书范围以中国中医研究院图书馆馆藏珍本古医籍为主，兼收全国各图书馆及中医古籍出版社已出书目，共计 1 085 种。分为 14 类：内经难经、伤寒金匮、温病、诊法、本草、方书、针灸推拿、临证各科、养生、综合性医书、医案医话医论、医史、丛书、工具书。每类下以成书年代先后排序,旨在充分揭示中医古籍发展之历史,反映中医学术之渊源,利于读书治学之需要。每书目下又分3栏:①作者简介。②内容提要。③主要版本。本书前有全国部分图书馆(113家)代号表。

《中国医籍通考》(4卷,附索引1册) 严世芸主编。上海中医药大学出版社1990—1994年出版。本书所收书目范围,上溯出土的古代中医药文献,下迄清末民国初期的医著,旁及日本、朝鲜的古医籍,凡历代史志及近贤所著医书目录,有载必收,有遗则补。并从有关历史文集中搜寻世所鲜见的医籍序跋,举凡孤本、珍本、抄本均在网罗之列。全书共收历代古医籍书目9 000余种,分为4卷19类:第一卷分医经、伤寒、金匮、藏象、诊法、本草、运气、养生;第二卷分温病、针灸、推拿、方论(1~4);第三卷为方论(4续~6);第四卷分方论(7~9)、医案医话、丛书全书、史传、书目、法医、房中祝由、补编。每种书列书名(包括别名)、卷数、作者、存佚情况、各种序跋、提要及该书现有主要版本,有的还加简要按语进行补充说明。本书各卷前均列有总目录和目录,4卷外又另附索引1册,有书名、作者名两种笔画索引。

《中医文献辞典》 余瀛鳌、李经纬主编。北京科学技术出版社2000年出版。选收文献上起马王堆汉墓出土的医学简帛和武威汉代医简,下至1989年前出版的中医药文献书籍、期刊,少量收至1994年。所收条目约6 100条,包括部分参见条。条目的释文,基本包括书名、书的性质、卷数、作者、撰年或刊年、内容概要、学术特点和主要版本等。同名异书者,分别叙述。释文较为突出其内容概要或学术特色,使读者易于根据需求查阅。

《中国医籍大辞典》(上、下册) 裘沛然主编。上海科学技术出版社2002年出版。共收录著录存世或公开出版的中医药学各学科历代医药书籍词目17 600余条,亡佚医籍词目4 700余条。词目主要来源于以《全国中医图书联合目录》及各地专业图书馆馆藏著录,中国版本图书馆收录的中医药著作,以及历代史书方志和中医药典籍记载的亡佚书目。每书目下,扼要介绍了卷册数、著作者、成书或刊行年代、流传沿革、内容提要、学术特点或价值、出版单位、版本存佚情况、藏书单位等项,内容全面丰富。按照中医药学科分类编年法排列,书末附有"词目(书名)索引"和"作者姓名字号索引"。

《宋元明清医籍年表》 刘时觉编。人民卫生出版社2005年出版。本书是年表形式的目录学著作,共分《宋代医籍年表》《宋金医籍年表》《元代医籍年表》《明代医籍年表》《清代医籍年表》五表,详细载录了宋、元、明、清以来的古代中医典籍。收载现存古医籍,已佚者一般不收,有辑佚本者收录。书中每一条目均载有成书年代、编撰著者、流传状况及简明的内容介绍,包含丰富的中医文献学学术资料,可用于探究医学源流、把握学术脉络,亦可用于古代典籍的辨伪、辑佚等研究。书末还附有"书名索引""著者索引"以及"分类索引"。

《中国古医籍书目提要》 王瑞祥主编。中医古籍出版社 2009 年出版。本书从 200 多种历代书目、医籍及史书、类书、笔记、文集中收录 1911 年以前的中医古籍 10 061 种,其中现存书 7 028 种,亡佚书 3 033 种。全书分为三部分: 凡例、图书馆缩称、分类目次;正文;索引。分类在《全国中医图书联合目录》12 类基础上,增加 1 类"亡佚书"。正文内容包括类号、类名、流水号、书名、著作年、著者、出典、提要、主要版本、按语。其中提要、按语非每一种书皆有。按语大多是作者对相关古医籍中的疑点作的考证,颇具特色。如: 明代郑端友《保婴全方》,经考证郑端友为宋代人,《保婴全方》即《全婴方》,二者为同书异名;《续易简方论后集》作者当为宋代卢祖常,而非卢昶等。书末附: "引用书目""现存书、亡佚书书名音序索引""现存书著者、亡佚书著者音序索引""书名笔画索引"。

近年来,在有关方面的大力支持下,古代中医药抄本、海外中医珍本善本古籍整理研究得以开展,随着研究项目的完成,相关的中医抄本书目提要与海外中医珍善本书目提要相继问世。以下介绍两种书目提要专著。

《上海地区馆藏未刊中医钞本提要》 段逸山主编。上海科学技术文献出版社 2017 年出版。该书在系统整理研究上海地区馆藏未刊的清末前中医抄本的基础上,为每部抄本撰写提要,并作书影采集。本书共收上海地区未刊清末前中医抄本 823 部,其中不少是孤本、珍本。

《海外中医珍善本古籍丛刊提要》 郑金生、张志斌主编。中华书局 2017年出版。《海外中医珍善本古籍丛刊》(以下简称《丛刊》)收录散佚海外的中医古籍 427 种,内容全面,门类广泛,版本珍善,最终成书 403 册。本书在深入研究这批珍贵的海外回归中医古籍的基础上,对每种书的作者、内容、年代、版本等择要进行介绍评述,与《丛刊》互为补充,是研究利用《丛刊》之津梁。

日本医家尤其是江户末期医学考证学派的学者也编撰了不少有价值的医学书目,其中著名的有以下几部。

《医籍考》〔日〕丹波元胤著于 1826 年(相当于清道光六年)。日本东京国本出版社 1933 年影印。上海中西医药研究社 1936 年据日影印本影印。1936 年又被陈存仁收入《皇汉医学丛书》,易名为《中国医籍考》,并为全书添加断句,采用袖珍仿宋活字版排印。人民卫生出版社 1956 年据《皇汉医学丛书》本重新排印,出版《中国医籍考》排印本(《聿修堂医书选》之一),1983 年出第二版。本书共 80 卷,是日本学者编撰的第一部中国医籍专门目录。全书共著录自《内经》以下至清代乾嘉之际的古医籍 2 876 种,分为医经、本草、食治、藏象、诊法、明堂经脉、方论、史传、运气共 9 类。其编辑体例仿效我国学者朱彝尊的《经义考》。每一书名下,记其卷数、出处(史志、簿录等)、作者,并分别注明其存、佚、阙、未见等情况;又记述作者事迹、有关序跋、各家评述、提要与考证等资料。在一些书目的最后,间附编者的考证性按语,其中常援引其父元简、其弟元坚及"本邦学者"的观点。此书取材丰富,考证翔实,堪称辑录体医学书目的力作。尽管囿于历史条件的局限,存有遗漏失载和存佚失真之处,但至今仍不失为一部具有重要参考价值的工具书。人民卫生出版社 1956 年版(1983 年再版)前有总目录以及目次,后附书名索引和人名索引。

《医籍考》〔日〕丹波元胤著。郭秀梅、〔日〕冈田研吉校译整理。学苑出版社 2007 年出版。人民卫生出版社排印本《中国医籍考》1956 年、1983 年两次出版,流传甚广,是半个多世纪中国大陆的通行本,然此本全据《皇汉医学丛书》本排印,存在诸多缺点,如文字辨识讹误,繁简字体不明,尤其是全书断句错误颇多,影响阅读质量。有鉴于此,郭秀梅和冈田研吉以日本富士川游氏影印家藏本为底本,据多纪元简氏稿本、上海中西医药研究社影印本等参校,重新校译整理此书。书前载丹波元坚作的《医籍考》序、跋,书末附编丹波元简《医籍考》,附录富士川游《医籍考》解题,及中国学者在 1936 年上海中西医药研究社影印《医籍考》时所作的题诗、题识、序跋。另附书名、作者名索引(音序、笔画),复以《医籍考》之书名,由学苑出版社 2007 年出版。

《中国医籍续考》 刘时觉编著。人民卫生出版社 2011 年出版。本书为续丹波元胤《医籍考》而作。《医籍考》收载中国医籍大体止于清代嘉庆末年,本书续其后载录自清代道光元年(公元 1821 年)至宣统末年(公元 1911 年)91 年间的中国医学古籍。所载均属现存者,少数近现代书目载录而多方查找未见,可能已佚者亦载录,留线索以备查考。全书共载录医学古籍 3 068 种,分为 27 门,丛书全书专列一门。各门书籍,以类为聚,以时为序,即以原书成书时间结合撰著者、主题和中心内容排序。书末附书名索引、作者索引、主要参考书目。

《中国医籍补考》　刘时觉编著。人民卫生出版社 2017 年出版。本书为补〔日〕丹波元胤《医籍考》未备而作。收载自远古至清嘉庆二十五年（公元 1820 年）的中国医学古籍，分医经、本草、食治、养生、藏象、病机、诊法、明堂经脉、伤寒、温病、金匮、临床综合、方书、内科、外科、伤骨科、妇产科、儿科、咽喉口齿、眼科、法医、医案、医话医论、丛书全书、史传、书目、运气、其他共 28 个门类，凡 3 608 种。比《医籍考》新增 2 506 种。编者 2011 年撰《中国医籍续考》，则续《医籍考》收载道光元年（公元 1821 年）至宣统末（公元 1911 年）的医学古籍 3 068 种，本书并载《续考补编》408 种。二书为姊妹篇，相互参阅，自可为"辨章学术，考镜源流"的阶梯。本书体例参照丹波氏，载录医籍序跋、作者传记、文集、墓志铭，以及各种目录学著作中的有关提要、按语，兼及史传、方志、家族宗谱中有关医籍的记载，研究考证医籍书名、卷帙、撰作、出版或校勘年代，医籍现存、亡佚、未见、阙失、辑佚等情况；考证书籍性质、别名、简要内容、沿革变化，及丛书子目等内容；考证作者籍贯、姓氏、字号，载录其经历、医学成就。每有参考异同，订正讹谬，并附己说于后，或阐述性质，或罗列别名，或简述内容，或载录版本，或记录演变，或考证真伪，或记收载丛书，孤本抄本，则别列藏书者。书末附书名索引、著者索引，及主要参考书目。

《经籍访古志·补遗》　〔日〕涩江全善、森立之编于 1856 年（相当于清咸丰六年）。清光绪十六年（1890 年）刊本。日本名著出版昭和六十年（1985 年）出版（《近世汉方医学书集成》）。本书仿效清代于敏中、彭元瑞《天禄琳琅书目》和张金吾《爱日精庐藏书志》体例，从日本 60 多家藏书处，收编中国古籍 654 种。该书"附言"称："书中所收概以元以上为断……若明清诸本，必审其绝佳者载之。"该书《补遗》部分多为医书，著录宋、元、明、清版医书 157 种，间有少量钞本及日本、朝鲜版古医书。分为医经、本草、明堂经脉、脉书、伤寒、众疾方论、眼科、外科、妇人、小儿、养生共 11 类。每条书目下均评述该书版本形制、行款，及传布沿革。对古医籍的版本研究尤具价值。

《中国医籍书目》　〔日〕黑田源次、冈西为人编纂。"奉天伪满洲医科大学"1931 年出版。台湾文海出版社有限公司 1971 年重新影印出版。本书为"伪满洲医科大学"中国医学研究室所藏汉文中医药书籍的目录，共收历代中日医家著作 1 500 种（其中医学丛书 56 种），分为内经、金匮、伤寒（附瘟疫）、中藏、难经、经脉、针灸、巢氏病源、本草(附方药)、方书、养生、内景明堂、病总(附杂病)、幼科(附痘科、麻疹)、女科、外科(附霉疮)、眼科、喉科、法医、兽医、医史、博物、丛书、医学辞汇等类。每种书目包括书名、卷数、册数、版框行款、作者、校者、序跋者、版本、刊印机构、刊印时间。书前有分类目录,书末附书名索引和人名索引。

《续中国医学书目》 〔日〕冈西为人编纂。伪满洲医科大学1941年出版。台湾文海出版社有限公司1971年重新影印出版。本书是《中国医学书目》的续编。续收伪满洲医科大学中国医学研究室入藏的历代中日医家所著汉文中医药书籍共1 060种(其中医学丛书519种)。分为28类:内经、金匮、伤寒、瘟疫、难经、脉经、针灸、本草、食经、方书、养生、内景、病总、杂病、幼科、痘科、麻科、女科、外科、眼科、喉科、法医、兽医、医史、医学辞汇、咒巫、洋方、丛书。每种书目下著录体例同《中国医学书目》,对一些晚近之书增加"提要"一项,列于序跋者之前。书前有分类总目,书末附:"前书目正误(包括削除书目、分类的变更、遗漏书目、架藏医书总数)""书名索引""人名索引"。

《宋以前医籍考》 〔日〕冈西为人编撰。国立沈阳医学院1948年铅印本。人民卫生出版社1958年重排出版。1969年台湾进学书局校订、重印人民卫生出版社本。21世纪初,郭秀梅以台湾进学书局本为底本,重新整理,由学苑出版社2010年出版。本书收录中国南宋包括(金辽)以前医学书目1 860余种,分为医经、内经、难经、五脏、脉经、针灸、本草、食经、经方、仲景、方论、女科、幼科、外科、口齿、眼科、养生、按摩、导引、房中、祝由、月令、兽医、医史、医制共23类。每类书按成书年代顺序编排,每种书下分别按出典、考证、序跋、刊本等项详细记述该书之出处、卷数、存佚、作者传略及该书的序、跋、版本。本书资料主要辑自我国历代史书、医书、公私书目、方志、博物及笔记小说、野史稗记等共400多种,堪称赅博。有不少内容比《医籍考》更全面详细。本书对整理、研究宋以前医学文献具有重要的参考价值。书末附有"参考书志书目""书名索引""人名索引"。

(三) 医药学中的专科书目

在医学专门书目中,尚有一类属于中医药学中某一分支学科的专科书目。这是随着医学学科日益深入发展而出现的一种新的目录学著作。此类专科目录,适应中医药学某些专科领域工作者的需要,将会有越来越多的品种问世,以下简要介绍 5 种。

《现存本草书录》 龙伯坚编著。人民卫生出版社 1957 年出版。本书收录存世的历代本草文献书目 278 种,分为 7 类:①《神农本草经》(各种辑佚本、注释本及杂著)。② 综合本草。③ 单味药本草。④ 食物本草。⑤ 炮制。⑥ 歌诗便读。⑦ 杂著。每类书目均按年代先后排列;每种书分述书名、卷数、作者、刊行年代;其中大部分附有说明,简要介绍各书的内容、特点,并摘录历代文献中有关该书的记载。从中可以了解我国历代本草学的发展概况及部分本草书籍的资料来源。

《历代中药文献精华》 尚志钧等编著。科技文献出版社 1989 年出版。本书是一部内容比较丰富、全面的本草学专科书目。全书分为上、中、下三编。上编"本草概要",概述我国本草文献的发展历史;中编"本草要籍",重点介绍 77 种(附 14 种)历代本草名著,分述其命名、作者、成书、卷数、流传、存佚、版本、内容提要及评价;下编"本草大系",广泛搜集自汉魏迄清末的见诸各种著录的存、佚本草学文献,总数达 700 余种,一般均有简要介绍。书末附"人名索引""书名索引"。

《现存针灸医籍》(《中国针灸荟萃》第二分册) 郭霭春主编。湖南科学技术出版社 1985 年出版。本书收录上自先秦,下迄 1965 年底的现存针灸专科医籍 271 种(其中清以前医著约 100 种),以及载有针灸内容的综合性医籍 32 种(其中清以前医籍 30 种)。分为针灸专科医籍和综合性医籍两大部类,每类医籍按成书年代先后排列,每条书目除记述书名、卷数、成书年代、作者外,又分序跋、目录(指该书篇目)、提要评价(有历代书志提要及近现代相关论文)、版本 4 项,从历代书志、史籍、方志、笔记及各种相关辞典、书刊、论文的提要评论文字中,广泛搜集有关资料,提要钩玄,系统整理而成。其中序跋和提要评价,对古今各家的观点论述、分歧一一罗列,翔实而全面,尤具特色。书末附"书名索引"和"编著者索引"。

《中国针灸文献提要》 王德深编著。人民卫生出版社 1996 年出版。本书收录我国出版的现存针灸文献,上起先秦,下至 1989 年,凡 1 044 种。其中针灸医籍 679 种,针灸工具书与相关工具书 54 种,针灸期刊与相关期刊 311 种。其中古代(公元 1911 年前)针灸医籍(包括载有针灸内容的综合性医籍) 161 种,民国时期(1912—1949)的针灸专著 47 种,均按医籍刊行年代先后排列。1949—1989 年底出版的针灸专著 471 种,按内容分为 10 类:① 通论。

② 经络。③ 穴位。④ 刺法与灸法。⑤ 疗法。⑥ 临床。⑦ 针麻与针灸机制。⑧ 针灸文摘。⑨ 针灸选编。⑩ 针灸汇编。每类著作各按出版时序排列。每种书目分内容提要、作者简介、版本三项著录。文献收录来源：中国中医科学院图书馆、中国中医科学院针灸研究所图书馆、中国国家图书馆、上海中医药大学图书馆。本书正文前有分类目录，书末附文献名索引、作者名索引(分别有汉语拼音音序索引及字头笔画索引)。

《中医古籍丛书综录》　刘从明、王者悦、黄鑫编著。中医古籍出版社2011 年出版。本书是专收中医丛书的专科书目。收录 1949 年前出版的中医药古籍丛书 856 种(包括中医药丛书 670 种，含中医药古籍的综合汇编类丛书 186 种。其中同书异名者 72 种)。全书内容结构分为四部分：① 凡例。② 中医丛书书名目录。③ 综合汇编类丛书中医书名目录。④ 索引。包括子目书名索引、丛书作者索引、子目书作者索引。本书为读者了解与查检中医古籍丛书及综合汇编类丛书中的中医药古籍提供了方便。

(四) 中医古籍同书异名与书名详简称书目

中国古代医药文献随着社会的发展，不断地累积增衍，其名称亦日趋繁复。又因古代信息交流不便，文献传本不同、书商更名沽利等原因，遂出现了中医书籍的"同书异名"与"详称简称"的现象。不了解中医古籍名称的这种复杂现象，或不加以考察辨析，则往往会使人在检索、利用中医古籍时如坠五里雾中，不得其要。此时可以查检以下这部工具书。

《中医图书同书异名、书名详简称通检》　沈秉一编。上海中医学院图书馆 1980 年印行。本书作者积累多年整理中医书籍的文献资料，并遍查中医书目的有关记载，共收集同书异名与书名详简称的中医图书 415 种，计 943 条。为读者了解、检索同书异名与书名详简称的中医书籍提供了很大的便利。本书按书名首字四角号码顺序排列。

《伤寒论版本大全》　李顺保编著。学苑出版社 2001 年出版。对《敦煌本伤寒论》(残卷)、《康治本伤寒论》《康平本伤寒论》《金匮玉函经》《高继冲本伤寒论》《唐本伤寒论》《宋本伤寒论》《注解伤寒论》八种《伤寒论》版本进行了校勘和注解，并作了相应的考证附于各版本之后。将 8 种《伤寒论》版本汇总在册，其目的不仅在于便于相互校勘、相互补充，而且为研究《伤寒论》提供完整、系统的文献和资料。书末附历代《伤寒论》类著作书目汇总表和日本《伤寒论》类著作书目汇总表。其中历代《伤寒论》类著作书目汇总表又分四类：《伤寒论》类著作存世书目、《伤寒论金匮要略》合编类著作存世书目、《伤寒论》类著作存目、《伤寒论金匮要略》合编类著作存目。各类书目按著作年代顺序排列，存世书籍均列书名、卷数、作者时代、作者姓名(字、号)、撰年或刊年、著作方式、出版者(出版社)、版本版次等。

又有关于中医文献学的工具书：

《中医文献学辞典》 赵法新等主编。中医古籍出版社 2000 年出版。收录了有关中医文献学、目录学、校雠学、版本学等专业的名词、术语，及典籍、人物、医事制度等方面的辞目 6 000 余条，释文简明扼要，通俗易懂，言之有据。就目前来说，本书填补了中医文献学工具书的空白。

第四章

充分利用其他中医药工具书

一、利用中医药类书、丛书

我国古代文献中，有一部分大部头的类书(或称全书、总集)和丛书。由于它们卷帙太多，一般并不要求人们通读，而只是把它们作为查检资料的对象，于是类书和丛书也就具有了工具书性质。人们往往把它们称作"广义的工具书"，或"中国古代的百科全书"。在古代中医文献中也存在这样的书籍，它们或辑录大量古代医学文献，按内容予以分类编排；或将多种古医籍汇编成一部，使古文献不易散佚。了解这类书籍并加以利用，有助于按类检索某一方面的古代医学资料查考流传较少、世所罕见的古医书。以下从类书与丛书两方面进行介绍。

(一) 中医药类书

类书是按照"分类隶事"的原则，将各种古代文献中的有关内容辑录、摘抄,再分门别类加以汇编而成的工具书。这种书籍的一个明显优点是:便于人们按类寻检资料和征引材料。类书的起源,可追溯到三国曹魏时王象等编撰的《皇览》,唐以后大批问世。现存著名类书有:唐代徐坚的《初学记》、虞世南的《北堂书钞》、欧阳询的《艺文类聚》;宋代李昉等所编的《太平御览》《太平广记》与《文苑英华》、王钦若等所编的《册府元龟》、王应麟的《玉海》与《困学记闻》、曾慥的《类说》;明代解缙等所辑的《永乐大典》、陈耀文的《天中记》,清代张英等所辑的《渊鉴类涵》、陈梦雷等所编的《古今图书集成》。它们的体例,除《永乐大典》(按韵编排)外,都是按事类分成天文、地理、帝王、职官、人事、仪饰、方术等类项,再逐类汇列文献材料编纂而成。

历代著名的医学类书有《太平圣惠方》《圣济总录》《普济方》《类经》《名医类案》与《续名医类案》《本草纲目万方类编》《古今图书集成·医部全录》;近代较通行的中医类书有蔡陆仙编的《中国医药汇海》;国外古代医学类书主要有日本丹波康赖的《医心方》,朝鲜俞孝通的《乡药集成方》、许浚的《东医宝鉴》、金礼蒙的《医方类聚》。

《太平圣惠方》(100卷) 宋代王怀隐等编集。人民卫生出版社1958年据4种抄本校补排印出版。2015年河南科学技术出版社出版《太平圣惠方》校注本(田文敬等校注),2016年人民卫生出版社出版校点本(郑金生等校点)。本书是宋初国家编纂的大型医方文献,也是一部临床实用的大型方书。全书共分1690门,收录方剂16832首。内容包括为医之准则、诊脉法、用药法、脏腑病、伤寒、内科杂病、外科、妇人病、小儿病、服食食治、针灸等。本书仿《千金要方》与《外台秘要》,采用脏腑病证的分类方法和先论后方的编写体例。每门先引《诸病源候论》相关内容作总论,间亦引述《内经》《伤寒论》的内容,再汇集治病方药。书中载录了许多有效方剂和治法,不少是前代文献已失传而由此书保存下来的。本书是宋以前医家验方及医论等资料的汇编,对研究宋以前的医药学成就具有重要参考价值。

《圣济总录》(200卷) 宋代赵佶主编。成书于1117年,人民卫生出版社1962年校补排印出版,1982年重印。2016年上海科学技术出版社出版《圣济总录》校注本(王振国、杨金萍主校)。本书是宋代医方巨著之一,由朝廷组织人员采辑古代医籍,征集民间验方及医家献方,并结合官府所藏秘方,整理汇编而成。先列运气、叙例、治法;次为临床各科病证证治,分为66门,包括内、外、妇、儿、五官、针灸各科及杂治、养生之类,以证带方,以方附药,共录方近 2 万首。本书内容极其丰富,理论方面,援引《内经》等医学经典,并结合历代医家之论,作进一步阐述;方药方面,所选皆为民间验方及医家内府之秘方,故疗效较为可靠,受到后世医家推崇。本书是一部具有研究价值的医方类书。

《普济方》(原作 168 卷,清初编《四库全书》时改编为 426 卷) 明代朱橚等编。1406 年刊行。人民卫生出版社 1958 年据《四库全书》本排校,分 10 册出版。本书是我国古代最大的一部医方类书,广泛搜集了明初以前历代医籍的有关资料。全书共分 100 多门,录方 61 739 首。内容大致可分为总论、脏腑身形、诸疾、外科、妇科、儿科、针灸 7 大部分,所述病证均有论有方;治法亦甚丰富,有汤药、罨敷、按摩、针灸等。本书集明以前中医方剂之大成,在中医方剂史上占有重要地位。对中医临床治疗亦具有重要的参考价值。

《类经》(32 卷) 明代张介宾编撰。刊于 1624 年。人民卫生出版社 1957 年影印出版。本书类似《内经》的类编。它将《内经》中的《素问》《灵枢》二书内容重新调整归类,改编而成。分为摄生、阴阳、藏象、脉色、经络、标本、气味、论治、疾病、针刺、运气、会通 12 类,每类下又分若干小类,并附注文。因重编原则是"以类相从",故名《类经》。本书对《内经》原文作了广泛深入的研究和阐释,是学习、研究《内经》的重要参考书。作者另撰有《类经附翼》4 卷和《类经图翼》11 卷,作为《类经》的补充。兹简介如下。

《类经附翼》 卷 1"医易",以《周易》理论与医理相联系;卷 2"律原",以古代音理论与医理相联系;卷 3"求正录",着重阐发作者倡导的养阴理论;卷 4"针灸赋",编集前代医家多种针灸歌赋。

《类经图翼》 主要以图解方式辅助《类经》注文之不足。内容包括运气和针灸两部分。其中运气部分(卷 1~卷 2)主要是有关五运六气学说的论述和图表;针灸部分(卷 3~卷 11)首论经络腧穴,次载针灸要穴歌及诸证灸法要穴等,广征有关资料,颇具参考价值。

《名医类案》(12 卷) 明代江瓘、江应宿父子编集。成书于 1552 年,后经清代魏之琇重订刊行。人民卫生出版社 1957 年据清知不足斋本影印出版。本书收集明以前历代名医验案、家藏秘方及江氏父子医案,同时旁采历代经、史、子、集古籍中的相关资料,按病证分类编纂,共分 205 门。涉及病证广泛,包括传染病、内科杂病及外科、妇科、儿科、五官科疾病等。往往一病之下,汇集数位名医的十多例至数十例医案,以供比较鉴别。所载医案大多有患者姓名、贯里、体质、症状、诊断、治则、方药等项内容。对一些重要医案,还附加编者按语,提示本案旨趣、要点,以供研究参考。

《续名医验案》(36 卷)　清代魏之琇编集。成书于 1770 年,人民卫生出版社 1957 年据清信述堂藏本影印出版。本书是《名医类案》的续编。其编写体例一如《名医类案》。本书共分 345 门,除补辑清以前历代名医验案外,还大量增录明清医家验案,全书选案广泛,案例丰富,分类明晰,尤其对温病医案记载甚详,充分反映了各医学流派的学术经验。本书所附编者按语,多有发挥辩驳之论,可资参考。

《本草纲目万方类编》(32 卷)　清代曹绳彦编辑。清道光五年(公元 1800 年)睦华堂初刊。大东书局 1936 年铅印出版,更名《古今名医万方类编》。本书根据清代蔡烈先《本草万方针线》对《本草纲目》附方的分类及次序,逐条抄录原文,汇编成书。共分 107 门,录 11 713 方。本书将《本草纲目》所附的全部医方(包括单方、验方),按不同病证加以归类编排,便于读者查阅。

《古今图书集成·医部全录》　清代陈梦雷、蒋廷锡主编。成书于清雍正四年(公元 1726 年)。《古今图书集成》是我国现存最大的一部官修类书。全书达 1 万卷,共有历象、方舆、明论、博物、理学、经济 6 个汇编,下又分干象、岁功、历法、艺术、禽虫、草木等 32 典,6 109 部。每部先汇考,后总论,有图表、列传、艺文、纪事、杂录、外编等项。《医部全录》是《古今图书集成》的抽印本,原隶属"博物汇编·艺术典"下。全书共 520 卷,约 950 万字,是我国历史上最大的一部医学类书。本书内容宏富,分类辑录了从汉代到清初的 120 余种医学文献。所引文献,均注明出处,便于查考。人民卫生出版社于 1959 年将此书分为 8 个部分,12 分册排印出版。兹简介如下。

(1) 医经注释(第一、第二册,卷 1～卷 70):《素问》《灵枢》《难经》3 部医经及注释。

(2) 脉法、外诊法(第三册,卷 71～卷 92):汇集 34 种有关古医籍,按内容及时间先后系统论述四诊方法。

(3) 脏腑身形(第四、第五册,卷 93～卷 216):汇集 58 种中药医著的有关资料,详细论述脏腑学说、经络学说、运气学说及身形学说。

(4) 诸疾(第六、第七册,卷 217～卷 358):汇集历代重要古医籍中有关内科病证的论述,分为 52 门按时代先后依次排列。在治疗方面,除介绍一般方药外,还有针灸、气功、单方等疗法,并附医案。

(5) 外科(第八册,卷 359～卷 380):内容取材于历代实用外科医著,按外科病种类分为 11 门。治疗上,除方药外亦兼取针灸、单方。

(6) 妇科(第九册,卷 381～卷 400):内容取材历代医学名著及一些少见的妇科专著。按妇科病种类分为 11 门。

(7) 儿科(第十、第十一册,卷 401～卷 500):内容取材于历代医学名著及现已罕见的儿科专著。分两大部分:① 小儿一般疾病,包括未生胎养、初生护养等 25 门。② 痘疹专论,详述天花、麻疹的诊疗方法。

(8) 总论、医术名流列传、艺文、纪事、杂录、外编(第十二册,卷 501～卷 520):内容取自中医古籍和非医学古书中的医学纪事和医史资料。可作为研究中国医学史的参考资料。

通过本书既可系统学习中医理论,又可方便地查找有关专科专病的文献资料与涉医文献史料,故深受医家重视。

《古今图书集成·医部续录》 赵立勋等编纂。中国医药科技出版社 2002 年出版。《古今图书集成·医部全录》资料收集宏富,内容取舍有度,编排得体,查检便利,堪称我国历史上最大的一部医学类书。清初问世以来,广受医家、读者的重视与好评。但此书并未将《古今图书集成》中的医药文献资料收罗无遗,《古今图书集成》中还有《草木典》320 卷,将植物分为 70 部;另有《禽兽典》192 卷,将动物分为 318 部。这两部分记录了各种植物、动物品种的图说,其中包含大量药物学资料。此外,《古今图书集成》的其他"汇编"及其"典""部"中还有大量散在的中医药文献资料和涉医史料。有鉴于此,近人赵立勋(成都中医药大学教授)将《古今图书集成·博物汇编·艺术典·医部》以外的诸汇编及其典、部中的医药卫生资料悉数收集整理,分为身形、病候、生死、养生、防疫、典制、医籍七篇,纂成《古今图书集成·医部续录》,以补《医部全录》之未足,使读者得窥《古今图书集成》医学内容之全貌。

近代有影响的中医类书是:

《中国医药汇海》(24 册) 蔡陆仙编。中华书局 1937 年出版。北京中国书店 1985 年重印。本书采集我国古今医家数百人的医著,分类荟萃编集而成。全书分为 7 大编:第一编经部,详载医经原文,又广择注家注释;第二编史部,博采医药学史料;第三编论说部,分生理、哲理、病理、病症 4 类,皆取各家学说之精要者;第四编药物部;第五编方剂部;第六编医案部;第七编针灸部。每编又分细目若干类。凡征引文献,均注明出处,可供读者进一步查考。

以上是中国重要的医学类书。另外还有明代徐春甫编辑的《古今医统大全》(100 卷),此书体例颇杂乱,既有可单独成书的医著之丛合,又有各科病证诊治之类分,兼录脉候、运气、经穴、针灸、医案、验方、本草、制药、养生等内容,故此书既非类书,又非丛书,而是一部大型综合性医药学著作。因此书选辑资料丰富,故具有较高的参考价值。

国外医学类书主要有以下几种。

《医心方》(30 卷) 〔日本〕丹波康赖编撰。成书于公元 982—984 年。人民卫生出版社 1955 年据日本安政本影印,1993 年重印。1993 年华夏出版社出版《医心方》校点本(高文柱校点)。本书是日本古代医家所编的医方类书,辑录我国北宋以前医书 200 余种,分为 30 卷,各卷内容可大致概括为:卷 1 序论,总论治病诸原则;卷 2 针灸;卷 3 风病;卷 4 发眉头面诸病;卷 5 五官口齿诸病;卷 6 诸痛症等;卷 7 疗肿痔疾;卷 8 脚气病等;卷 9～卷 14 内科诸病;卷 15～卷 18 外科诸病;卷 19、卷 20 药物;卷 21～卷 24 妇产科;卷 25 儿科;卷 26、卷 27 养生;卷 28 房中;卷 29、卷 30 食疗。本书编写体例大体与《外台秘要》相同,皆以病证为纲,每病先援《诸病源候论》之说述其病源证候,下列晋唐医书诸方,间附案语。征引古医书旧说,皆注明出处。因本书所引北宋以前古医籍绝大部分今已亡佚,而本书原为卷子本,时代早,所引文献可靠性大,故在中医药古文献的辑佚、校勘方面具有很高的文献学价值。

《乡药集成方》(85 卷) 〔朝鲜〕俞孝通等编撰。成书于 1433 年。中国中医药出版社 1997 年出版校注本。郭洪耀等校注。本书为现存最早的古代朝鲜官修方书,是朝鲜古代医官奉命在《乡药简易方》的基础上增广补充编撰而成。分 959 门,病源 931 种,载方 10 706 首,附针灸法 1 476 条,收录乡药本草 630 余种。其中卷 1～卷 75,介绍内、外、妇、儿、五官、骨伤等临床各科病证、方药及其他疗法;卷 76～卷 85,专述乡药本草,并附药物炮灸法。本书有论有方,以中国医书为经,朝鲜医书为纬,融中国传统医学与东医医药经验为一炉。弥足珍贵的是本书所引 160 种古医籍中有不少在我国久已亡佚,这些古文献资料是中医古籍辑佚、校勘的重要依据。

《医方类聚》(266 卷) 〔朝鲜〕金礼蒙编撰。成书于 1445 年。浙江中医研究所、湖州中医院对该书日本文久元年(公元 1861 年)聚珍本进行校点,人民卫生出版社 1981 年分 11 分册出版。2002 年,中国文化研究会和北京九州出版社据日本文久元年聚珍本、朝鲜活字本合校版《医方类聚》,制作出版了与原版等大的影印本,共 100 册。之后浙江中医研究院盛增秀等对 1981 年校点本进行重校,人民卫生出版社 2006 年出版重校本,并增加索引一册。本书为朝鲜古代医官所编撰,系收辑我国明代以前 153 种古医籍及一些非医学古书中的涉医内容,分类汇编而成。全书共分 92 门,收录方剂 5 万余首。内容包括医学总论、藏象、诊法、伤寒及临床各科证治。分类详细,资料极为丰富。方剂以时代先后分门编入,每方悉载出处。每门除收录论治方药外,并附食治、禁忌、导引等内容。本书除博引历代医家方书外,还旁采古代传记、杂说及佛经道藏中的涉医内容,全面反映了明代以前防病治病的医疗方法与经验。更可贵的是,本书中征引的近 30 种古医籍在我国早已亡佚,这些佚书的部分内容(佚文)全赖本书保存下来。

《东医宝鉴》(23 卷) 〔朝鲜〕许浚等编撰。成书于 1613 年。中国中医药出版社 1995 年出版校注本,郭霭春等校注。本书系朝鲜古代医官选摘我国明以前古医籍资料予以分类编纂而成。全书共 23 卷,分为 5 类:① 内景篇。② 外形篇。③ 杂病篇。④ 汤液篇。⑤ 针灸篇。编者认为《黄庭经》有内景之文,佚书亦有内外景象之图,故内景篇下又分精、气、神、脏腑为内景 4 篇;在外形篇下分头、面、手、足、筋、脉、骨为外形 4 篇;在杂病篇下采五运六气、四象三法、内伤外感诸病证的内容分为 11 篇;汤液篇首列汤液序例(相当于药物总论),次分药物为 15 部,列为子编;最后针灸 1 篇,论述针灸大法及经络腧穴。每编下又详分细目。本书摘录中国古医籍内容,又经编者化裁,时或参以己见。引文出处多用书名简称或以医家名号代之。本书内容宏富,编排详晰而有条理,在朝鲜医家所撰的汉方医著中最负盛名,对指导中医临床和文献研究都具有较高参考价值。

(二) 中医药丛书

丛书是在一个总书名下,将原来独立成书的两种以上书籍汇编在一起的工具书。近人汪辟疆说:"总聚众书而为书者,谓之丛书。"(《目录学研究》)《辞海》(1999 年版)给"丛书"下的定义是:"编集多种单独的著作为一编并冠以总书名的出版物。"丛书可分为两大类:一类是综合性丛书,如《四库全书》《四部丛刊》。一类是专科性丛书,如史学类的有《二十五史补编》《史学丛书》;医学类的有《古今医统正脉全书》《医宗金鉴》等。丛书汇聚众书,网罗宏富,一些流传较少,不著名的文集杂著、抄本稿本,往往被收入丛书而赖以传世。清末张之洞云:"丛书最便学者,为其一部之中,可该群籍,搜残存佚,为功尤巨。"(《书目答问》卷五)清末缪荃孙认为,与单行本相比,丛书不仅内容更丰富,在治学方面辅助更大,而且更有利于书籍的搜求与传播,予人以极大的方便。其云:"虽云有椠刻而书易传,然传书之功亦惟丛书为最大矣。"(《艺风堂文集·积学斋丛书序》)现将历代较重要的中医药丛书简介如下。

《济生拔萃》(20 卷) 元代杜思敬编。刊于 1308 年。现有元刻本和 1938 年上海涵芬楼影印本。此书为现存最早的医学丛书,共择要辑录金、元时期易水学派医学著作 19 种,故书名"拔萃"。其子目为:《珍珠囊》《洁古家珍》(以上金代张元素撰);《云岐子论经络迎随补泻法》《云岐子七表八里九道脉诀论并治法》《云岐子保命集论类要》(以上元代张壁撰);《脾胃论》《兰室秘藏》《医学发明》《活法机要》(以上元代李杲撰);《此事难知》《医垒元戎》《阴症略例》《斑论萃英》(以上元代五好古撰);《卫生宝鉴》(元代罗天益撰);《针经节要》(元代杜思敬节辑);《杂类名方》(元代杜思敬撰);《流注指要赋》(金代窦杰撰);《针经摘英集》《田氏保婴集》(以上不著撰人)。此书所辑,以金元易水学派医家著作为多,可见编者崇尚取舍之旨趣(旧有题《医学发明》《活法机要》为朱震亨撰者,误)。

《古今医统正脉全书》(205 卷) 明代王肯堂编辑,吴勉学校刊于 1601 年。本书辑录自《内经》起至明历代医家的重要医著共 44 种,包括《素问》《针灸甲乙经》《中藏经》《脉经》《难经本义》《金匮要略方论》《注解伤寒论》《脉诀》《宣明论方》《儒门事亲》《脾胃论》《兰室秘藏》《医垒元戎》《汤液本草》《丹溪心法》《局方发挥》《金匮钩玄》《外科精义》《医经溯洄集》《证治要诀》《伤寒锁言》等。此书是古代医学丛书中较有影响者,并经过校正,是较好的明刊医籍版本。

《证治准绳》(44 卷) 明代王肯堂撰。刊于 1602 年。此书又名《六科证治准绳》,包括《杂病证治准绳》《杂病证治类方》《伤寒证治准绳》《疡医证治准绳》《幼科证治准绳》《女科证治准绳》。全书阐述临床各科证治为主,论及病种广泛,每一病证先综述明以前历代医家治验,后阐明己见,因证论治、立法、处方。本书采录资料丰富,论述条理分明,是一部较好的个人自撰医学丛书。

《医宗金鉴》(90 卷) 清代吴谦主编。刊于 1742 年。2006 年人民卫生出版社出版校勘整理本(郑金生整理),书末附方剂索引。本书是清代乾隆年间由政府组织编写的大型医学丛书。全书采辑自《内经》至清代诸家医书，"分门聚类，删其驳杂，采其精萃，法其余蕴，补其未备"(本书卷首奏疏)，编成医著 15 种，包括《订正仲景全书伤寒论注》《金匮要略注》《删补名医方论》《四诊心法要诀》《运气要诀》《伤寒心法要诀》《杂病心法要诀》《妇科心法要诀》《幼科杂病心法要诀》《痘诊心法要诀》《幼科种痘心法要旨》《外科心法要诀》《眼科心法要诀》《刺灸心法要诀》《正骨心法要诀》等。本书与历代官修医书不同，并非汲汲于中医典籍的校勘整理，而是立足于为研习中医者提供系统而实用的教本，故本书绝大多数子目书都是在中医古籍的基础上经过重新编撰的精粹之作。本书内容丰富完备，叙述简明扼要，适合学习与临证实用，是清代广为流传的医学教科书。作为学习中医的重要读物，刊行 200 多年来深受读者欢迎，各种石印本、铅印本大量印行，流传甚广。

清代出现了不少医家个人编纂的医学丛书，如：

《冯氏锦囊秘录》(50 卷)　清代冯兆张撰于 1702 年。共有 8 种：《内经纂要》《杂症大小合参》《脉诀纂要》《女科精要》《外科精要》《药按》《痘疹全集》《杂症痘疹药性主治合参》。冯氏撷取各家精要，复参以己见，着重介绍临床各科。全书内容丰富，收录民间验方较多。

《沈氏尊生书》　清代沈金鳌撰。刊于 1773 年。全书共 7 种：《脉象统类》《诸脉主病诗》《杂病源流犀烛》《伤寒论纲目》《妇科玉尺》《幼科释继》《要药分剂》。对医理、脉诊、药物及临床各科证治均有论述。

《世补斋医书》　清代陆懋修撰。分正、续集。正集为陆氏自撰，共 6 种，33 卷，刊于 1884 年。包括"涉医文集"、《不谢方》《伤寒论阳明病释》《内经运气病释》《内经运气表》《内经难字音义》。续集为陆氏校刊的医书，共 4 种，25卷。由其子陆润庠刊于 1910 年。包括《傅青主女科》《理虚元鉴》《王朴庄伤寒论注》《广温热论》。

他如清代陈修园《南雅堂医书全集》(16 种)、清代王士雄《潜斋医学丛书》(12 种)、清代周学海《周氏医学丛书》(32 种)等，均系医学丛书之著名者，素为医林所重。

民国时期著名医学丛书有裘庆元《三三医书》《珍本医书集成》，曹炳章《中国医学大成》，陈存仁《皇汉医学丛书》(上 4 种详见第三章中五、怎样查检中医药古籍书目部分)。此期个人编撰的医学丛书较著名的有：

廖平《六译馆医学丛书》，共 22 种。刊于 1913—1923 年。作者辑录、收集多种古典医籍或古佚医书,如《明堂经》《太素》《伤寒论》等,并对这些著作的内容进行考释、整理和评注。

恽铁樵《药盦医学丛书》,刊于 1928 年,共 22 种。包括《群经见智录》《脉学法征》《生理新语》,作者是中西医汇通派的重要人物,故书中多有汇通派的观点。

祝味菊《祝氏医学丛书》,刊于 1931 年,主要阐述对《伤寒论》的新的理解。包括《伤寒新义》《伤寒方解》《病理发挥》《诊断提纲》4 种。

孙鼎宜《孙氏医学丛书》,刊于 1932 年。包括《伤寒杂病论章句》《伤寒杂病论续本》《难经章句》《明堂孔穴》《针灸治要》《脉经钞》《医家三言》7 种。主要是对《伤寒论》《难经》等经典的考释,及从《针灸甲乙经》中辑出《明堂孔穴》《针灸治要》二书。

现代中医丛书比较重要的有:《中医古籍整理丛书》(人民卫生出版社 1989—2005 年出版)、《中医古籍孤本大全》(中医古籍出版社 1996 年出版)、《中医古籍善本丛刊》(上海古籍书店 1983—1986 年出版)、《日本现存中国稀觏古医籍丛书》(人民卫生出版社 1999 年出版)、《海外回归中医善本古籍丛书》(人民卫生出版社 2002 年出版)、《海外回归中医善本丛书(续)》(人民卫生出版社 2010 年出版)、《金元四大家医学全书》(天津科学技术出版社 1999 年出版)、《明清名医全书大成》(中国中医药出版社 1999 年出版)、《明清中医临证小丛书》(中国中医药出版社 1992—2005 年出版)、《中医古籍珍稀抄本精选》(上海科学技术出版社 2004 年出版)、《中医临证必读丛书》(人民卫生出版社 2006 年出版)、《国家图书馆藏稀见古代医籍钞(稿)本丛编》(全国图书馆文献微缩复制中心 2006 年出版)、《中医古籍珍本集成》(湖南科学技术出版社 2013—2014 年出版)、《中国古医籍整理丛书》(共 400 余种,中国中医药出版社 2014—2015 年出版)、《海外中医珍善本古籍丛刊》(共 427 种,中华书局 2016 年出版)等。

要了解更多的中医药古籍丛书和含中医药古籍的综合汇编类丛书的情况,可查检《中医古籍丛书综录》(第三章已作介绍,略)。

二、利用索引(通检)

索引又称引得(index)、通检、备检,是将一定范围的特定信息以词条形式(如字、词、句、语段、人名、书名、篇名、刊名、内容主题名等),按一定顺序编排，或附于书后，或单独成册，供人们检索所需资料的工具书。索引以具体的符号、语词、事物名称、主题、观点为对象，对文献内容作深入的发掘和全面的揭示，为检索者提供详尽、明细的指导。索引作为一种记忆工具，帮助人们查考所需的各种特定信息，还可帮助人们快速了解某一领域的概貌，深入发掘研究的内容，缩短研究时间，提高科研工作的效率。

中医药文献的索引按文献内容可分为中医古籍索引和中医药期刊索引。以下试分述之。

（一）中医古籍索引

《**本草万方针线**》 清代蔡烈先编。清代乾隆四十九年（公元 1784 年）金阊书业堂刊。本书是《本草纲目》附方索引。它将《本草纲目》诸味药物下所附 10 000 多条主治病症名或方名分为 7 大类 105 门：① 通治类 53 门。② 上部病类 9 门。③ 中部病类 8 门。④ 下部病类 15 门。⑤ 外科类 8 门。⑥ 女科类 8 门。⑦ 儿科类 4 门。每方证下略述症状、病因病机，再记录见于《本草纲目》的卷、页。编者在序言中云："（本书）命曰《本草万方针线》，盖因针引线，万无一失。虽不敢谓本草功臣，但有本草者不可无此'针线'。家家有本草，有此针线，百病千方，顷刻可用，人尽医矣。"可见本书虽无索引之名，而有索引之实。

此后，人民卫生出版社 1957 年影印清光绪张氏味古斋刻本《本草纲目》，书末"附方索引表"即根据《本草万方针线》改编而成（删去症状、病因病机的介绍，改用新印书的总页码）。另增附"药名、释名索引"，凡药物的正名及别名均指示所在页、栏、行。

《**〈本草纲目〉索引**》 郑金生等编。人民卫生出版社 1999 年出版。依据人民卫生出版社出版的《本草纲目》刘衡如点校本编制的 5 种索引：①《本草纲目》正文标题索引（9 724 条）。② 药物及相关名词索引（24 061 条）。③ 方剂名称索引（9 724 条）。④ 人名、书名及引用文献索引（5 517 条）。⑤ 病证（症）名称索引（18 446 条）。除"《本草纲目》正文标题索引"的正文笔画和拼音两种顺序进行排列之外，其余 4 种索引正文均按笔画为序，但在索引正文之前设置笔画检字表和拼音检字表。"病证（症）名称索引"末附病证（症）名称分类简表。特点：可检索原书的卷次名、目录、药物及相关物质名、方剂、病证（症）、人物、书籍和正文名称的内容。附录有：汉语拼音方案、《本草纲目》繁简字(正异体)对照表、中国历代常用药物计量单位及换算。

《本草文献药名索引》 钱俊华主编。上海中医药大学出版社 1999 年出版。本索引包含 5 种本草著作的药名索引：《神农本草经》《新修本草》《重修政和经史证类备用本草》《本草纲目》《本草纲目拾遗》。这 5 部著作各自有多种版本，字体有繁、简之别，本索引一律采用简体字，异体字转化为相应的正体字(书末附"正体字异体字对照表")，按药名首字笔画编排。除《重修政和经史证类备用本草》外，均列出两列页码，用于同一种书的两种或两种以上的版本，其适用范围在每一种索引前附有说明。

中医经典著作的语词、文句索引(通检)主要有李今庸《黄帝内经索引》、任应秋《黄帝内经章句索引》、顾植山等《中医经典索引》。近年来，段逸山编纂了 7 种中医典籍通检：《素问通检》《灵枢通检》《伤寒论通检》《神农本草经通检》《诸病源候论通检》《备急千金要方通检》《黄帝内经词语通检》(第三章已作介绍，此略)。

此外，还有一种不同的古医籍中同源经文对照索引，对学习、研究中医经典文献很有实用价值。由于传世古医籍中有一些是中医经典《素问》《灵枢》的类编，如《针灸甲乙经》(除《素问》《灵枢》外，还有《明堂孔穴针灸治要》的内容)、《黄帝内经太素》《类经》；还有一些古医籍中大量援引《内经》经文，如《脉经》《诸病源候论》《千金要方》等。将这些书中的《内经》经文与现存传世的《内经》按篇章、段落逐一对照，对《内经》的校勘、注释、整理研究都具有重要意义。因为有这种需要，经文篇目、语段对照索引便应运而生。如：

《〈黄帝内经〉和有关三书篇目考》(《黄帝内经概论》第三篇) 龙伯坚编撰。上海科学技术出版社 1980 年出版。本篇实际上是一部经文篇目对照索引。将《素问》《灵枢》与《太素》《甲乙经》《类经》诸书具有同源经文内容的篇目编排于一处，列成表格，使人一目了然。一编在手，即可以了解同源经文在三书中的卷篇章节。给读者带来极大便利。

这种不同古医籍中同源经文的索引，日本学界称之为"对经表"。20 世纪末，日本学者编制了多种此类索引。如筱原孝市《〈黄帝内经太素〉对经表》《〈甲乙经〉对经表》，小曽户洋《〈素问〉〈灵枢〉：〈太素〉对经表》《〈素问〉新校正注引〈太素〉和现传〈太素〉之对比一览表》，小曽户洋、谷田伸治《〈诸病源候论〉对经表》，小曽户洋、小曽户丈夫《〈脉经〉对经表》等。此类索引对于中医经典文献的校勘整理及古医籍语言文字研究极富价值。

又有一些附录于专书后的方名、药名索引,其中较为可观的有成都中医学院主编的《伤寒论释义》(上海科学技术出版社 1964 年出版)书末所附《〈伤寒论〉方索引》、尚志钧辑校本《名医别录》(人民卫生出版社 1986 年出版)书末所附的《〈名医别录〉药物索引》、高文铸校注本《外台秘要方》(华夏出版社 1993 年出版)书末所附孙中堂编《〈外台秘要方〉方剂索引》、郑金生整理本《医宗金鉴》(人民卫生出版社 2006 年出版)书末所附《方剂索引》。

20 世纪 80 至 90 年代,古医籍索引在日本得到高度重视,不少学者纷纷投入古医籍索引的编制,仅《东洋医学善本丛书》之八《解题·研究·索引》一书就收有 18 种索引,其他单行出版的古医籍索引还有多种。从索引对象来看,不仅有人名、书名等常见专名,还有单字、词语、药名、药方、经穴名;从索引种类而言,不仅有单本书索引,还有两三种书籍的对照索引;从索引层次来看,不仅有古医籍正文,还涉及古医籍注文、引文;从索引范围而言,不仅有经典医著、历代医学名著,还涉及一般古籍中的医学资料。日本学者编制的古医籍索引,除前所述之"对经表"外,还有筱原孝市、山道浩子《〈黄帝内经太素〉经穴名索引》《〈黄帝内经太素〉杨上善注所引书名人名索引》《〈素问〉割注所引书名人名索引》,筱原孝市、榛叶静江《〈卫生秘要抄〉所引书名人名索引》《〈医家千字文注〉所引书名人名索引》,筱原孝市等《〈针灸甲乙经〉经穴名索引》《〈针灸甲乙经〉割注所引书名人名索引》,筱原孝市《〈医略抄〉所引书名人名索引》《〈遐年要抄〉所引书名人名索引》,小曾户洋《〈外台秘要方〉所引书名人名等索引》《〈脉经〉药方药物名索引》《〈脉经〉割注所引书名人名索引》,小曾户洋、大上哲广《〈医心方〉所引文献索引》《〈医心方〉所引〈千金方〉索引》《〈外台秘要〉所引〈千金方〉〈千金翼方〉索引》《〈备急千金要方〉割注引用文献名索引》《〈千金翼方〉割注引用文献名索引》。江村治树主编的《马王堆出土医书字形分类索引》(有礼书房 1989 年印行)、小林建二主编的《素问·灵枢总索引》(日本内经医学会 1993 年印行)。

《中医图书同书异名、书名详简称通检》　沈秉一编。上海中医学院图书馆 1980 年印行。可查检同书异名与书名有详简称的中医书籍(详见第三章,此略)。

(二) 中医药期刊索引

中医药期刊索引主要揭示期刊、报纸、论文集、会议录中的论文,将这些论文篇目分别摘录注明出处,按类别或主题、作者、篇名的字顺编排,以供读者查检论文。以下介绍几部实用的中医药期刊索引。

《国内期刊中医药资料索引》 朱俊奎等编。辽宁中医学院图书馆 1983 年印行。本书收集 1950—1980 年国内公开发行的 139 种医学期刊、自然科学期刊及部分内部资料中的中医药论文篇目近 5 万条。共分 36 大类,10 分册。

第一分册:医史、医林人物、文献版本研究、历代学术探讨、内经难经研究、伤寒论研究、温病学研究。

第二分册:基础理论、诊断、药理、治则、组方、书评、教学。

第三分册:老中医经验、医案医话、单方验方。

第四分册:内科(详分子目)、方药临床。

第五分册:外科、骨科、皮肤科。

第六分册:妇产科、小儿科、眼科、耳鼻咽喉科、口腔科、肿瘤科。

第七分册:针灸经络(详分子目)。

第八分册:推拿按摩、气功疗法、食疗与养生、护理、其他疗法、祖国医学在国外、其他。

第九分册:中西医结合(详分子目)。

第十分册:中药(详分子目)。

各类论文篇目均按发表时间先后编排。每篇文献著录顺序:① 题目。② 作者。③ 期刊名。④ 期、页数。⑤ 出版时间。每册前均附"引用期刊一览表"。本书系统反映了中华人民共和国成立以来国内期刊发表的中医药学论文资料,为中医药学的医教研工作者了解本学科的发展及情报动态,提供方便。

《医学期刊中医文献分类目录索引》(后改为《国内期刊中医论文分类目录》) 上海中医药大学中医文献研究所《中医年鉴》编委会办公室编。本索引是为《中医年鉴》的编撰作前期准备,自 1984 年开始按月编辑,主要收集国内 40 余种医学期刊中的中医药论文篇目,分为阴阳五行、运气、经络、藏象、病因病机、诊断、治则治法、方剂、中药、中医基本理论体系与辨证施治、学说与学派、老中医学术经验、医案医话、伤寒温病、传染病、肿瘤、内妇产科、儿科、外科、伤骨科、五官科、针灸、推拿、气功、养生护理、医史文献、中医教学与科研、行政管理、动态消息、国外中医等类目,每篇论文著录题目、作者、期刊名称、发表年代、期次、页码。此索引可反映最近发表的中医药论文情况。

《医学史论文资料索引》 中国中医科学院中国医史文献研究所编,1981年印行。本书收录1903—1978年出版的期刊630多种,论文资料10 200余条。所收论文资料以中国医学史和世界医学史为主,内容包括医药卫生政策法令、医学通史、断代史、中医基础理论、基础医学、专科史、疾病史、医学人物传记、医学著作、药学史、医药学教育、医药学机构团体、中外医学交流、医药卫生考古发掘等。全书共分6大类:① 总类(包括医药卫生政策和医学通史)。② 中国古代医学史(公元1840年前)。③ 中国近代医学史(1840—1949)。④ 中国现代医学史(1949—1978)。⑤ 外国医学史。⑥ 其他。各类论文资料均以发表时间先后排列。每条论文资料均著录篇名、著(译)者、期刊名称、出版年月、期数。书末附篇名索引、著者索引、引用期刊一览表。

《黄帝内经论文索引》 魏祥武编。附录于郭霭春主编的《黄帝内经词典》书末。本书从20世纪20至80年代的现存80余种中医药杂志中搜集有关《内经》的论文资料共1 600余篇。将这些论文资料目录按内容分为5个部分:① 探讨论述争鸣。② 心得体会。③ 针灸经络。④ 释义校勘考证。⑤ 教学与其他。每一部分的论文篇目皆按年代为序。文末附收集杂志范围,以供读者查核。

《张仲景研究文献索引》 温长路、高树良编著。中医古籍出版社2005年出版。本书把历代《伤寒杂病论》的版本、后人研究仲景学说的著作、公开发表在刊物上的学术论文和传承仲景学说的部分人文活动的资料汇集于一体。既有反映张仲景生平家世和著述本身的丰富内容,又有后人研究发挥仲景学说的大量文献;既是学术交流的纪实,也是人文纪念和实践活动的写真。

《中药研究资料索引》 王筠默编。上海中医学院1960年印行。本书收录了400种中医临床常用中药的论文资料,共6 000余条。资料来源截止于1959年底数十种常见国内外医药期刊中发表的有关中药研究论文。全书以中药为目,凡针对某一中药的研究论文,无论是生药鉴定、产地调查、化学分析、药理研究,还是临床报道剂型改良等,均罗列于该中药题下。每篇论文按作者姓名、论文题目、书刊名称、卷及期页数、发表时间为序著录。论文资料以国内报刊发表的原著论文为主,对用外文发表的论文资料,如已有中文译文者,亦予选录。本书以中药名首字笔画为序排列。成都中医学院1963年编印的《中药研究资料索引》,编排体例与本书同,收录论文资料的时间与本书相衔接,实为本书的续编。它收录了 1959 年 12 月至 1962 年 12 月医药报刊上发表的中药论文 870 多篇,包括中药 258 种。

《中药研究文献摘要》 刘寿山主编。科学出版社 1963 年出版 1920—1961 年本;1979 年出版 1962—1974 年本;1986 年出版 1975—1979 年本。本书对 300 多种近现代国内外医药期刊上发表的中药研究论文进行了系统而全面的收集整理,三册共收集论文 11 300 余篇,每篇论文均作重点摘录、摘译或简介。按中药名首字笔画顺序编排,分为植物、动物或矿物,栽培或饲养,生药,化学(含制剂),药理或中毒,临床等类别。收录文献均按题目、作者、期刊名称、出版年份、卷期或月号、起止页顺序著录。各册书末均附有:① 生物学名索引。② 化学成分索引。③ 物名索引。④ 临床病症索引。⑤ 方剂制剂索引。⑥ 本书引用期刊表。本书内容涉及中药学各分支学科,反映了近现代以来中药研究的科研成果,是一部内容丰富、摘编质量较高的中药文献检索工具书。

《五十年来针灸文献(中文)索引》 李善初、陈浩彬编。上海科学技术出版社 1960 年出版。本书收集 1908—1958 年 131 种报刊上有关针灸文献 2 359 篇,共分 3 部分:分类篇目,作者索引,篇名索引。书末附"引用报刊一览表"。分类目录将所收论文分为 12 大类:① 起源与发展。② 理论探讨。③ 经络和腧穴。④ 技术操作。⑤ 治疗研究和临床报告。⑥ 各种疗法介绍。⑦ 人物记述。⑧ 学习心得。⑨ 漫谈。⑩ 医疗器材。⑪ 书刊评价。⑫ 杂录。有的大类又分若干小类。每类下著录论文的顺序是:篇名、作(译)者姓名、报刊名称、卷数期号、出版年月。本书的续编有《针灸文献索引》(1959—1965),上海中医学院医史博物馆 1972 年编印;《针灸针麻题目索引》(1971—1978),王德深等编,中医研究院针灸研究所 1979 年印行;《针灸针麻文献题目索引》(1979—1983),李复峰主编,黑龙江中医学院 1984 年印行。

《针灸针麻文献题目索引》(1950—1985) 王德深主编。上海中医学院出版社 1990 年出版。本书共收录 1950—1985 年 242 种公开发行期刊中有关针灸针麻文献题目 15 680 条。全书分正文和索引两大部分,正文包括国内、国外两部分,国内部分分为 5 大类:① 针灸。② 针刺麻醉。③ 针灸针麻作用和机制。④ 针灸模型。⑤ 针灸仪器。国外部分则按大洲和国家、地区排列,可供了解国外针灸事业发展概况。书末附作者索引、关键词索引、引用期刊表。

《推拿、按摩、气功、养生题目索引》(1959—1985) 王德深主编。上海中医学院出版社 1991 出版。本书共收录 1950—1985 年公开期刊上发表的推拿按摩和气功养生的信息和文章题目,计 3 056 篇,引用期刊 242 种。本书分正文与索引两大部分。正文分为推拿按摩(887 篇)和气功养生(2 169 篇)两部分,每一部分又细分为若干类和小类,按发表的时间排列。国外部分,则只限于国内期刊报道的国外文题。索引分作者索引与关键词索引两部分。后者又进一步区分为病证、疗法、功法三类词(因词条较多),在每类之前,列有词首拼音检字表。书末附"引用期刊"和"中国历史年代简表"。

《现代针灸推拿按摩文献总汇》(1949—1989) 薛清录、周继贤主编。中医古籍出版社 1996 年出版。本书引用期刊 606 种,收载文献共 28 303 篇。正文题录内容基本按中图法分类排序,有些难以适应本书文献分类之需要的类目则做了调整和扩充。书末附有文献"主题词索引"和"著者索引",均配有检字表。使用的主题词(包括重复使用者)达 5 万多个,平均每篇文献占有 2 个主题词,基本上能够从不同角度揭示文章内容。著者索引,包括个人著者和集体著者两部分,均按姓名或单位名称的音序混合排列。

三、利用年鉴与百科全书

年鉴是汇集 1 年内的各种大事和统计资料,按年度出版,以备参考查阅的综合性工具书。按其性质可分为两类:一类是综合性的,所收资料涉及面广泛;一类是专科性的,所收资料仅限于一门学科或专业。《中医年鉴》(后易名为《中国中医药年鉴》)、《中国药学年鉴》就是专科性年鉴。以下对两部年鉴作一简介。

《中医年鉴》(1983—1988)、《中国中医药年鉴》(1989—2002)、《中国中医药年鉴(学术卷)》(2003—2017) 上海中医学院(上海中医药大学)主编。人民卫生出版社自 1984 年起至 1998 年每年出版一卷。1999—2010 年由上海中医药大学出版社出版。2011—2017 年由上海辞书出版社出版。本书是一部中国中医学的综合性专科年鉴,是一部全面反映每年中国中医药事业发展的基本情况和中医药学术动态的资料性工具书。本书的条目与内容,一般以上一年度 12 月底为限,有些条目综述了近年来的进展。本书收录的内容主要以公开发表的资料为依据,分为 11 个部分:① 特载:收录上一年度中医药学术界的大事。② 概况:简述上一年度中医事业发展的情况。③ 专论:

主要是加强中医药工作和发展中医药学术的论述。④ 基础与临床：收录中医药理论的研究成果和临床治疗进展，并附参考文献供查阅。⑤ 研究动态：收录用现代科学（包括现代医学）方法研究中医药的内容，介绍不同理论体系的医药学之间在学术上相互渗透的动态。⑥ 老中医学术经验：介绍当代著名中医药专家的学术专长。⑦ 医史文献：收录医史与文献研究的进展和医史文物的新发现。⑧ 中医教育：收录探讨中医教育问题的内容。⑨ 国外中医药动态：收录国外在应用与研究中医药方面的新动向。⑩ 政策与行政管理：收录中医药界纪事和中医机构。1986 年卷《中医年鉴》类目调整：原"基础与临床"分为"基础理论""中药与方剂""临床与预防"；原"老中医学术经验"改为"杏林人物"；另增民族医药。1989 年卷更名为《中国中医药年鉴》，框架调整：分为特载、专论、行政管理、学术进展、杏林人物、资料 6 个部分，其中"学术进展"下又分中医、中药、医史文献、民族医药、港澳台中医药、国外中医药 6 类。1993 年卷又改"杏林人物"为"医药名人"，另增"大事记""机构"。每卷前有目录，后有主题词分析索引与主题词字头笔画检索。1992 年卷《中国中医药年鉴》书末增附 1983—1992 年卷累积索引。自 2003 年卷起，《中国中医药年鉴》分行政和学术两卷出版。行政卷分为重要会议报告、政策法规、农村中医药改革与发展、工作进展、国家中医药管理局直属机构、地方中医药、中药工作、中医药院校、学术团体与社会团体、机构与干部、大事记、中医药统计、附录等部分。其中工作进展部分下设 7 个专栏：医政管理、科研管理、教育管理、规划财务管理、国际交流与合作、健康教育新闻出版、行风建设。学术卷主要取材于原《中国中医药年鉴》中的学术进展部分。学术卷由纸质（文字版）和光盘（版）两大载体部分组成。文字版部分设有特载、专论、校院长论坛、中医药管理、学术进展、记事、索引等板块。光盘版设有上一年度中医药学术期刊论文目录索引、统计资料、重要会议和文件、中医药科研获奖项目、出版新书目、中医药机构等栏目。

《中国药学年鉴》（1980—1982 年卷）、（1983—1984 年卷）、（1985—2018 年卷）《中国药学年鉴》编辑委员会编。人民卫生出版社 1985 年出版。本书为中国第一部年鉴性药学工具书。它较全面、概括地介绍我国一个时期药学事业的基本情况和主要成就，是一部具有历史性、综合性、资料性的参考工具书。本书分 10 个栏目：① 中华人民共和国成立 30 年药学事业概况。② 药学研究。③ 药学教育。④ 药物生产与流通。⑤ 医院药学工作。⑥ 药政管理。⑦ 药学书刊。⑧ 药学人物。⑨ 学会与学术活动。⑩ 重要药学记事。1983—1984 年卷增附了台湾医药事业近况、台湾药学教育和药剂师考试制度。自 1985 年起,本书每年出版 1 卷。

百科全书是以辞书形式编排的大型参考书。医学百科全书是着重于反映医药学各分支学科重要内容和最新成就的大型专业参考书。以下简要介绍两种规模较大的医学百科全书。

《中国医学百科全书》 《中国医学百科全书》编辑委员会编。上海科学技术出版社 1987—1992 出版。本书是在卫生部领导下,组织全国医学界主要力量编写,以供医药卫生人员查阅的大型专科性参考工具书。本书内容包括中医学、预防医学、基础医学、临床医学、军事医学及各门分支学科,以疾病防治为主体,全面而精确地概述中西医药科学中的重要内容和最新成就。以简明扼要、深入浅出的文字介绍医学基本概念、重要事实、科学论据、技术要点和肯定结论。内容比辞典详尽,比教材深入,比专著精炼。本书以知识体系编排,按学科专业分卷,用条目形式编写。为适应需要,先按学科或专业出版分卷单行本,然后再加以综合,出版综合本。本书第六十七～第七十六分册的内容为中外医学史与中医学,兹将这 10 个分册的册号、名称、主编、出版日期列表如表 4－1。

表 4－1 《中国医学百科全书》第六十七～第七十六册内容

册 号	名 称	主 编	出 版 日 期
67 分册	医学史	李经纬	1987 年 10 月
68 分册	中医基础理论	任应秋	1989 年 9 月
69 分册	中药学	吴贻谷	1991 年 10 月
70 分册	方剂学	杨医亚	1988 年 5 月
71 分册	中医内科学	黄文东	1989 年 12 月
72 分册	中医妇科学 中医儿科学	黄绳武 郭振球	1992 年 9 月 1992 年 9 月
73 分册	中医外科学 中医伤骨科	黄耀燊 蔡 荣	1992 年 9 月 1992 年 9 月
74 分册	中医眼科学 中医耳鼻咽喉口腔科学	唐由之 王德鉴	1992 年 9 月 1992 年 9 月
75 分册	针灸学	王雪苔	1989 年 11 月
76 分册	推拿学 气功学	丁季峰 林雅谷	1992 年 9 月 1992 年 9 月

《中国大百科全书·中国传统医学》 中国大百科全书出版社 1992 年出版。《中国大百科全书》是我国有史以来最大的百科全书。共包括自然科学、社会科学范畴的 54 个学科卷。其中《中国传统医学》学科卷,是包括中医与各少数民族传统医学重要内容的大型专业工具书。《中国传统医学》编辑委员会主任是施奠邦。全书正文分 10 个分支学科:① 总论(陈绍武主编)。② 医史文献(李经纬主编)。③ 基础理论(费开扬主编)。④ 诊法(欧阳琦主编)。⑤ 辨证(施奠邦主编)。⑥ 病证(裘沛然主编)。⑦ 治则治法(邓铁涛主编)。⑧ 中药方剂(吴贻谷主编)。⑨ 针灸推拿(王雪苔主编)。⑩ 养生气功(焦国瑞主编)。正文前有"前言""凡例""中国传统医学"条目分类目录(附彩图插页目录),正文后附"中国传统医学大事年表(从公元前 25 世纪的大汶口遗址陶制酒器始,至 1989 年的中医药大事)""条目汉字笔画索引""条目外文索引""内容索引(拼音)"。

四、利用工具书指南

工具书指南,又称"文献指南",即介绍如何利用工具书及其他参考资料的工具书。这类书能迅速而有效地引导读者利用与本专业相关的各种工具书,查检有关资料或解决疑难问题。中医药学的工具书指南主要有如下几种。

《怎样查找中医文献》 黄清平编著。湖北科学技术出版社 1985 年出版。半数共分 6 章,前三章简要论述有关文献知识和检索方法;第四章为中医药文献的检索。分 3 部分:① 中医药图书。② 中医药期刊。③ 中医药资料。分别介绍了中医药书籍、期刊、论文资料的检索途径及检索工具。第五章介绍国外编制的有关检索工具,第六章介绍关于利用计算机检索的几点设想。本书特点:分专题介绍中医药文献的检索途径及检索工具,是一部便于初学者查检中医药文献的入门书。

《中医文献查阅法》 林文超编。福建科学技术出版社 1985 年出版。本书以综合论文集的形式介绍查阅中医药文献的知识与方法。共汇集全国 20 多位作者所撰 27 篇有关论文,按内容侧重不同分为 5 个部分:① 查阅中医药文献的一般知识。② 中医药各科文献介绍。③ 中医药文献的检索。④ 国内外中医药期刊简介。⑤ 怎样撰写中医论文(包括临床论文、毕业论文、文献综述)。在选编过程中,注意了各个部分的衔接和避免重复。本书基本上反映了 20 世纪 80 年代初期我国中医药文献检索的概况。

《中医常用工具书手册》 李经纬等编著。上海科学技术出版社 1988 年出版。本书共分 7 章：① 中医工具书概说。介绍中医工具书的用途、类型、排检方式和选择使用。②～⑥ 介绍中医药字词典、手册、数目、文摘、索引、年鉴、百科全书及资料性医书、表谱图录等各类中医工具书 195 种（另有列表简介 130 种）。⑦ 简介 78 种有关整理古典中医药文献的基本用书。书末附录 2 种：① 中医药学术专题检索。② 书名笔画索引。本书是 20 世纪 90 年代前的一部较好的中医工具书指南。

《针灸文献检索与利用》 王德深主编。上海中医学院出版社 1991 年出版。本书是针灸专业文献检索指南。共分 10 章：① 针灸文献与检索的基本知识。② 针灸文献检索工具概述。③ 针灸文献检索工具的排检方法。④ 针灸文献检索的方法与步骤。⑤ 常用针灸文献检索工具介绍。⑥ 与针灸有关的工具书简介。⑦ 国外针灸文献检索。⑧ 针灸专题文献资料检索。⑨ 针灸文献的搜集与整理。⑩ 撰写针灸论文的基本要求和方法。另有附篇"推拿按摩气功养生文献检索工具书简介"。书末附录 4 种："历代度量衡变换表""历代帝讳一览表""与针灸相关的中医期刊一览表""针灸穴名国际标准化方案"。另附著者索引（拼音、笔画）和书刊名索引（拼音、笔画）。

《中药文献检索与利用》 黄坚主编。中国中医药出版社 1994 年出版。本书为全国高等医药院校中药类专业教材，由江西中医学院等 7 所院校协作编写。全书共分 15 章：① 中药文献检索概述。② 文献检索基本知识。③ 参考工具书概要。④ 检索工具基础知识简介。⑤ 中文中药文献检索工具。⑥～⑩ 介绍国外（美国、日本、荷兰等国）的医药学检索工具书。⑪ 专利文献检索。⑫ 现代化检索工具。⑬ 文献的阅读与积累。⑭ 中药学术论文的写作。⑮ 文献的开发与利用。每章末均附若干思考题。

《中西医学文献检索与利用》 张令铮主编。上海中医药大学出版社 1995 年出版。本书涉及中医药学与西医学两方面的文献检索和利用，内容广泛。全书共分 5 编：① 文献和文献检索，是全书的总论。② 近代参考工具书及其使用，简介各种工具书的类型、特点、作用和排检法，重点介绍常用参考工具书。③ 中医药古代文献及其检索，重点是古医籍，详述中医书目及有关专题检索途径和方法。④ 近代国内外医学文献检索，重点是期刊，分述中外医学论文的检索途径和方法。⑤ 文献的利用，论述文献的搜集、阅读、鉴别、综述撰写、个人文档建立等。

《中医药文献检索》 吉文辉、梁延光主编。上海科学技术出版社 1997 年出版。经过 6 次修订，最新为 2017 版。本书是全国高等院校文献检索与利用课程系列教材之一。由南京中医药大学等全国 17 所中医院校协作编写。全书共分 10 章：① 中医药文献检索概论。② 中医药文献概论。③ 检索工具、参考工具书和计算机检索系统。④ 文献检索程序。⑤ 中医药词语检索。⑥ 中医药图书检索。⑦ 中医药古代专题资料检索。⑧ 中医药论文与专利文献检索。⑨ 国外中医药学文献检索。⑩ 中医药文献积累与利用。每章末均有若干思考题，以利复习。第七章末有 5 种附录："月份异名表""公元甲子纪年表""公元甲子检查表（甲表、乙表）""《中国历史纪年表》举例""《两千年中西历对照表》举例"。2017 版中更新了较多检索数据库内容。

此类文献指南性质的著作尚有：

《中医文献检索使用手册》 吉文辉编。江苏科学技术出版社 1986 年出版。

《中医工具书使用法》 程宝书编。黑龙江科学技术出版社 1986 年出版。

《实用中医文献学》 秦玉龙编。南开大学出版社 1987 年出版。

《中药文献检索与应用》 施顺清编。上海科学技术出版社 1989 年出版。

《外文中医药文献查阅法》 梁延光编。辽宁大学出版社 1989 年出版。

《中医文献检索与利用》 吉文辉主编。南京大学出版社 1992 年出版。

《中医药文献检索》 严季澜主编。学苑出版社 1995 年出版。

《中医药文献检索与利用》 常傲冰主编。科学出版社 2015 年出版。

五、利用各类中医药手册

手册是汇集某一学科或某一主题等需要经常查考的资料，供读者随时翻检的工具书。它含有各行各业、不同地域、不同职业的人在进行某种行为时所需要了解的相关信息，为人们提供某一学科或某一方面的基本知识。它篇幅短小，便于携带、查阅，方便工作、学习和生活，具有实用性。手册中所收的知识偏重于介绍基本情况和提供基本资料，通常按类进行编排，便于查找。由于专科手册具有很强的专门性，所以我们在挑选案头必备手册时，必须注意选择与自己专业密切联系的相关手册。另外,手册可能具有一定的时效性,其学科知识会被不断更新,故以下介绍的大多属于近 15 年来出版的中医药手册。由于手册一类的工具书,尤其是临床各科的手册数量众多,在此重点介绍几种系列中医药手册丛书。

(一)中医各科手册

《常见病中医临床手册》 第一版由江苏新医学院第一附属医院编,人民卫生出版社 1972 年出版。第二版、第三版周仲瑛主编,人民卫生出版社分别于 1992 年、2004 年出版。最新的第三版对病种进行了调整,新增常见症状 4 个、病种 40 余个。对原有病种的修订重点在诊查要点和治疗用药方面。概论部分主要对常用中药部分进行了修订,补充了新的药理、成分、临床运用等内容。共分概论、各论两部分。概论简要介绍中医基本理论,分章叙述了四诊、八纲、辨证论治概要、常用中药等基本知识。各论分章叙述了 23 个常见症状,及内科、外科、妇科、儿科、骨伤科、皮肤科、眼科、耳鼻咽喉口腔科、肛肠科等常见病、多发病 290 个病症的诊疗经验。每病之下,首先对中、西医病名作出初步的对照联系,并简要概述其中医病因病机。其次,列出西医的"诊查要点"。最后是"治疗方法",以辨证论治为主,并有各种综合治疗措施,其具体内容项目及排序,因科、因病而异。全书篇末附录"几种外治疗法简介"和"方剂汇编"。

《实用中医临床手册》丛书 福建科学技术出版社 1998—2005 年出版。本丛书现已出版 5 本,分别是:

(1)《中医内科手册》:晁恩祥主编,1998 年出版。分上、下篇与附篇三个部分。上篇六章,系统介绍中医内科学辨证论治的理论基础,并设"临证思路"专章,注重理论联系实际。下篇分为"中医病证"与"西医疾病"两大类。中医病证的每一病证均按概述、诊断、治疗、临证参考、预防与调护 5 个项目顺序书写。附篇内容有:"常用内科操作技术""中医内科病历书写规范""常用人体正常检验参考值""方剂索引""全国中医医院急诊科(室)必备中成药"。

(2)《中医妇科手册》:蔡连香主编,2001 年出版。分上、下篇与附篇三个部分。上篇四章,就妇女的生理病理、妇科诊断概要、妇科病治法概要及妇女保健与优生等问题进行了比较系统的论述。鉴于中西医病证无法一一对应,故下篇各论的病证名采取中西医并用的编写法。附篇内容有:人类助孕技术简介、妇产科常用实验室检查正常参考值、方剂索引、妇科常用名词缩写和中英文对照。

(3)《中医儿科手册》:陈昭定主编,2002 年出版。分上、下篇与附篇三个部分。上篇六章,就儿童的生长发育、儿童的保健预防、小儿生理病理特点、儿科四诊概要、儿科治疗概要及儿科常见病证等问题进行了比较系统详尽的论述。下篇各论按西医分类法分立章节,每一病证均按概述、诊断、治疗、临证参考、预防与调护 5 个项目顺序书写。附篇内容有:小儿针灸疗法、中医儿科病历规范、传染病报告制度、结核菌素试验、儿科常用检验正常值、儿科常用中医治法与中草药、儿科常用中成药、方剂索引。

(4)《中医外科手册》:王沛主编,2005 年出版。分上、下篇两个部分。上篇总论,分绪论、外科病证的发病机制、外科诊断方法、外科辨病与辨证、外科病的治疗等六章。下篇各论,详尽介绍了 132 种常见外科病证。每一病证均按概述、诊断、治疗、临证参考、预防与调护 5 个项目顺序书写。各病大多按中医传统命名法命名,仅个别疾病采用西医病名。

(5)《中医肿瘤手册》:王沛主编,2006 年出版。分上、中、下篇与附篇三个部分。上篇总论,共七章,就中医肿瘤学学术源流述要、肿瘤的病因病机、肿瘤的中医辨证、肿瘤的中医治疗、中西医结合治疗恶性肿瘤概要、中医对肿瘤预防的认识、中医对肿瘤患者的护理等进行系统而概括的论述。中篇临床各论详尽地介绍了 24 种常见肿瘤病证和 5 种常见肿瘤并发症。各病均采用西医学的命名法命名,并附相对应的中医传统病名,每一病证均按概述、诊断、治疗、临证参考、预防与调护 5 个项目顺序书写。下篇为常见抗癌中草药与方剂,介绍了清热解毒、活血化瘀、理气解郁、软坚散结、除湿利水、以毒攻毒、扶正固本七大类 115 种中药,以及 29 首传统方和经验方。附篇内容有:常见肿瘤联合化疗方案,常用化疗药物的名称、适应证及其剂量、用法与不良反应,特殊溶解的抗癌药及其溶解稀释方法,抗癌药物副反应的分度标准(世界卫生组织),人体体表面积查阅表,实体瘤临床疗效判定标准,Karnofsky 体力状况(performance status)评分标准,常见肿瘤常用中草药与选择药参考,方剂索引。

《中医执业医师临床禁忌丛书》 鲁兆麟主编。中国协和医科大学出版社 2002—2003 年出版。该丛书是以中医临床各科禁忌手册的形式编纂而成。目的是为了适应国家执业医师制度的建立,提高执业中医师的业务水平,安全合理应用中药。每册书开首均为中医执业医师临床禁忌总论部分,内容包括医师职业道德禁忌、临床检查禁忌、病历书写禁忌、处方用药禁忌、医嘱制度禁忌、保护性医疗禁忌、危重患者处理禁忌和医医、医护、医患关系禁忌8个方面。共有8个分册。

(1)《中医内科临床禁忌手册》(张纾难、尹英杰主编,2002年出版)。

(2)《中医外科临床禁忌手册》(张耀圣、李瑞主编,2003年出版)。

(3)《中医妇科临床禁忌手册》(张家玮、夏东胜主编,2002年出版)。

(4)《中医儿科临床禁忌手册》(李建、李瑞主编,2002年出版)。

(5)《中医骨伤科临床禁忌手册》(谢利民、李瑞主编,2002年出版)。

(6)《中医针灸科临床禁忌手册》(李瑞、嵇波主编,2002年出版)。

(7)《中医眼科耳鼻咽喉科临床禁忌手册》(张亚力、李瑞、矫红主编,2003年出版)。

(8)《中医临床用药禁忌手册》(马迁、杨勇主编,2002年出版)。

其中内科、外科、妇科、儿科、骨伤科、针灸科、眼科、耳鼻咽喉科各册的各论部分主要介绍了中医临床各科常见病症,列举每一种病症的概述、诊断注意事项、临床检查禁忌、治疗处方禁忌、医嘱禁忌等项目。《中医针灸科临床禁忌手册》还着重叙述了针灸穴位的定位标准、局部解剖、主治、处方禁忌、针刺禁忌、误刺事故及其处理方法、取穴要点、针刺方法等。《中医临床用药禁忌手册》参考了历代医家对药物应用禁忌方面的论述,结合现代科学研究的成果,对中药炮制、临床禁忌证、用量和中毒急救方面着重进行了阐述。按照概述、炮制注意、临床应用禁忌、用量禁忌、中毒和急救的体例进行编写。"概述"部分概括了药物的出处,性味归经,功效和临床适应证;"炮制注意"部分对有特殊炮制要求和方法的中药给予阐述,提示临床使用不同炮制方法的中药时的功效差别;"临床应用禁忌"部分详述了中药在临床使用中应注意的各种禁忌病证,旨在提示避免和减少因辨证失误而导致的不合理用药以及由之引起的不良和毒副反应;"中毒和急救"部分介绍了部分中药使用不当或过量引起的中毒症状和急救方法。

《中医查房手册》系列丛书 旷惠桃总主编。山西科学技术出版社2004年出版。本手册丛书分为5本,即《中医内科查房手册》《中医外科查房手册》《中医妇科查房手册》《中医儿科查房手册》《中医骨伤科查房手册》。全书以西医病名为纲,下设概述、入院评估、诊断思路、病程观察、治疗要点、床旁释疑、名家经验、生活宜忌等专项介绍。各科病种以住院患者中的常见病、多发病和中医药治疗优势明显的部分疑难杂症为主。

《现代中医诊疗手册》系列丛书 人民卫生出版社 2004 年出版。以常见病、多发病为主,以病为纲,诊疗并重,辨证论治以表格归纳,还包括西医诊断要点、中医辨证要点、中西医治疗手段等内容。将近年来的中西医新病种、新观点、新方法、新技术融会其中,既反映了中医传统诊治特色,又与当今中西医研究最新进展和中医临床实际相结合。书后附有各科相关备查资料等内容。该丛书分为 13 册:《肝胆病手册》(刘燕冷、洪慧闻主编)、《脾胃病手册》(李军祥、王新月主编)、《呼吸病手册》(苏惠萍、黄淑芳主编)、《风湿病手册》(何厚夫主编)、《心脑血管病手册》(史大卓、王承龙主编)、《肾脏病手册》(江海身、杨君主编)、《糖尿病手册》(梁晓春主编)、《肿瘤病手册》(李忠、乔占兵主编)、《妇科病手册》(王阿丽主编)、《儿科病手册》(徐荣谦主编)、《肛肠病手册》(张燕生、刘仍海主编)、《皮肤性病手册》(李元文、张丰川主编)、《骨伤病手册》(丁建中、王少杰主编)。

《中医临床处方手册》系列丛书 孙世发主编。科学技术文献出版社 2005—2007 年出版。2005 年出版的有《中医内科处方手册》(孙世发主编)、《中医外科处方手册》(王旭东主编)、《中医儿科处方手册》(赵智强主编),2006 年出版的有《中医妇科处方手册》(刘学华、何贵翔主编)、《中医骨伤科处方手册》(华浩明主编)、《中医肿瘤科处方手册》(陈仁寿主编),2007 年出版的有《中医美容处方手册》(范欣生主编)。其中内、外、妇、儿、骨伤各科均以西医疾病为纲、中医证候为目。每一疾病介绍内容以概述形式为主,具体涉及中、西医两个方面,包括疾病概念、病因病理、临床表现等;每一证型中,介绍证型名称、临床表现、诊断要点、治法与处方;而每一方剂按方源、组成、用法、功效、主治、宜忌、方解、加减、实验研究等体例编写。《中医肿瘤科处方手册》全面介绍了常见恶性肿瘤处方用药的临床应用,论述了常见恶性肿瘤的发病原理、诊断分型和治法,收载了古今治癌有效方剂 1 350 余首,按其主要功效特点,分述于肿瘤疾病不同证型之下。《中医美容处方手册》分为上、下两篇,上篇为美容保健,按证列方,罗列了颜面、五官、毛发、躯体四肢的美容方剂;下篇为与损美有关的常见疾病治疗,以病为纲,中医证候为目,以证列方,全书共载方 1 700 余首。

《常见症状中西医结合鉴别诊疗手册》　周慎、何清湖主编。人民卫生出版社 2006 年出版。共收载临床中最常见的症状(含体征与临床表现)117 种，分为 10 章。每一症状在概述之后，设"类症鉴别""疾病鉴别""辨证论治""对症处理"与"调护要点"5 个项目。"概述"主要简述症状的概念，中医的主要病机与西医的病因病理;"类症鉴别"重点介绍本症与其他症状之间，本症内涵中各分类症状之间的鉴别要点，重在阐述被鉴别症状的主要特征与鉴别的主要异同点;"疾病鉴别"主要对可能以本症为主要表现的疾病进行分述，先述本症的特点，包括症状出现的部位、性质、程度、加重缓解因素，再述其他伴随症状与体征，后述确诊所必需的实验室检查;"辨证论治"主要分述中医的辨治经验，重点在于主症的特点及舌脉;"对症处理"重在针对症状特点，选用有实用价值的单方、经验方及其他简便治疗方法;"调护要点"则重点分述患者个人调护方面的基本要求。本书突出两个重点，一个是突出中西医结合的重点，书中对症状的鉴别、诊疗都强调中西医结合;另一个是突出临床实用的重点，在鉴别诊断和临床治疗中都强调切于实用，对临床中需要的内容进行重点阐述，并且类症鉴别、疾病鉴别、辨证论治三个项目均以表格形式表示，一目了然，利于查找。

(二) 中药手册

《中药药理与临床手册》　黄春林、朱晓新主编。人民卫生出版社 2006 年出版。分为绪论和各论两大部分。绪论介绍了中药药理学的相关内容，主要包括中药药性理论的药理研究，中药化学成分的药理作用，中药药理作用与中药功效的关系，影响中药药理作用的因素，以及药物配伍与中药药理作用的关系等。各论根据中药主要的药理作用与主要临床应用相结合分类，以现代医学对病的系统分类为纲，分为抗微生物与寄生虫感染药、影响神经系统药、影响心血管系统药、影响呼吸系统药、影响消化系统药、影响内分泌系统药、影响泌尿系统药、影响女性生殖系统药、影响血液及造血系统药、影响机体免疫功能药、抗恶性肿瘤中药、延缓衰老药、临床其他科用药 13 篇。收载中药 360 味，每味中药按照概述、药理作用、临床应用、用药须知、参考文献等方面进行论述。

《常用中药成分与药理手册》(上、下册)　黄泰康主编。中国医药科技出版社 1994 年出版。分概述、化学成分、药理作用三个方面。主要系统叙述了中药化学成分研究中的不同品种的化学成分分析,不同采收期的成分分析,不同产地药材的成分分析,不同炮制品的成分分析;在药理作用中的药理作用,药代动力学,临床药理,毒性、副作用等问题。共收载中药429味,按首字笔画编排。

《新编常用中药有效成分手册》 李强、夏晓晖主编。中国协和医科大学出版社2008年出版。共收载《中华人民共和国药典》(2005年版第一部)中所涉及的中药中有明确药理作用的、可作为化学对照品的化合物218个。本手册以便于读者迅速全面了解化合物的提取分离方法、化学鉴别、含量测定及活性为目的,参考《植物药有效成分手册》《中药化学对照品工作手册》以及近年来国内外重要期刊文献资料(文献截至2005年12月),加以整理分类、汇编而成。所收化合物按首字中文笔画顺序排列。每个化合物下列异名、结构式、CAS、分子式与分子量、来源、性状、提取分离方法、色谱条件、波谱数据、活性及参考文献。书后附有成分的英文和中文名称拼音索引及CAS号索引。

《新编中成药手册》 陈馥馨主编。中国医药科技出版社1991年出版,第二版于1998年出版。全书分总论、各论两部分。第二版附有第一版比较收载品种的增减情况、文献注释、中成药名称汉语拼音索引和适应证索引。总论介绍了中成药的基本知识和有关理论;各论收载临床常用疗效较好的中成药983种;每种中成药分列历史来源、药物组成、功能、主治、剂型规格、用法用量、注意事项、现代应用、基础研究及文献等项。其中"现代应用"对各种中成药的现代临床经验以及医案、医话、医论等加以论述分析;"基础研究"除对中成药方义作说明外,更以现代药理实验结果说明其组方意义。

《现代实用中药手册系列丛书》 中国中医药出版社1998—2006年出版。该丛书主要收载中药学科近几年的最新研究成果,反映现代中药各学科的先进水平,目前共出版7个分册。

(1)《现代中药药理手册》:梅全喜、毕焕新主编,1998年出版。分总论和各论两部分。总论部分详细论述了中药药理研究的基本方法和常见药理作用的简易实验方法。各论部分按药物功效分类排列,共分22章,收载临床常用、药理作用显著的中药410种。除对每种中药的别名、来源、性味、功能主治、主要成分、现代应用、毒副作用等进行介绍外,重点论述其药理作用,每味药根据其药理作用的不同而分别逐条论述。本书是近几十年中药药理研究成果的全面总结。书末附药名索引和参考文献。

（2）《现代中药材商品手册》：张万福主编，1998 年出版。分总论和各论两部分。总论部分概述了中药材商品的形成和发展、中药材的采收与加工、中药材市场、中药材商品的价格管理、中药商品经营中的经济合同等。各论部分按药用部位分类，共分为 12 章，收载 353 种中药材，在各种药材品种项下，较详细地论述其主产地、采收、加工、性状及鉴别、规格等级，以及贮存、包装、运输的有关知识。

（3）《现代药房(店)工作手册》：魏联杰、尹清茹主编，1998 年出版。分上、中、下篇。上篇主要阐述了药房、药店的社会功能、组织机构、管理、基本技能及工作程序等问题。中篇从市场营销角度，阐述了医药产品营销策略及营销服务基准。下篇主要阐述了与临床相关的中西药基础知识。书末附有附录 42 则和参考文献。

（4）《现代中药栽培养殖与加工手册》：冉懋雄、周厚琼主编，1999 年出版。分绪论和上、中、下三篇。绪论阐述了中药养殖与加工技术、中药与中药资源的基本概念、分类、特点、史略，以及中药生产发展的方向和途径。上篇为"药用植物栽培技术"，论述了药用植物栽培的理论基础、药用真菌培育、药用植物组织培养及其无土栽培技术；中篇为"药用动物养殖技术"，论述了药用动物养殖的基础理论与基本方法，以及捕收加工、炮制与保管技术，并按动物分类系统具体介绍了 26 种常用药用动物的养殖技术。下篇为"中药有效成分提取分离技术"，论述了中药化学成分与有效成分的概念类别与常见中药有效成分，中药有效成分提取分离与开发利用的相关性及其研究的方法步骤，中药有效成分的预试验及其鉴别原理，中药有效成分的常用提取技术、分离技术及其鉴定方法，并以生物碱、苷类重点介绍了 26 类常用中药有效成分的提取分离技术及其鉴定方法；每类中药有效成分尚举例按结构分类、理化性质、提取分离、定性鉴别、含量测定及开发利用等项目分别予以介绍。书末附有附录 7 则和中药中文名、汉语拼音名、拉丁学名、化学成分英汉名词对照索引。

（5）《现代中成药手册》：李锦开、梅全喜、董玉珍主编，2001 年出版。分总论和各论两部分。总论部分概述了中成药的历史与现状、常用剂型与中医治疗法则、用法与用量、用药禁忌、不良反应、储存与养护、质量要求和检测手段等。各论部分按功效分类排列，共分 21 章，收载常用中成药 1 349 种，其中绝大多数系国家基本药物。每种中成药按品名、来源、药物组成、剂型规格、功能、主治、用法用量、禁忌、不良反应、临床应用、药理研究、引申应用、生产厂家等栏目编写。书末附药名笔画索引。

(6)《现代中药炮制手册》:冉懋雄、郭建民主编,2002 年出版。分为总论和各论两部分。总论部分论述了中药炮制的基本概念与发展历史、目的意义与重要地位、研究内容与研究方法、基础理论与临床疗效,以及中药炮制对药物的影响、中药炮制的管理法规与质量要求、炮制常用辅料、炮制分类及基本方法与工艺设备、中药及其炮制品的贮藏技术等。各论部分按植物类、动物类、矿物类及其他类中药分类,具体介绍了 707 种中药炮制的历史沿革、炮制作用及现代研究等内容,较系统地介绍了中药炮制品的古今演变及其炮制技术与现代研究成果。书末附有附录 13 则和中文药名索引、拉丁学名索引、参考文献。

(7)《现代中药鉴定手册》:沈保安、刘荣禄主编,2006 年出版。内容包括植物类鉴定、动物类鉴定和矿物类鉴定,共收载中药 445 种。其中植物类药以科为单位,按植物分类系统次序编排;动物类药按动物分类系统次序进行编排;矿物类药按其所含主要成分归类编排。每种药均以其通用中文药材名称为正名,然后按药物名实(含药名释义)、本草品种考证(含古代中药鉴定经验)、植物(或动物、矿物)形态鉴定、生境分布、采集加工、药材性状鉴定、药材显微鉴定、药材理化鉴定、商品规格、化学成分、饮片炮制、饮片鉴定、性能功用及附注等项目进行编定。大多中药材均配有原植物、动物和矿物图(墨线图或彩色照片)、药材图。

《临床实用中药手册》 唐章全、傅荣周等主编。四川科学技术出版社 2007 年出版。选载当代实用的植物、动物、矿物和菌类中药共 530 种,列举汤、饮、散、丸和现代新剂型方剂共 1 100 个。全书 20 篇,整体结构,以类为纲,以药为目,传统功效分项。每味中药均按基原品质、性味归经、功效主治、成分药理、现代应用、用法用量、使用注意、方剂举例 8 个要点叙述。

《临床中西药物配伍手册》 张俊龙主编。科学出版社 2002 年出版。该书将临床效验及实验研究证实的常用中西药配伍情况作了较为全面总结的基础上,以西药类为纲,中药类为目,借用表格的形式,按照配伍的结果、配用机制、临床应用及注意事项等条目编写而成的。收载的中西药物的配伍,有协同而宜于临床推广运用的,也有拮抗而不宜运用应当临床上加以注意的,均于配伍结果栏内以"协同增效""协同减轻不良反应"及"拮抗减效""拮抗增加不良反应"标明。凡属协同配伍中西药物均在"临床应用"中介绍在临床上当如何运用;凡属拮抗配伍中西药物均在"注意事项"中阐明如何注意避免此中西药联用。书末附录有"实验研究证明的中西药协同配伍"和"中药有效成分表"。

六、利用各类中医药图录

图录亦称图谱,泛指按类编制的图集。此类工具书不以文字叙述为表现形式,而以图像揭示事物形象。图录在医学上的应用历史悠久,范围广泛。例如,1974年在湖南长沙马王堆三号汉墓出土的《导引图》,即可认为是早期的医学图录。这是一种在帛上彩绘的导引练功图式,原图上有44小图,每个小图之侧分别题有2~6字的导引法名称。另外,古代本草、针灸、舌诊等文献中也常附有图录。如唐代编纂《新修本草》时就配有彩色药图25卷。宋代《重修政和经史证类备用本草》、明代《本草纲目》中都有药物图录。现代较流行的医学图录有《中国本草彩色图鉴》《实用中药饮片鉴别图谱》《舌苔图谱》《望舌识病图谱》《中医诊法图谱》《中医望诊彩色图谱》《中医外科诊疗图谱》《经穴断面解剖图解》《针灸腧穴彩色图谱》《针刺手法图解》《推拿手法图解》《针灸治疗常见病图解》《中国手法治疗骨折彩色图谱》《实用气功图谱》《中国古代医史图录》等。

《中国本草彩色图鉴》 钱信忠主编。人民卫生出版社1996年起出版。收载药物5 000种,来源于中国传统应用的中医药、少数民族应用的民族医药、各地方常用草药以及现代医药制剂生产用的原料药与处方药。全书分为两大篇:常用中药篇(1996年出版),草药篇(2003年出版)。彩色插图按照药物来源项下记述的植物(动、矿物),采取一物一图的方式,根据品种的形态特征,精心绘制,细微特征则局部放大,内部结构有鉴别意义的则附放大的解剖图。文字说明包括药名、概述、别名、原植物、生境分布、采制、性味功能、主治用法、用量、英文摘要等。其中"常用中药篇"分为上、中、下三卷,按中药材的药用部位归类,分为根、根茎、果实、种子、全草、叶、花、皮、藤木、树脂、藻菌、动物、矿物。各卷分别编有目录及索引(中文名索引、英文名索引和拉丁药名索引),下卷末附全篇之中文名索引、英文名索引和拉丁药名索引。"草药篇"分为五卷,按药名笔画数排序。各卷分别编有目录及索引(中文名索引和拉丁学名索引),第五卷末附全篇之中文名总索引和拉丁学名总索引,其中中文名索引包括药物正名和别名条目。

《实用中药饮片鉴别图谱》 阎文玫主编。世界图书出版公司2005年出版。本书收载了中药 513 味,约 1 200 种中药饮片,包括根及根茎类饮片 137 味、茎木类 32 味、皮类 16 味、叶类 20 味、花类 27 味、果实种子类 124 味、全草类 53 味、树脂类 5 味、藻菌类 8 味、动物类 40 味、矿物类 21 味、其他类 31 味,共 12 类。以中药饮片鉴别和饮片彩图为重点,采用实物彩照,形态真实准确。文字部分包括来源、商品概况、炮制方法、药材特征、饮片特征、处方应付、性味归经、功能主治、用法用量、附注等。全书约 80 万字,彩色图片约 1 200 多幅。全书按自然属性分类编排。于分类目录后另有药性目录,即把中药按功效分成解表药、清热药、祛风湿药、化湿药等 22 类。书末附有中药名的"拉丁文索引""笔画索引"和"拼音索引"。

《舌苔图谱》 北京中医学院编著。人民卫生出版社 1963 年出版。本书前为舌苔简介,次用彩色片摄取舌苔图谱共 55 帧,以舌为纲,以苔为目,分正常舌、淡白舌、淡红舌、红绛舌、紫青舌、其他舌 6 类。每类均有简要说明,每图均注明形态及病理,图文对照。

《望舌识病图谱》 费兆馥、顾亦棣编著。人民卫生出版社 2002 年出版,2006 年第二版。本书以著者长期临床实践积累的典型舌象资料为素材,精选常见病证的代表舌象照片 50 余幅,并结合医疗经验,运用中医基础理论加以阐述。每种舌象包括与图片对应的舌象具体特征及病理意义、辨证治疗、生活指导等几方面的文字内容。第二版增加了疾病过程中的舌象变化及舌诊与其症状综合分析图片 30 余幅。附录有"舌象、病证与饮食宜忌表""中医术语解释""方药内容分析"。

《中医诊法图谱》 顾亦棣、费兆馥主编。上海中医学院出版社 1988 年出版。根据上海中医学院教材《中医诊法学》和全国高等医药院校教材《中医诊断学》有关望诊内容编摄而成。包括望全身和局部在神、色、形、态方面的典型病例照片 200 余幅,取材于临床,真实反映了各种疾病的病理特征。内容的选择和编排上充分体现中医望诊的传统特点。

《中医望诊彩色图谱》 张家锡总主编。四川科学技术出版社 2006 年出版。根据高等教育中医药类规划教材《中医诊断学》中望诊的内容和顺序加以编排。全书分为全身望诊、局部望诊和舌诊三大部分,共计 250 幅彩图。

《中医外科诊疗图谱》 陆德铭主编。上海中医学院出版社 1993 年出版。根据全国高等中医院校中医专业规划教材《中医外科学》大纲内容编写拍摄而成。教材中所列疾病,凡在体表有明显病理表现者大部分都已编入书中。此外还适当增加了一些教材中没有而临床又常见的外科病种。全书共有典型病例照片 200 余幅,真实地反映了各种疾病的病理特征。文字介绍极其简明,主要介绍了疾病的临床表现、病因病机和治法,病名中西医对照,疾病编排次序与《中医外科学》基本一致。

《经穴断面解剖图解》(四册)　严振国主编。上海科学技术出版社 1983—2002 年出版。共分四册:上肢部分,下肢部分,头颈、胸部,腹盆部。以解剖学与针灸学结合方式,着重介绍了穴位的断面解剖,图文配合。其显示内容是应用尸体冰冻后断面解剖的手段对全身 361 个经穴和常用奇穴进行系统的研究;通过穴位做各种断面,客观地反映针刺所涉及的解剖结构,并阐明每一解剖结构的神经支配及其中枢节段分布。对某些邻近重要器官的穴位均标明其安全针刺的深度、方向及角度,同时按经络循行路线作循经剖面。其中"下肢部分""头颅、胸部""腹盆部"还反映了电子计算机体层扫描摄影(简称 CT)新技术在针灸穴位上的应用,摄有"穴位 CT 断面解剖图像"。文字内容分五部分:文献依据、体表定位、穴位深度、穴位层次解剖、注意事项。"腹盆部"一册的书末附录有"多学科研究穴位的方法"和"穴位形态结构配布的研究"。

《针灸腧穴彩色图谱》　李瑞主编。中国中医药出版社 1996 年出版。分上、中、下三篇,上篇为十四经穴,按十四经顺序排列,逐经定穴,共 361 穴;中篇为经外奇穴,载有常用经外奇穴 48 个;下篇为经穴部位总结,将腧穴分经、分部进行整理、归纳。每经的开始都有经脉循行示意照片,且标示腧穴,另附有腧穴取法歌诀,内容包括国家标准经穴代号,经脉穴数,经脉腧穴主治病症以及每经腧穴的定位歌诀。腧穴部分采用实体摄影照片加以标定穴位的方法,使腧穴部位表现得生动、准确,体表标志清楚。同时为说明腧穴的内部结构,又用线条图表示腧穴与相关骨骼、肌肉、肌腱、关节、血管的关系。附有文字解释,包括标准定位、局部层次解剖、主治、刺灸法等内容。书末附"穴名索引"。

《针刺手法图解》　刘炎编著,李照国译。上海科学技术出版社 2003 年出版。本书是第一本用中英文对照书写的针刺手法技术图解。内容共分六章。第一章针刺基础,介绍了从持针、得气到出针的常识;第二章毫针刺法,介绍了针刺前后 10 余种辅助手法,20 多种行针辅助手法,常用 8 种补泻法和 20 种复式针刺手法及多种其他针法等;第三章《内经》论刺法,介绍了"九刺""十二刺""五刺""三刺"、导气等 20 余种方法;第四章透穴针术,介绍了近 30 种比较特殊的透穴术;第五章艺术针法,介绍了临床行之有效的常用艺术针法23种;第六章特种针刺法,介绍了11种特种针法和针术。由于针刺治疗讲究操作技法,光靠文字描述难以表达清楚,本书特配以图示使之形象生动。

《推拿手法彩色图谱》 韩永和、李新建主编。科学技术文献出版社2002年出版。本书用675幅照片,介绍了我国古今南北推拿手法数百种。按推拿基础手法、推拿治疗手法和小儿推拿手法三部分分类;每一种手法都用一张或数张照片配以文字,按操作过程、手法、要领及重要提示加以说明。

《推拿手法图解》 沈国权、严隽陶编著。上海科学技术出版社2004年出版。采用中英文对照编写的推拿手法图解。全书共分三章。第一章概论,介绍了推拿手法的分类、作用途径及技术要求;第二章推拿手法,详细地介绍了按压类手法、推擦类手法、摩揉类手法等14类手法;第三章推拿操作常规,介绍了头面部、颈项部、肩部等身体10个部位的操作规则。每图力求抓住推拿手法的动作要领,勾画出掌握推拿手法操作的切入点。

《针灸治疗常见病证图解》 张建华主编。江西科学技术出版社2005—2006年出版。本书以临床各科为纲,分6个分册,即内科分册,骨伤科分册,妇、儿科分册,五官科分册,外科、皮肤科分册和神经、精神科分册。由上海中医药大学多位老师结合自身教学与临床实践经验,并博采众家之长编撰而成。本书以图解的形式,对针灸治疗各科常见病证加以归纳与总结。为了明确针灸穴位的位置,配有油画彩色图,使穴位定位更加清楚明了,使读者在阅读文字时,可就近查阅相应的穴位位置。本书尽量减少文字数量,增加彩图的篇幅,以体现穴位位置图解的特色,具有图文并茂、文字简练、体针与耳针相结合等特点。

《中国手法治疗骨折彩色图谱》 袁浩编著。人民卫生出版社1989年出版,北京科学技术出版社2002年第二版。本书是我国骨伤科第一部手法治疗著作和大型彩色图谱。包括总论和各论两大部分内容。总论为第一～第五章,分别介绍古今整骨手法及辨证施法、骨折与脱位原因、分类、临床表现、诊断、X线检查、骨折外观畸形、骨折与脱位合并损伤、固定方式、中药内服外用、功能锻炼、骨折愈合理论等。各论为第六～第二十一章,主要分述四肢、躯干各部位骨折和关节脱位的解剖要点及生物力学特点、诊断要点、治疗手法、整复标准、手法整复要点、固定方法、术后处理、预后及典型病例,对骨折畸形愈合和延迟愈合设专章论述,还介绍骨折与脱位急救处理及骨伤科常用方药等。全书30万言,1 700多幅彩色、黑白X线片图和线条图。

《实用气功图谱》 黄健等编著。上海中医药大学出版社 1997 年出版。气功锻炼以"调心""调身""调息"为三大基本要素,合称"三调"。关于三调的具体操作,各种气功专著均有描述,但调身的操作,文字较难描写清楚。然姿势或动作的不正确,不但会影响练功的效果,甚至还会引起气功偏差。无论是古代,还是近代或当代,都有为数不少的气功著作,为气功动作配以插图,但插图毕竟不够直观。正是出于这一原因,本书选择龙凤呈祥组功、武当气功、伏虎功、易筋经、五禽戏、少林内功等 9 种。有代表性的导引派功法(即动功),摄制功法彩色照片 370 张以指示动作,使读者能"按图索骥",无师自通。

《中国古代医史图录》 李经纬主编。人民卫生出版社 1992 年出版。共收录中国古代医史文物图片 260 余幅,主要按年代分为先秦时期、秦汉时期、晋唐时期、宋金元时期、明清时期,以及少数民族医史文物和清代宫廷医药档案与文物。每幅图列有文物名称、年代、简介、馆藏地。书末附三套清人绘制的《调气炼外丹图式》。本书内容丰富,涉及的医史文物有:原始人的化石、药材标本、医疗器械、医家画像、涉医简帛、医籍书影等。

第五章

古代字典辞书选介

一、《说文解字》

(一)《说文解字》概览

《说文解字》简称《说文》,是我国最早的一部字典。作者东汉许慎,字叔重,官至太尉南阁祭酒。他是东汉著名经学家贾逵的弟子,博学经籍,时人称他"五经无双许叔重"(见《后汉书·儒林列传》)。许慎"博问通人""遵修旧文",又"考之于(贾)逵",著成了《说文解字》。按许慎解释:"依类象形"谓之"文","形声相益"谓之字,二者总称为"书"。故知《说文解字》即为说解"文"和"字"而作。

《说文解字》共收字 9 353 个,重文(异体)1 163 个。每个字头用小篆(少数用古文或籀文)书写,把不同于小篆的古文、籀文等异体字列为重文。先说字义,次析字形结构,然后解释形、义与音的关系。该书首创部首编排法,将形旁相同的字类聚为一部,以该形旁作部首。全书共分 540 部。这样就把极其纷繁的汉字,有条有理地聚合起来了。这对于后世字典辞书的编排体制产生了很大的影响。

《说文解字》对每个字兼从形、音、义三方面加以解释,有时还征引经传、郡书、方言及通人之说作为佐证。例如:

口,人所以言食也。象形。

丄,高也。此古文上,指事也。

相,省视也。从目从木。

信,诚也。从人从言,会意。

炼,铄冶金也。从火,柬声。

瞑,翕目也,从目冥,冥亦声。

蚰,虫之总名也。从二虫,会意。读若昆。

份,文质僣也。从人,分声。《论语》曰:"文质纷纷。"

《说文解字》解说字义有很多创造性方法。如同中求异法:"呼,外息也。""吸,内息也。""喘,疾息也。""喟,大息也。""噫,饱食息也。"又如由反知正法:"旱,不雨也。""暂,不久也。""拙,不巧也。""假,非真也。"《说文解字》有许多知识性的解说,充分显示了许慎学识的渊博。例如:"蒲,水性也,或以作席。""椴,木,可以作床几。""荩,艹也,可以染留黄。""犀,南徼外牛,一角在鼻,一角在顶,似豕。"这充分说明《说文解字》不只是材料的收集和排比,更重要的是对汉字字(词)义作了分析,抓住字(词)的本义,从根本上理清了字(词)义的源及其引申脉络。

(二)《说文解字》的缺点和错误

但是,受时代局限,许慎未能看到更古老的甲骨文、金文等汉字形体,因此难免在解说上有失误之处。归纳起来,《说文解字》的缺点和错误大致有如下几点。

误析字形 如:"奚,大腹也。从大,𢎧省声。"考甲骨文和金文"奚",都象手持索以拘奴隶,并无"大腹"之义。《周礼·天官·冢宰》:"酒人奄十人,女酒三十人,奚三百人。"孙诒让正义:"凡此经言奚,皆为女奴。"

"爲,母猴也。其为禽好爪……下腹为母猴形。"考甲骨文"爲",象手牵象之形。罗振玉《增订殷墟书契考释》："案（爲）从爪，从象，绝不见母猴之状，卜辞作手牵象形……意古者役象以助劳，其事或尚在服牛乘马以前。"

牵强附会 如："甘，美也。从口含一。一，道也。"甘释作"美"是对的，问题是"一"的解释牵强附会。按造字时代不会有"道"这个抽象的哲学概念。"甘"字口中之一画，当是口中所含美味食物。

"告，牛触人，角箸横木，所以告人也。"考甲骨文"告"是牛头作祭品，因此"告"的本义当是祷告。

滥用声训 如："母，牧也。""妇，服也。""木，冒也。""东，动也。""丙，位南方，万物成炳然。""丑，纽也。"

误作本字 如："取"是本字，"娶"是区别字。《说文》却把"娶"误作本字收入："娶，取妇也。"综上所述，我们在研究和利用《说文解字》时，不能像过去有些学者那样处处墨守，而应采取科学分析的态度。

（三）《说文解字》主要贡献及四大家

《说文解字》最主要的贡献是：① 创立部首。② 确立六书（象形、指事、会意、形声、转注、假借）的文字学理论体系；保存汉以前文字的古音古训及篆文的写法系统。根据《说文解字》，我们可以探究汉字的本源，辨识汉字的形体，了解汉字的本义。以《说文解字》为桥梁，能进一步接近、认识更古老的商、周金文和殷商甲骨文。《说文解字》关于文字的解说含有丰富的内容，凡古代的社会生活、典章制度、生产知识、科技成就、自然现象等在其中均有反映。因此，《说文解字》不仅是研究中国文字学的一部基本文献，也是阅读古籍必须常备的一部工具书。

《说文解字》的原本经唐代李阳冰改编，今已不传。北宋徐铉、徐锴兄弟对《说文解字》作了整理研究。徐铉校定的《说文解字》称大徐本，现传于世；徐锴所著《说文解字系传》称小徐本，是现存最早的《说文解字》注本。清代研究《说文解字》的著作最多，成就很大，其中最著名的有段玉裁《说文解字注》、桂馥《说文解字义证》、王筠《说文释例》和《说文句读》、朱骏声《说文解字通训定声》。段、桂、王、朱四位学者，合称《说文解字》四大家。以下对四家分别作一简介。

段玉裁《说文解字注》 段玉裁（1735—1815），字若膺，一字懋堂，江苏金坛人。历 31 年撰成《说文解字注》。他对《说文解字》的主要功绩如下。

（1）阐述体例，解释术语。如："凡言'从某，某声'者，谓于六书为形声也。""凡言'亦声'者，会意兼形声也。""凡言'读若'者，皆拟其音也；凡传注言'读为'者，皆易其字也。""凡云'之言'者，皆通其音义以为训诂。""凡云'古文以为某'者，此明云书假借以用也；本非某字，古文用之为某字也。"

（2）发挥义释，旁征博引。如《说文·艸部》："菀，茈菀，出汉中房陵。从艸宛声。"段注："《本草经》作'紫菀'。古'紫'通用'茈'，见上。《唐本草》注曰：'白菀谓之菀。'《急就篇》：'牡蒙甘草菀药芦。'师古曰：'菀谓紫菀、女菀之属。'《本草》亦曰：'生房陵山中。'《诗》'菀彼北林''有菀其柳'，假借为'郁'字。"

（3）纠正谬误，详加论证。如《说文·黾部》："鼀，匽鼀也，读若朝。扬雄说：匽鼀，虫也。杜林以为朝旦，非是。"段注："考屈原赋'甲之鼀吾以行'。王逸曰：'鼀，旦也。'《左传》'卫大夫史朝'，《风俗通》作'史鼀之后为鼀姓'。《汉书》鼀姓又作晁。是本假借为朝，本无不合。许云'非是'，未审也。"段氏在注语中还引证了大量古医籍的例证。如《说文·疒部》："瘘，痹也。"段注："按古多瘘痹联言，因痹而瘘也。《素问》曰：'有渐于湿，肌肉濡渍，痹而不仁，发为肉瘘。'"如《说文·疒部》："痉，强急也。"段注："《本草经》曰：'术主痉疸。'"又如《说文·土部》："地，元气初分。轻清昜（阳）为天；重浊侌（阴）为地。"段注："元者，始也。《阴阳大论》曰：'黄帝问于岐伯曰：地之为下，否乎？岐伯曰：地为人之下，太虚之中者也。黄帝曰：冯乎？岐伯曰：大气举之也。'按地之重浊而包举乎轻清之气中，是以不坠。"按此段经文见于今本《素问·五运行大论》。段氏所引《阴阳大论》，或许是其当时所见之另本古医书。因为段注引书，从来只引书名，不引篇名。

《说文解字注》堪称"体大思精"（王筠《说文释例序》）。但段注有时也流于穿凿；又由于段氏过于自信，喜凭臆改易原文，因而失之武断。

桂馥《说文解字义证》　桂馥（1736—1805），字冬卉，号未谷，山东曲阜人。桂氏系金石家，对金文、碑刻、古印均有研究。桂注《说文解字》，"专庐古籍，不下己意"，旨在征引群经以证许说，故卷帙浩繁，材料丰富。但其引典不考虑时代变化，且多浮词；又未征引其所熟识的金文材料，故未能取得更大的成就。该书之流传亦远在段书之后。兹举例如下。《说文·羊部》："羖，夏羊牝羖。"桂氏《义证》："《韩子》：'叔孙敖相楚，衣羖羊裘。'《史记·秦本纪》：'吾媵臣百里奚在焉，请以五羖皮赎之。'《张奂与崔子贞书》：'仆以元年到任，有兵二百，马如羖羊。'《寰宇记》：'抉南国出金刚，状如紫石英，以羖羊角扣之，灌然冰释。'《本草》:'羖羊,尤狠健,毛最长而厚。'"

王筠《说文释例》　王筠(1784—1854),字贯山,一字菉友,山东安邱人。王氏积 20 年之精力,研究、整理《说文解字》,兼采诸家之长,总结、阐明《说文解字》的体例,并大胆提出驳正,《说文释例》中批评许慎有 80 多处,批评段注达 200 多处。如其释《说文解字》体例时说:"'同条牵属,其理相贯',此谓五百四十部之大体,以义相属也。又曰'杂而不越,据形系联',此谓五百四十部之小体,以形相属也。至于部中字之先后,则先实后虚,先近后远,诸大部无不然者。其或无虚实远近之可言,则以训义美者列于前,恶者列于后,如言、心等部是也。"王氏《说文释例》对医经用字亦多有说解,且征引资料丰富,结论可靠。如:"'痉',《脉经》卷八校语云:'痉,一作痓。'《说文》有痉无痓。《急救篇》王氏补注引《说文》曰:'中寒,体强急也。'《玉篇》:'痉,渠井切,风强病也。''痓,充至切,恶也。'与《广雅》同,盖即采自《广雅》。《广韵》亦兼收此两字,音义并同《玉篇》。《集韵》痉下有'一曰风病'句。案《脉经》云:'颈项强急。'又云:'伤寒八九日,风湿相搏,不能自转侧。'又云:'不得屈伸。'与《说文》'中寒,体强急'合,与《玉篇》《集韵》言风亦合。唯《脉经》屡云湿家,则痉病所重在湿,为《玉篇》诸书所未及。要之,字书可偶举一端,医书必当详悉,亦不害其为合也。《脉经》当以'痉'为正。六朝写书用草字,因讹为痓。"

朱骏声《说文通训定声》　朱骏声(1788—1858),字丰芑,号允倩,江苏吴县(今苏州)人,为著名学者钱大昕的弟子。朱氏博学多才,于学无所弗窥,精于天文、数学,又擅长词章。所著《说文通训定声》,在《说文解字》的整理、研究方面不迷信古人,多有创新。该书释字分三个层次。

(1) 说文。解说文字形体和意义。如"犬",许慎说是象形字,引孔子语"视犬之字如画狗也"。朱氏按:"横视之也。"有时还讲解"别义",即别一本义,以充实许说。

(2) 通训。即分析假借和转注。他说:"转注者,体不改造,引意相受,令、长是也;假借者,本无其意,依声托字,朋、来是也。"因此,朱氏所谓转注,就是词义引申;所谓假借,就是同音通假,包括"重言形况字""连语"与"托名幖识字"在内。

(3) 定声。把文字按古韵分类,打乱许慎 540 部,舍形取声,在 16 000 多字(《说文解字》9 000 余字,朱氏又增附 7 000 余字)中,共折得声符 1 137 个,再依古韵归并为 18 部。

（四）集《说文解字》注释之大成的工具书——《说文解字诂林》

清代以来,研究、注释《说文解字》的著作层出不穷。欲了解这些著作对《说文解字》中某个字的解释和看法,遍检群书是十分困难的。近人丁福保所编《说文解字诂林》则帮助读者解决这个问题。

《说文解字诂林》 丁福保等编。该书共 66 册,分前、后、补、附四编和通检。上海书局 1928 年出版。1932 年,丁氏又搜集近代有关《说文解字》研究的著述多种,续出"补遗"16 册。1982 年中华书局重印出版。此书将清代以来 200 多种研究《说文解字》的著述汇为一书,名为"诂林",洵为集《说文解字》注释之大成的工具书。该书编排体例:在《说文解字》所收每一单字下,逐项罗列各家著述对该字的说明,计有 11 类:① 大徐本及校刊字句之属。② 小徐本及校刊字句之属。③ 段注及考订段注之属。④ 桂氏义证及辨订之属。⑤ 王氏句读、释例及补遗之属。⑥ 朱氏通训定声及补遗之属。⑦ 杂诂别述之属。⑧ 引经引古语之属。⑨ 释某字、某句之属。⑩ 金文、甲骨文可为旁证或补许书之缺者。⑪ 逸字外编之属。书前有"引用书目表""引用诸书姓氏表"。"通检"另编一册,按《康熙字典》的部首分编为 12 集,将所收单字皆写成楷书,编入所属各部,下注所在页数。《说文解字诂林》的价值在于汇集 200 余种研究注解《说文解字》的著述于一编,检一字而诸家学说、观点具备,极大地方便了读者。

二、《尔雅》

《尔雅》是我国最早的一部词典。约成书于西汉时期。作者已不可考,一般认为非出于一人之手。《尔雅》二字的涵义,唐代陆德明《经典释文》云:"尔,近也;雅,正也。言可近而取正也。"《汉书·艺文志》曰:"古文读应尔雅,故解古今语而可知也。""尔"为近,"雅"乃正。《尔雅》由此而得名。

《尔雅》实际上是一种故训汇编,其目的在于集录先秦古书中的训诂,以供研读此类古书的人查考。现存的《尔雅》全书共 19 篇:释诂、释言、释训、释亲、释宫、释器、释乐、释天、释地、释丘、释山、释水、释草、释土、释虫、释鱼、释鸟、释兽、释畜。前 3 篇是一般语词部分,名词以外的各类词语大部集中在这 3 篇中。释诂多以今语释古语;释训多举叠音词、联绵词等形容写貌之词。后 16 篇是对各种名物的分类解释,具有百科知识性质。这些专名的释义是考证我国古代名物制度的重要资料。

《尔雅》的释词方法大致可分为3种：① 同义对释。即汇集经传中的同义词作为一条，每条最后用一个通行词或今语作注解。这种方法集中在前3篇。如："初、哉、首、基、肇、祖、元、胎、俶、落、权舆，始也。"（《释诂》）"还、复、返也。"（《释言》）"肃肃、翼翼，恭也。"（《释训》）② 标明义界。如："父为考，母为妣。父之考为王父，父之妣为王母。母之考为外王父，母之妣为外王母。妻之父为外舅，妻之母为外姑。妇称夫之父曰舅，称夫之母为姑。"（《释亲》）"金谓之镂，木谓之刻，骨谓之切，象谓之磋，玉谓之磨。"（《释器》）"谷不熟为饥，菜不熟为馑，果不熟为荒，仍饥为荐。"（《释天》）"水注川曰谿，注谿曰谷，注谷曰沟，注沟曰浍，注浍曰渎。"（《释水》）③ 声训。如《释言》："遇，偶也。"清代郝懿行《尔雅义疏》："遇、偶俱从禺声，古音在侯部，是二字声义同。"此为音近义通词为训。又有合二字之声为训，如《释器》："不律谓之笔。"《释草》："艾，冰台。"《尔雅》训释词语的同义关系十分复杂，有的失于混淆，如清代戴震指出："姑以《释诂》言之，如台、朕、赉、畀、卜、阳、予也。台、朕、阳，当训予我之予；赉、畀、卜，训赐予之予。不得错见一句中。"（《答江慎修先生论小学》）此条"台、朕、阳"与"赉、畀、卜"之间根本不同义，它们只是分别与"予"的不同义项同义，而被牵强地错合在一起。即所谓"一训兼两义""二义不嫌同条"。这说明《尔雅》的释义体例还不够严谨，故使用时必须谨慎。

《尔雅》注疏今存世的有：晋代郭璞《尔雅注》，宋代邢昺《尔雅疏》，二者合称《尔雅注疏》，今有《十三经注疏》本。清代注解《尔雅》而有成就者，当推邵晋涵《尔雅正义》和郝懿行《尔雅义疏》。邵氏《正义》着重校正文字、采录古注，对《尔雅注疏》有所补正。但因成书较早，未能运用音韵学方法释义，故成就不及郝氏。郝氏《义疏》运用"因声求义""音近义通"之法，着重以声音贯穿训诂，探求词源，对《尔雅》作穷原竟委的研究、注释，故成绩超越前人。后王念孙著《〈尔雅〉郝注刊误》补其缺，亦可参看。

《尔雅》列于《十三经》，在封建社会的影响很大，除有诸多注家外，历代仿《尔雅》体例，以"雅"命名的训诂著作亦甚多。如汉代孔鲋的《小尔雅》，东汉末刘熙的《释名》（又名《逸雅》），魏张辑的《广雅》，北宋陆佃的《埤雅》，南宋罗愿的《尔雅翼》，明代朱谋㙔的《骈雅》，方以智的《通雅》，清代吴玉搢的《别雅》，洪亮吉的《比雅》，史梦兰的《叠雅》等，都各具特色。研究这些《尔雅》类的书又成了一门学问，称为"雅学"。清代学者胡元玉著有《雅学考》一书，可参。

三、《方言》

《方言》，全称《輶轩使者绝代语释别国方言》，是汉代训诂学一部重要的工具书。它是世界上最早的一部地理语言学专著，也是中国第一部汉语方言词汇比较研究专著。作者西汉扬雄(公元前53—公元前18)，字子云，成都人，汉代著名学者。上古时代，中国交通不便，以致言语难通。《孟子·滕文公下》就有"一齐之傅，众楚咻之"的故事，可见齐楚方言之不同。秦统一天下，"同书文字"，但方言的分歧仍然大量存在。据汉代应劭《风俗通》序，周秦时代每年8月派遣輶轩之使(乘轻便车的使者)到各地采集方言，回来后加以编纂，藏之密室。秦亡，遂散佚。西汉蜀郡人严君平记有1 000多字，扬雄老师林闾翁孺整理出三个大纲。在此基础上，扬雄又经27年的搜集积累，采集西汉时代黄河流域、长江流域及当时东北部分地区的方言，逐条加以比较和解释，最终编写成9 000字的《方言》。

《方言》的体例仿《尔雅》，但分类不够系统。今本《方言》共13卷。卷1、卷2、卷3、卷6、卷7、卷10、卷12、卷13解释普通语词;卷4释服饰;卷5释器物;卷8释兽;卷9释兵器;卷11释昆虫。全书共675条，收词2 300余个。每条先列方言(包括古代与汉代)，后用通语(当时通行的普通话)解释，再逐一注明方言词区域。例如:

党、晓、哲:知也。楚谓之党，或曰晓，齐宋之间谓之哲(卷1)。

奄瘶:微也。宋卫之间曰奄。自关而西，秦晋之间，凡病不甚曰奄瘶(卷2)。

差、间、知:愈也。南楚病愈者谓之差，或谓之间，或谓之知。知，通语也。或谓之慧，会谓之憭，或谓之瘳，或谓之蠲，或谓之除(卷3)。

《方言》保存了大量古代口头语汇，为研究古汉语的学者提供了丰富的语言资料。《方言》的注本有晋代郭璞《方言注》、清代戴震《方言疏证》、钱绎《方言笺疏》、王念孙《方言疏证补》。今人周祖谟《方言校笺》，是集大成的校注本。

四、《释名》

《释名》，又名《逸雅》，是我国古代一部语源学词典。作者东汉末刘熙，字成国，北海(今山东潍坊)人，汉末著名训诂学家。《释名》共8卷，27篇，收录先秦两汉词语1 502条。体例仿《尔雅》。卷1释天、释地、释山、释水、释丘、释道，卷2释州国、释形体，卷3释姿容、释长幼、释亲属，卷4释言语、释饮食、释采帛、释首饰,卷 5 释衣服、释宫室,卷 6 释床帐、释书契、释典艺,卷 7 释用器、释乐器、释兵、释车、释船,卷 8 释疾病、释表制。《释名》的特点是:大规模地运用了萌芽于先秦,盛行于西汉的声训法,根据字、词的语音来探求事物命名的本源。下举数例以见注释体例。

> 山夹水曰涧。涧,间也。言在两山之间也(释水)。
>
> 亭,停也。亦人所停集也(释宫室)。
>
> 疾,疾也。客气中人,急疾也。病,并也。与正气并在肤体中也(释疾病)。
>
> 眩,縣(悬)也。目视动乱,如縣(悬)物摇摇然不定也(释疾病)。
>
> 喘,湍也,湍疾也。气出入湍疾也(释疾病)。

《释名》用声训来研究词源,并设法探索音义之间的联系,取得了一定的成就,这对训诂学是一项贡献。但其中也难免有穿凿附会与主观臆测。这是在查检利用此书时需要注意的。《释名》至清代始有注本,较重要的有毕沅《释名疏证》、王先谦《释名疏证补》、成蓉镜《释名补正》、吴翊寅《释名疏证校议》,可资参考。

五、《广雅》

《广雅》,魏代张揖撰。张揖,字稚让,清河(今淮阴)人,魏太和年间博士。《广雅》篇目悉依《尔雅》内容,故题名曰《广雅》。张揖《广雅自叙》云:"文同义异,因转失读,八方殊语,庶物易名,不在《尔雅》者,详录品核,以著于篇。"全书训诂条目共 2 343 条,所增释的字词,或取自先秦旧典,或出于《尔雅》以后汉儒著作,可见《广雅》的训诂资料比《尔雅》大大丰富了。例如《广雅·释诂》第一条:

> 古、昔、先、创、方、作、造、朔、萌、芽、本、根、槃、鼃、韭、昌、孟、鼻、业:始也。

此条补收了《尔雅》未收的 19 个作"始"解的词。

隋代曹宪为《广雅》作音释 4 卷,为避隋炀帝杨广之讳,改称《博雅》,曹氏音释亦名为《博雅音》。《博雅音》主要是用直音法和反切法注释《广雅》中的冷僻字和异读字。《广雅》最有名的注本是清代王念孙的《广雅疏证》。王念孙,字怀祖,号石臞,江苏高邮人。他萃 10 年之心力,著成此博大精深之作。其《广雅疏证自序》云:"念孙不揆梼昧,为之疏证,殚精极虑,十年于兹。窃以诂训之旨,本于声音。故有声同字异,声近义同。虽或类聚群分,实亦同条共贯。譬如振裘必提其领,举网必挈其纲……今则就古音以求古义,引申触类,不限形体。苟可以发明前训,斯凌杂之讥,亦所不辞。其或张君误采,博考以证其失;先儒误说,参酌而寤其非。以燕石之瑜,补荆璞之瑕,适不知量者之用心云尔。"《广雅》中收录古医书、古本草词汇颇多,但原文较深奥难懂,故需参看《广雅疏证》。总之,《广雅》经王念孙疏通整理,其在训诂学上的价值更高,对研究、注释古籍的作用更大。

为《广雅》作注的还有清代钱大昭《广雅义疏》,着重疏解文字,其成就远不如《广雅疏证》。此外,清代俞樾《广雅释诂疏证补遗》、王士濂《广雅疏证拾遗》、黄海长《广雅疏证补正》、王树枏《广雅补疏》等,都是补正《广雅疏证》的拾遗补缺之作,可以参阅。

六、《玉篇》

《玉篇》是我国南北朝时期的一部字书。作者为南朝梁顾野王(519—581),字希冯,吴郡人。梁亡入陈,官至黄门侍郎,广禄卿兼太学博士。宋代陈彭年等重修,改称《大广益会玉篇》。今本《玉篇》全书共收字 22 561 个,分为 542 部,部首排列大致以事物分类为序。释字以音义为主。《玉篇》是我国第一部用反切注音的字书。除个别字用直音法外,全书皆用反切注音。清代李汝珍《音鉴》云:"梁顾野王《玉篇》悉用反切,不复用直音。"《玉篇》的体例是:

(1)先用反切注音,遇多音字,就用不同的反切。

(2)后释义,一般举《说文》《白虎通》等古字书的说解,或援引古代典籍作书证。

下举数例以见一斑。

"撲,丈甲切,又时列切,数箸也。"(《手部》)

"肺,芳吠切,金藏也。《太玄经》云:火藏。肺之言敷也。《诗》云:自有肺肠。"(《肉部》)

"肝,居寒切,木藏也。《白虎通》云:肝之为言扞也。"(《肉部》)

"怕,普驾切,恐怕也。《说文》:匹白切,无为也。"(《心部》)

《玉篇》对于有些字的编排分布不合理,故《四库全书总目提要》云:"《玉篇》字无次序,亦难检阅。"此书对研究古代音韵及汉字反切极富价值。

七、《广韵》

《广韵》全称《大宋重修广韵》,北宋初年陈彭年等在隋代陆法言《切韵》、唐代孙愐《唐韵》的基础上增广编撰而成,它是我国现存最早最完整的一部古代韵书。全书按四声分为 5 卷,平声字较多,分 2 卷,上声、去声、入声字各 1 卷。共收字 26 194 个,分为 206 个韵部,是一部按韵部排检的字典。《广韵》的编纂是为了文学创作,它以韵部为纲,以便诗人吟诗时查检。《广韵》释义在前,一般引《说文解字》解说;注音用反切,是汉字反切的总汇;同音字排在一起,又像现今的《同音字典》。一组组同音字之间用圆圈隔开,称为小韵。在一组同音字中的第一字后注明反切,反切后记有数字,表示这一小韵中共有多少个同音字。下举数例以见其体例。

"精,明也;正也;善也;好也。《说文》曰:择也。《易》曰:纯粹精也。子盈切。十五。"(《下平声十四清》)

"医:医疗也。亦官名,汉太常属官有太医令。《续汉书》曰:秩六百石。有药丞,主药方。《说文》曰:巫彭初作医。于其切。五。"(《上平声七之》)

"药:《说文》云,治病草。《礼》云:医不三世,不服其药。又姓,后汉有南阳太守河内药崧。以灼切。三十一。"(《入声十八药》)

用《广韵》查字,需要先了解字的四声和韵部,否则很难查检。近人刘复等所编《十韵汇编》附《广韵》索引,近人沈兼士所编《广韵声系》亦附索引,为现代读者查检《广韵》提供了方便。新版《辞源》也在字的释音中注明了《广韵》的声部和韵部,可以利用。

《广韵》不仅在古代韵书中具有重要地位,作为一部字书,它还保存了不少唐宋时期已经散佚的古代文献资料,因此它也是一部重要的工具书。

八、《集韵》

《集韵》,宋代丁度等编纂。成书于 1039 年。本书是《广韵》的增广修订本。全书共 10 卷,平声字 4 卷,上、去、入声字各 2 卷。共收 53 525 字,比《广韵》多 27 331 字,是我国古代收字最多的一部韵书。它的收字原则是"务从该广",古书上所见的字,包括古体、别体、俗体咸悉收入,且将同一字的各种不同形体排列在一起,故此书又类似异体字字典。字的释义,"悉本许慎《说文》。慎所不载,则引它书为解"(《集韵·韵例》)。又大量删削了《广韵》对姓氏、地名的繁琐注解和考证。本书无索引,查检不便。其中错误也不少。清代方成珪有《集韵考证》,可资参考。

九、《康熙字典》

《康熙字典》是清代张玉书、陈廷敬奉清圣祖爱新觉罗·玄烨诏令编纂的一部官方字书。本书是仿照明代梅膺祚《字汇》、张自烈《正字通》的体例，又吸纳历代字书、韵书、类书的成果编成的一部大型字典。康熙帝玄烨曾云"《字汇》失之简略，《正字通》涉于泛滥"，故要"增《字汇》之阙遗，删《正字通》之繁冗"，命名为"字典"，"可奉为常而不易者"（《康熙字典·序》）。本书是我国历史上第一部以"字典"命名的辞书。全书分 12 集，从子集到亥集，按 12 地支顺序排列，每集又分上、中、下 3 卷。按部首分 214 部，收字 46 964 个（据《汉语大字典》湖北收字组重新统计）。书前有"总目""检字""辨似""等韵"各 1 卷。书末附"补遗"1 卷，补收有音有义的冷僻字；"备考"1 卷，收"字不成楷，或音义无征"的字。

《康熙字典》的注释体例是：① 先注音，后释义。每个单字下，先列《唐韵》《广韵》《集韵》《韵会》《正韵》等古韵书的反切，再训释字义，释义多采用古代字书，经典注疏的训诂材料，一般不另立说解。② 列别音别义，列古音别体。对多音多义字，一一列出别音别义，力求读音与释义统一，以音统义，一般都援引古代书证。凡字有古体、古音，则必载录；有重文、别体、俗书、讹字，则附在注后。③ 若对字的音义需加考辨，则用〇隔开，并加"按"字标明，下列出按语。

《康熙字典》能通用至今日，主要由于该书具有以下几个特点：① 收字量多。明代《正字通》收字 33 549 个，《康熙字典》要比它多 13 000 余字。后 200 年问世的《中华大字典》仅比《康熙字典》多 1 000 余字。② 引证详尽。古代重要的韵书、字书、辞书的资料搜罗无遗，援引古代典籍书证，笺传注疏的训诂材料详而有要。③ 不拘泥古说。例如废除了一些古体字；改动了一些古旧的分部首方法，与《说文解字》分法不尽相合；将有些字的分部合理化，如"颕""颎""颍"等字从"页"部提出，改入"禾""火""水"部，符合形声字的原则。④ 考证性按语反映出编者的学术水平和研究成果。

然而此书毕竟成于众手，缺点、错误也委实不少。清代学者王引之曾著《康熙字典证证》，查出各种错误 2 588 条；日本学者渡部温著有《康熙字典考异正误》，查出错误达 4 700 多条，而且很多条与王引之《考证》并不重复。综合归纳起来，《康熙字典》的缺点、错误大致有以下几方面：① 互相注音，互相释义，有些字辗转互注，结果还是读不出准确的字音，解不出确切的词义。② 有时字的释义过于简略，有的字通俗用法未加说明。③ 有的部首分类不合理。④ 援引古代书证大多数只列书名，不出篇名，引举医书往往仅写"方书",不出具体书名,而且所引书证往往不核对原文(以上①~④为主要缺点)。⑤ 误引书名。⑥ 误引古籍篇名。⑦ 引文文字错讹。⑧ 引文年代错误。⑨ 引文断句错误。⑩ 注音错误。⑪ 笔画误入(以上⑤~⑩是主要错误,致误援引主要是:未认真核对书证原文,校勘粗疏)。

今日使用《康熙字典》应当注意:① 书中援引古代韵书的反切资料,由于古今音变的关系,许多已不能切出现代汉语拼音的标准音。读音应以现代新编的字(词)典为准。② 此书字义的注释可供参考,但在撰写论文或注释古书时不宜直接引用。可利用此书提供的线索,直接征引原书的注疏。③ 对此书所举的书证,必须严格核对原文,方可引用,否则极易致误。日本丹波元简《素问识》径引此书致误,即是前车之鉴。

《康熙字典》在清代初期有武英殿本和木刻本行世。清末民国初年,许多印书机构、出版社都有影印本、翻印本问世。1963 年,中华书局据清末同文书局影印殿本重印,书前有部首页数索引,书末附王引之《字典考证》,便于读者查检、核对。1979 年台北启业书局印行了高树藩重修的《新修康熙字典》,修订的主要项目是:① 正内容。将"补遗""备考"依部归入正文。同部首同笔画数的字,按常用、备用、罕用、同字、残字分项排列。② 订讹误。据王引之《字典考证》及日本渡部温《康熙字典考异正误》的正误部分加以订正。③ 补音读。增加注音字母、罗马字拼音、四声和韵目。④ 增句读。对全书作了标点。⑤ 齐版面。如字头一律齐头并列。⑥ 删增附表。经过修订,基本达到了使《康熙字典》易检、易认、易读、易解的目的,适合现代读者使用。

十、《经籍籑诂》

《经籍籑诂》是一部古书训诂资料的汇编。成书于 1798 年。主编阮元(1764—1848),字伯元,号芸台,江苏仪征人。清代乾隆五十四年(公元 1780年)进士。曾任数省学政,浙江巡抚,两广总督。在浙江学政任上,亲订《经籍籑诂》编辑凡例,召请当时著名学者臧镛堂、臧礼堂、洪颐煊、洪震煊、陈鳣等约 50 人,进行编纂,以臧镛堂为总纂,将经、史、子、集四部中,唐以前重要古籍的旧注,及汉、晋以来的各种字书,共 100 余种,汇集在一起,以单字、单词为条目,依照《佩文韵府》106 个韵部,分平、上、去、入编排,每韵 1 卷。每字为一条,每条先列字的本义,再列引申义和假借义。只释字义,不注音切。如一字数音,则分别列入几个韵部,并按不同的字义各加解释。

查检《经籍籑诂》，需了解书中所用几种符号的意义：① 竖线"｜"，代字条开首的本字。② 圆圈"〇"，用来隔断上下两种不同的解释。③ 方框"〔 〕"，表示框内所录是书名和篇名。试举入声陌韵"脉"字条为例：

> 脉·又作脉籀文作衇〇｜理也〔国语周语〕土乃｜发注〇｜者血之府〔素问六节藏象论〕诸｜者皆属于目注〔调经论〕并在｜调之血注〇夫｜者学之府也〔素问脉要精微论〕〇眽视也〔汉书扬雄传上〕集注〇眽视貌〔汉书东方朔传〕集注〇脉蜴欺谩之语也〔方言＋〕脉蜴中国相轻易蚩弄之言也〔方言＋注〕〇南楚以南凡相非议人谓之谪或谓之眦眦又慧也〔方言＋〕〇眦摘犹谪摘也如医别人眦知疾之意见事者之称也(释名释姿容)。

> 脉〔说文〕衇血理分衺行体者从辰从血脉賑或从肉眽籀文〇｜者血之府〔素问刺志论〕｜实血实注〇｜者神之用〔素问诊要经终论〕神变而止注。

以上前一段正集中收录的，后一段是补遗所收。补遗原附在每卷之末，1936 年世界书局影印本将补遗内容拆散，分隶于卷中各相同的字下，并低一格排列。如此可免读者翻检之劳。

《经籍籑诂》将唐以前经传子史古籍正文中的训诂及各家注释尽可能地汇集在一起，这对于研究古代词语训诂提供了极大的方便。清代王引之曾评其功用："展一卷而众字毕备，检一字而诸训皆存，寻一训而原书可识，所谓握六艺之钤键，廓九流之潭奥者矣。"(《经籍籑诂·序》)但是，由于此书卷帙浩繁，又成于众手，难免有校勘疏漏之处；又由于它"有训必录，不别是非"，就难免收录一些古人的误注误训。阮元对此并不讳言，其手订该书《凡例》云："此书采辑，杂出众手，传写亦已数过，讹舛之处，或亦不免。凡取用者，宜检查原书，以期确实。"这是今日利用此书时应加以注意的。

下 篇

中医药网络信息资源检索与利用

进入 21 世纪，在知识经济的浪潮中，信息技术占有越来越重要的位置。随着信息高速公路的建立，网络得到充分的普及与发展，网络信息资源已日益丰富，现实社会中的各类信息都可在网络世界中得到存储与体现，网络信息资源的收集、利用和分析工作亦成为当前文献和图书情报工作的重要内容。网上蕴藏着浩如烟海的信息资源，吸引着大量的网络用户。如何从海量规模的信息中收集到自己需要的内容，并且对其进行分析、利用，就成为我们要解决的首要问题。

中医药是我国人民数千年来与疾病斗争实践经验的总结，是中华民族的瑰宝。中医药独特的理论体系直接指导着现代中医临床实践，并在实践中不断地充实和发展。信息技术的发展为中医药文献信息资源开发提供了先进的技术手段。目前，中医药网络资源内容丰富、形式多样，出现了百花齐放的活跃局面。充分利用这些资源，将给中医学教育、临床实践、科学研究带来极大便利。

本篇立足中医药学科，介绍中医药领域中一些网络信息资源的检索途径和利用方法。内容包括搜索引擎、一般中医药网络资源、中医药古籍类网络信息资源检索与利用等，侧重于对中医药古籍网络资源的介绍与利用。为突出实用性，穿插列举一些检索案例与注意事项，以助读者拓展视野，增强实用能力，提高学习、工作与研究的效率。

第六章

网络信息资源检索与利用

一、网络信息资源概述

（一）网络信息资源的定义

随着计算机技术和互联网技术的发展，信息的产生、存贮和利用方式都发生了革命性的变化，网络信息资源以其无可比拟的优势，逐渐成为信息资源的主要形式。网络信息资源，指以数字化形式记录的，以多种媒体形式表达的，分布式存储在不同主机上，并通过计算机网络通信方式进行传递的信息资源集合，是计算机技术、通信技术、多媒体技术相互融合而形成的，互联网上可查找、利用的资源。

（二）网络信息资源的特点

与传统信息资源相比，网络信息资源在数量、结构、分布和传播范围、载体形态、内涵、传递手段等方面都显示出新的特点。

1. **信息数量巨大，增长迅速**　Internet 是个开放的信息传播平台，是一个集各种信息资源为一体的信息资源网，网络共享性与开放性使得人人都可以在互联网上索取和存放信息。中国互联网络信息中心（CNNIC）发布的第三十九次《中国互联网络发展状况统计报告》显示，截至 2016 年 12 月，我国网民规模达 7.31 亿，互联网普及率达到 53.2%。2016 年我国全年共计新增网民 4 299 万人，增长率为 6.2%。截至 2016 年 6 月，我国搜索引擎用户规模达 5.93 亿，增长迅速。可见网络信息量之大、增长速度之快、传播范围之广，是其他任何环境下的信息资源所无法比拟的。

2. **信息类型复杂，形式多样**　网络信息资源包罗万象，覆盖了不同学科、不同领域、不同地域、不同语言的信息资源，可以以文本、图表、图像以及多媒体信息的形式存在，也可以以文件、数据库、超文本和超媒体的形式存在，能够满足网络用户各种信息需求。

3. **信息结构复杂,分散无序**　网络信息资源全球化分布,广泛分布在不同国家、不同区域、不同地点的服务器上,不同服务器采用不同的操作系统、数据结构、字符集和处理方式,缺乏集中统一的管理机制。

4. **信息变化频繁、价值不一**　网络信息发布的自由性和随意性使得任何机构和个人都可能既是信息的接受者又是信息提供者。信息地址、信息链接、信息内容处于经常性的变动中,信息资源的更迭消亡无法预测。而且,由于信息发布具有很大的自由度和随意性,缺乏必要的过滤、质量控制和管理机制,正式出版物和非正式出版物交织在一起,各种信息良莠不齐,真假混淆,为用户选择、利用网络资源带来了不便。

5. **信息共享度高、关联度高**　由于信息存储形式及数据结构具有通用性、开放性的特点,在网络环境下,时间和空间范围得到了最大程度延伸和扩展,利用以各类搜索引擎为代表的检索工具进行检索,使不同用户可以共享同一份信息资源。而且,利用超文本链接按知识单元及其关系建立的知识结构网络,使网络信息资源内容之间具有较高的关联程度,从而使得搜索引擎、检索系统能够获取更多、更准确的信息,使检索变得方便快捷。

6. **信息交互性强,传播快**　网络环境下,信息的传递和反馈快速、灵敏。信息在网络中的流动非常迅速,电子流取代纸张,加上无线电技术和卫星通信技术的充分运用,上传到网上的任何信息资源,都只需要短短数秒就能传递到世界的每一个角落。与传统的媒介相比,网络信息传播具有主动性、参与性和操作性,人们可以主动到网上数据库查找所需的信息,网络信息的流动是双向互动的。

(三) 网络信息资源的分类

网络信息资源类型繁多,形式多样,由于划分依据不同,类型也就不同,一般从以下方面划分。

1. **按信息加工层次划分**

(1) 零次信息资源:指在网上产生,未经信息组织者系统加工过的信息,如聊天记录、讨论、邮件等。

(2) 一次信息资源:初步加工整理并存放在网上的信息产品,通常是各种一次文献的电子版,如报刊文章、会议文献、档案资料、影像资料、新闻报道、科技报告等。这些网络文献多数以文本网页的形式存在网上,但未加以整理和程序化。

(3)二次信息资源:也就是检索指引。通过对网络上一次信息进行搜集、整理、加工,把大量的信息按主题或学科分类集中起来,形成相关信息的集合,向用户指明信息的产生和出处,帮助用户有效地利用一次信息。如目录搜索引擎的分类指南、学科网络信息资源导航、各类索引数据库等。

(4)三次信息资源:在一次、二次信息的基础上,通过评价、筛选和按不同功能组织加工所形成的信息产品,如作为工具类信息产品的网上百科全书、电子字/词典、机构名录、人物传记,以及收录图书、报刊、专利、学位论文的全文数据库等。这类高度集约化的信息集合体,是借助于二次信息的帮助对大量的一次信息进行搜集、分析、加工、整理的结果。

2. **按采用的网络传输协议划分**

(1)www 信息资源:www 信息资源是 Internet 信息资源的最主要、最常见的形式,是建立在超文本、超媒体技术基础上,集文字、图形、图像、声音等为一体,以网页形式存在,以直观的图形用户界面展现和提供信息,采用超文本传输协议(hypertext transfer protocol, HTTP)进行传输的一类信息资源形式。这类信息资源一般通过搜索引擎进行检索。

(2)Telnet 信息资源:Telnet 信息资源是指在远程登录协议 Telnet (telecommunication network protocol)的支持下,用户计算机经由 Internet 与远程计算机连接,并在权限允许的范围内检索和使用远程计算机系统中的各种软、硬件资源。可以通过 Telnet 访问远程计算机的硬件资源如超级计算机、精密绘图仪、高档多媒体输入/输出设备等,软件资源如大型的计算程序、图形处理程序、大型数据库、联机公共检索目录等。

(3)FTP 信息资源:FTP 信息资源是利用文件传输协议(file transfer protocol, FTP)访问 Internet 上各种 FTP 服务器,以文件方式在互联网计算机之间传输的信息资源。该协议的主要功能是实现文件从一个系统到另一个系统的完整拷贝。不仅允许从远程计算机上获取、下载文件,也可将文件从本地机上传到远程计算机,实现信息资源的互惠与共享。通过 FTP 可获取与共享的信息资源的类型非常广泛,包括各种电子杂志、应用软件、数据文件等。FTP 信息资源是非常重要的网络信息资源。FTP 目前仍是发布、传递软件和文件的主要工具。

（4）用户服务组信息资源：网上各种各样的用户服务组是互联网上非常受欢迎的信息交流形式，包括新闻组（usenet newsgroup）、邮件列表（mailing list）、专题讨论组（discussion group）、兴趣组（interest group）等。用户服务组信息资源相对其他信息资源具有信息交流广泛性、交互性、直接性等特点，因此也是一种丰富、自由、具有开放性的资源。

3. 按信息资源的组织形式划分

（1）文件方式：采用主题组织法的思想，以文件名标识信息内容，用文件夹组织信息资源，并通过网络共享实现信息传播。

（2）超文本/超媒体方式：是将网络信息资源按照相互关系非线性存储在许多的节点上，结点间以链路相连，形成一个可以任意连接的、有层次的、复杂的网状结构。超文本方式以线性和静态的文本信息为处理对象。超媒体方式是超文本和多媒体技术的结合，将文字、图表、声音、图像、视频等多媒体信息以超文本方式组织。超文本/超媒体方式体现了信息的层次关系，用户既可以根据链路的指向进行检索，也可以根据自己的需要任意选择链路进行信息检索。

（3）数据库方式：将所有已获得的网络信息资源以固定的记录格式存储，用户通过关键词及其组配查询，就可以找到所需要的信息线索。数据库方式是目前普遍使用的网络信息资源的组织方式。但数据库方式也存在不足之处：对非结构化信息的处理困难大，不能提供数据信息之间的知识关联；无法有效处理结构日益复杂的信息单元；缺乏直观性和人机交互性。

（4）网站方式：网站方式类似于档案卷宗的组织方式，它将有关机构或个人的各种信息集中组织一起，对某机构或人物等各类对象进行全面介绍。

4. 按信息资源可使用的程度及安全级别划分

（1）完全公开的信息资源：这一类信息资源每个用户均可以使用，例如各网站发布的新闻和可以通过免费注册而获得的信息等。

（2）半公开的信息资源：这一类信息资源可以有条件的获得，比如通过注册后并缴纳一定费用才可以获得的较有价值的信息资源。

（3）不对外公开（机密）的信息资源：这一类信息资源只提供给有限的具

有一定使用权限的高级用户使用,例如各军事机构和跨国公司通过网络交流的机密情报和信息等。

二、网络信息检索

(一)网络信息检索的定义

网络信息检索是指以 Internet 为检索平台,利用相应的网络信息检索工具,运用一定的网络信息检索技术与策略,从网络信息资源集合中查找出所需信息的过程。

(二)网络信息资源收集方法

针对网络信息资源庞杂、无序及动态性等特点,解决用户查找信息不便等问题,大致有以下几种收集方法。

1. **利用网上搜索引擎** 通过搜索引擎对网络信息资源进行查找是获取网络信息资源的主要方式。搜索引擎是用来对网络信息资源管理和检索的一系列软件,实际上也是一些网页。查找信息资源时,在其中的搜索框中输入查找的关键词、短语,或者是其他相关的信息,再通过超级链接,逐一访问相关网站,就可能查找到所需要的信息资源,如 Google、百度、Yahoo 等搜索引擎,是以搜寻网络信息资源为目标,在一定程度上满足了人们对网络信息资源的查询需求,给用户搜寻信息带来方便,减少了网络浏览的盲目性。

为了得到较多的检索结果,在搜索到的网址基础上,可以通过改变 URL 的方法来扩大检索的成果,如改变 HTTP 到 GOPHER 或 FTP,可以获取文本类型的文件资料。

2. **利用权威机构的网站** 如果用户熟悉网络资源的特点和分布状况,了解常用信息资源的发布方式,可以通过国内外重要的科研机构、信息发布机构、学会的网址,及时而准确地获得这些权威机构发布的信息。如要了解关于医药研究方面信息,可以到美国国家研究院(http://www.nih.gov)或世界卫生组织(http://www.who.int)以及其他一些重要的医药学会、协会的网站上查找。这些权威机构、学会的网站可以帮助读者及时了解和掌握最新的科研动态。

3. **利用网络专业信息资源导航库** 专业信息导航库比搜索引擎更具专

指性。如中国高等教育文献保障系统(CALIS)本着共知、共建、共享的原则，以全国高等院校为依托，建立起 CALIS 工程中心重点学科导航库和 CALIS 文理中心重点学科导航库，积累了国内外政府部门、高等院校、科研机构、学术团体的各专业网站地址，覆盖的学科全面、学术价值高、信息可靠性强，通过有效链接可以直接进入各学科专业网，既节省查询时间，又提高了查询的准确性。

4. **利用各高校图书馆的网络资源**　高校图书馆是网络信息资源的主要发布阵地，尤其是针对学术信息资源。图书馆根据读者需求，编制网络资源导航系统，建立学科导航库，建立中外文网络数据库链接，筛选网上信息，剔除重复和无用的网络资源，引导读者最大限度地利用有效的信息资源，将读者从繁杂、无序的信息海洋中解脱出来，有效地遏制信息泛滥给读者造成的影响。如建立网络信息资源链接列表、建立数据库的镜像服务网站，将信息资源按水平、质量、来源、相关度等加以排列，指明文献可利用程度，同时编制各种网上"指南""索引"或"联机帮助"，指导读者有效地利用网络信息资源。

以上这些方法可以作为寻找网络信息资源的常规方法，当然，在庞杂、无序及动态的信息中寻找自己所需要的信息，除了要掌握这些基本方法外，还需要信息检索者掌握一定的技巧，具体问题具体分析，了解不同数据库的特点，充分运用各种逻辑检索规则准确表达检索要求，通过运用多种方法和进行多种尝试，最终收集到有用、可靠的信息。

（三）网络信息资源检索的基本途径

1. **布尔逻辑检索**　布尔逻辑检索是网络信息资源检索中最常用的方法，即利用布尔算符 AND、OR、NOT，通过逻辑组配表达用户的检索提问。布尔逻辑算符 AND、OR、NOT，分别表示逻辑"与"、逻辑"或"、逻辑"非"三种逻辑运算关系。

（1）AND 逻辑"与"：表示只有相关"与"的提问关键词全部出现时，所检索到的结果才算符合条件。

（2）OR 逻辑"或"，表示只要相关"或"的提问关键词中有任何一个出现，所检索到的结果均符合条件。

（3）NOT 逻辑"非"，表示搜索结果中不应含有"NOT"后面的提问关键词。

每个搜索引擎可以使用的布尔运算符是不同的,有的只允许使用大写的"AND""OR""NOT",有的大小写通用,有的可支持"&""|""!"等符号操作,有的只支持其中的部分逻辑运算。

2. **分类检索** 分类检索是利用文献在分类体系中的位置(类目名称或分类号)作为检索入口查找资料。多用于目录搜索引擎,无需输入任何文字,只要根据目录搜索引擎提供的主题分类目录,逐层点击进入,便会找到所需资源。例如 SinoMed 提供的分类途径,即以文献在《中国图书馆分类法》中的分类号作为检索入口来查找文献。中国期刊全文数据库、超星等也都有自己的分类体系,可供检索。

3. **关键词检索** 关键词检索是以文献内容特征为线索,不受已知文献的限制,用户可以自由表达信息需求,专指度高、信息集中、简单易用,能满足各层次用户的检索需求,成为网络信息资源检索的主要途径。但是关键词检索灵活性很强,用户因检索经验不足,检索过程中往往出现漏检、误检等现象,影响检索结果。关键词检索只需在检索框内输入合适的提问关键词,提交后就会出现与该提问关键词匹配的结果。

4. **截词检索** 截词检索是指在检索词词干的不同部位加上相应的截词符(也称通配符),构成一个表达式,表示检索词的某一部分,允许有一定的词形变化,而不必输入完整的词语,旨在简化检索程序,扩大检索范围,提高查全率。常用的截词符号有?、$、* 等。

(1) 前截词,又称左截词、前截断,允许检索词的前端有一定形式的变化。检索时将截词符放在一个字符串的左方,表示截词符右方所有字符串都要匹配检索要求,而截词符左方的有限或无限个字符不影响该字符串的检索。例如:输入"* 伤寒",可以检索出含有"副伤寒""辨伤寒""类伤寒"等词的文献。

(2) 后截词,又称右截词、后截断,允许检索词的尾部有若干形式的变化。检索时将截词符号放在一个字符串的右方,表示截词符左方所有字符串都要匹配检索要求,而截词符右方的有限或无限个字符不影响该字符串的检索,例如,输入"伤寒 *",可以检索出含有"伤寒论""伤寒杂病论""伤寒总病论""伤寒悬解"等词的文献。

(3) 中间截词,又称嵌入式截词、中间截断、嵌入式截断,指在检索词中间嵌入截断符号,允许检索词中间有若干形式的变化。检索时,检索词中嵌入的字母数与截断符号相同即为合法检索词。例如,输入"＊伤＊寒",可以检索出包含"冬伤于寒""风伤卫、寒伤营"等词的文献。

5. **词组检索** 又称为短语检索、字符串检索。在网络信息检索工具中,如在检索框内输入两个或两个以上的检索词,这两个检索词之间又不加任何符号,那么检索工具会将这两个检索词之间的关系设为默认值(有的默认值为 AND,有的默认值为 OR)。如果将这两个或多个检索词作为一个词组或短语进行检索,中间不允许插入任何字符,就必须使用一定的符号来表明这是词组或短语,最常用的符号是双引号,以提高检索准确度。

6. **字段检索** 字段检索是一种用于限定提问关键词在数据库记录中出现的区域,控制检索结果的相关性,提高检索效率的检索方法,多以字段限定方式实现。常用的字段有:标题(TI)、作者(AU)、刊名(JN)等。这些限制词在不同的系统中有不同的表达形式和使用规则,在进行字段限制检索时,应阅读系统的使用说明,以免产生检索失误。

7. **自然语言检索** 自然语言检索是直接采用自然语言中的字、词甚至整个句子作为提问式进行检索的方法。例如,"张仲景用药规律"这样的自然语言表达式作为检索提问式,结果可以得到"张仲景肺系疾病用药规律研究""张仲景肝系疾病用药规律研究""张仲景治疗疼痛用药规律探析""张仲景与王清任活血化瘀方剂用药规律比较研究"等文献。

8. **加权检索** 加权检索不仅确定检索词是否存在,而且计算检索词的权值,只有权值之和超过阈值的记录才能在数据库中被检出来。例如在 Pubmed 进行主题词检索时,限定检索结果为主题概念就属于加权检索。

三、网络搜索引擎

(一) 搜索引擎的定义

搜索引擎(search engine)是指根据一定的策略、运用特定的计算机程序搜集互联网上的信息,在对信息进行组织和处理后,为用户提供检索服务的系统。

（二）搜索引擎的类型

1. 按照检索机制不同划分

（1）目录型搜索引擎：指有专业人员以人工方式或半自动方式搜集网络信息资源，并把搜索到的信息资源通过层次型目录结构进行组织，形成像图书馆目录一样的分类树形结构索引。目录索引无需输入任何文字，只要根据网站提供的主题分类目录，层层点击进入，便可查到所需的网络信息资源。目录搜索引擎比较适于查找综合性、概括性的主题概念。

（2）关键词型搜索引擎：主要使用"网络机器人"或"网络蜘蛛"的自动跟踪索引软件，从互联网上提取各个网站的信息来建立相应的索引数据库，用户直接输入检索词并查找索引数据库中用检索词标引的索引记录，然后按一定的排列顺序将结果返回给用户。全文搜索引擎适用于检索特定的信息记忆较为专深、具体或类属不明确的客体。

2. 按照数据收录范围不同划分

（1）综合型搜索引擎：在采集和标引信息资源时不限制资源的主题范围和数据类型，涉及内容包罗万象，是通用型的检索工具，因此利用它基本可以找到任何方面的信息。

（2）垂直型搜索引擎：是专门搜索某一特定方面的信息，提供更有深度和质量信息的搜索系统。

3. 按照包含检索工具的数量不同划分

（1）独立搜索引擎：一般是指综合性的搜索引擎，与元搜索引擎相区别，是查询网络信息资源的最重要的工具，自身有一套完整的数据采集与标引机制、数据组织机制和数据检索机制，如 Google、百度等。

（2）元搜索引擎：通过一个统一用户界面将用户搜索请求向其他独立的搜索引擎发送，并将多个独立引擎返回的搜索结果按自己的规则进行整理后呈现给用户的一种特殊的搜索引擎。

（三）医学相关搜索引擎介绍

1. 综合性搜索引擎

（1）Google：Google 成立于 1998 年，是全球最大的搜索引擎。Google 界面可用的语言有 100 多种，搜索结果所采用的语言也有 35 种。

Google 提供网页搜索和学术搜索的服务。网页搜索是 Google 创建以来就提供的服务项目,功能已经十分完善。学术搜索(Google scholar)于 2005年正式提供使用,其基本设想是:通过对学术著作出版商、专业性社团、大型图书馆、各大学及其学术组织拥有的经同行评议的论文、会议论文、技术报告、预印本及摘要等众多学术性资源的整合与链接,使网络用户(尤其是从事学术研究工作的用户)轻松地、一网打尽式地获取所需要的资源。目前,Google 学术搜索已吸引美国国会图书馆、中国国家图书馆和更多学术著作出版商的加入。

在检索技巧上,Google 有以下特点。① 支持布尔逻辑检索。在同一检索中,逻辑"与"可以在关键词之间直接用空格表示;逻辑"或"可以在关键词之间输入大写的"OR"来表示;逻辑"非",要求不包含某些特定的信息,可以用"—"来表示。② 英文字母大小写不分。③ 通配符。在 Google 检索中,"＊"表示一连串字符;"?"表示单个字符。④ 搜索整个短语或句子。Google关键词检索可以是单词也可以是短语,如果利用短语做关键词,必须要加上英文引号,否则就会当作"与"的关系处理。⑤ 把搜索范围限定在 url 链接中——inurl。网页 url 中的某些信息常常是有某种价值的含义。"inurl"语法通常能够提供非常精确的专题资料。⑥ 把搜索范围限定在特定网站——site。"site"表示搜索结果局限在某个特定的网站。搜索表达式为"site:站点域名"。⑦ 将搜索范围限定在网页标题中——intitle。网页标题通常是对网页内容提纲挈领式地归纳,把查询内容范围限定在网页标题中,有时能获得良好的效果。使用方法是把查询内容中特别关键的部分用"intitle:"做前缀。⑧ 专业文档检索。Google 不仅能搜索一般的文字页面,还能对某些二进制文档进行检索,如 Office 文档.xls、.ppt、.doc、.rtf 和.pdf、.swf 文档等。⑨ 图片、图像搜索。Google 具有很强的图片搜索能力,搜索可以设置图片大小、图片类型、图片颜色等。

(2) 百度:百度公司 2001 年创建,是世界最大的中文搜索引擎。百度功能完备,搜索结果相关度较高。利用百度进行搜索时,首先要有比较明确的概念,提炼出最具代表性的关键词,给出的搜索条件越具体,搜索引擎返回的结果也会越精确。

百度提供网页搜索和学术搜索的服务。百度学术搜索是百度旗下的提供海量中英文文献检索的学术资源搜索平台,2014 年 6 月初上线。涵盖了各类学术期刊、会议论文,旨在为国内外学者提供最好的科研体验。百度学术搜索可检索到收费或免费的学术论文,并通过时间筛选、标题、关键字、摘要、作者、出版物、文献类型、被引用次数等细化指标,提高检索的精准性。

在检索技巧上,百度有以下几个特点:① 支持布尔逻辑检索。在同一检索中,逻辑"与"可以在关键词之间用空格或"+"表示;逻辑"或"可以在关键词之间输入"|";逻辑"非",用来排除无关的资料,可以用"—",减号前必须要有空格,减号和后一个关键词之间无需空格。② 精确匹配搜索。其利用双引号和书名号来进行,百度搜索时,输入的检索词在给出的检索结果中可能是拆分的,而给检索词加上引号,检索词就不会被拆分。如果要搜索"上海大学",不加双引号,搜索结果就被拆分,效果不是很好,但加上双引号后,查询结果就是符合要求的了。书名号是百度中的特殊查询方法。加上书名号的检索词有两层特殊功能:一是书名号出现在搜索结果中;二是书名号括起来的内容不会被拆分。③ 百度检索中,有些功能与 Google 类似,如把搜索范围限定在 url 链接中——inurl;把搜索范围限定在特定网站——site;将搜索范围限定在网页标题中——intitle;专业文档检索等。

2. 垂直型独立搜索引擎 与综合搜索引擎相比,垂直型(或专题型)独立搜索引擎一般出现稍晚,是为了克服综合性搜索引擎的不足而建立的,能够提供更有深度和质量的信息的搜索。随着网上医学信息的迅速增加,医学专业性搜索引擎相继出现,以下介绍几个医药相关搜索引擎。

(1) Medical Matrix:Medical Matrix 是目前最重要的医学专业搜索引擎。只需在首次访问时注册,即可免费使用,提供了关键词搜索和分类目录,非常适合临床医师使用。分类目录搜索是它的主要特色。

(2) Medscape:Medscape 可检索图像、声频、视频资料,文献主要来源于Medscape 出版的 7 种电子版期刊、60 多种医学期刊和教科书、路透社医学新闻及商业出版者提供的资料。网站中的医学资源均经过同行专家评审,质量较高,有很大的参考价值。

(3) HONselect:网上健康基金会(the Health on the Net Foundation,简称 HON)是一个非营利性的国际组织,为执业医师和普通用户提供实用的、可靠的网上医药卫生信息资源。HON 提供 MedHunt 和 HONselect 两个搜索引擎。MedHunt 类似于其他全文搜索引擎;HONselect 通过美国国立医学图馆的 33 000 多个医学主题词来组织网络资源,并包含了 MedHunt 的全部资源。

第七章

一般中医药网络信息资源检索与利用

一、中国生物医学文献服务系统（SinoMed）与中国生物医学文献数据库（CBM）

（一）中国生物医学文献服务系统（SinoMed）简介

中国生物医学文献服务系统（SinoMed）是由中国医学科学院医学信息研究所开发研制，是一个集智能检索、开放获取、个性化定题服务、全文传递服务、论文写作辅助于一体的生物医学中外文整合文献服务系统，可以全面、快速反映国内外生物医学领域研究的新进展，涵盖资源丰富，服务功能强大。SinoMed 学科范围广泛，年代跨度大，中外兼而有之，包括中国生物医学文献数据库（CBM），西文生物医学文献数据库（WBM）、日文生物医学文献数据库、俄文生物医学文献数据库、英文文集汇编文摘数据库、英文会议文摘数据库、北京协和医学院博士硕士学位论文数据库、中国医学科普文献数据库 7 种资源。

SinoMed 主要特点是对文献的深加工和规范化处理，体现在两个方面：① 主题标引。根据美国国立医学图书馆《医学主题词表（MeSH）》（中译本）、中国中医科学院中医药信息研究所《中国中医药学主题词表》，对收录的文献进行主题标引。② 分类标引。根据《中国图书馆分类法·医学专业分类表》对收录文献进行分类标引。这两种方式使文献内容揭示更加全面、准确，为用户查找文献提供了快捷方便的途径。

（二）中国生物医学文献数据库（CBM）简介

中国生物医学文献数据库（CBM）是 SinoMed 的核心组成部分，也是一个非常重要的获取生物医学文献资源的数据库，收录 1978 年以来的 1 600 余种中国生物医学期刊以及汇编、会议论文的文献题录 530 万余篇。主题词检索是 CBM 数据库最重要的一个特色，大部分中文生物医学数据库没有这一功能。CBM 数据库是一个题录数据库，但其目前已与重庆维普旗下重庆聚合科技有限公司的聚合文献系列之一——中文生物医学期刊数据库建立合作关系,为题录提供全文链接,方便用户直接获取全文。

(三)中国生物医学文献数据库检索

检索方式有:快速检索、高级检索、主题检索、分类检索、期刊检索、作者检索、机构检索、基金检索、引文检索。

1. **快速检索** 快速检索是 CBM 的默认检索方式,检索词不超过 5 个时,在全部字段执行智能检索,即输入一个检索词,系统会自动同时检索包含检索词、检索词的同义词、检索词的主题词及该主题词所含下位词的所有文献。如输入"艾滋病",系统将用"艾滋病""获得性免疫缺陷综合征"等表达同一概念的一组词在全部字段中进行智能检索。快速检索支持通配符和布尔逻辑运算符,多个检索词之间如果没有使用逻辑运算符,则空格默认为"AND"。在检索结果界面,还可以通过"二次检索""限定检索""检索历史"和"年代"对检索结果做进一步的限定。

快速检索界面如图 7 - 1 所示。

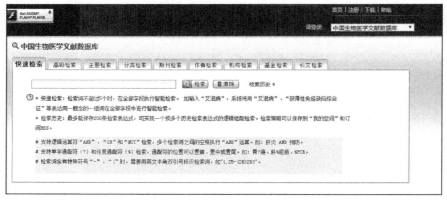

图 7 - 1 CBM 快速检索

2. **高级检索** 高级检索相对于快速检索而言,限定条件更多,检索更为精准。高级检索的检索字段有 18 个:常用字段、全部字段、中文标题、英文标题、摘要、关键词、主题词、特征词、分类号、作者、第一作者、作者单位、国省市名、刊名、出版年、期、ISSN、基金。其中"常用字段"是包含中文标题、摘要、关键词、主题词的复合字段。主题词是源于主题词表中的词语。特征词是生物医学文献主题标引中达标某些单一概念的一组标引词,是特别为生物医学科研人员常用到的一些项目而设置的具有特殊意义的词组,如人类、动物、年龄、性别等。

高级检索中的智能检索适用于"常用字段""全部字段""中文标题""英文标题""摘要""关键词"字段,智能检索主要实现检索词、检索词对应同义词、检索词对应主题词及该主题词所含下位词的同步检索。

高级检索可以通过限定检索来缩小检索范围。包括限定文献的年代范围、文献类型、年龄组、性别、对象类型、性别等。而检索历史最多能保存 200 条检索表达式,可采用"AND、OR、NOT"对一个或多个历史检索表达式进行逻辑组配检索。

高级检索界面如图 7 - 2 所示。

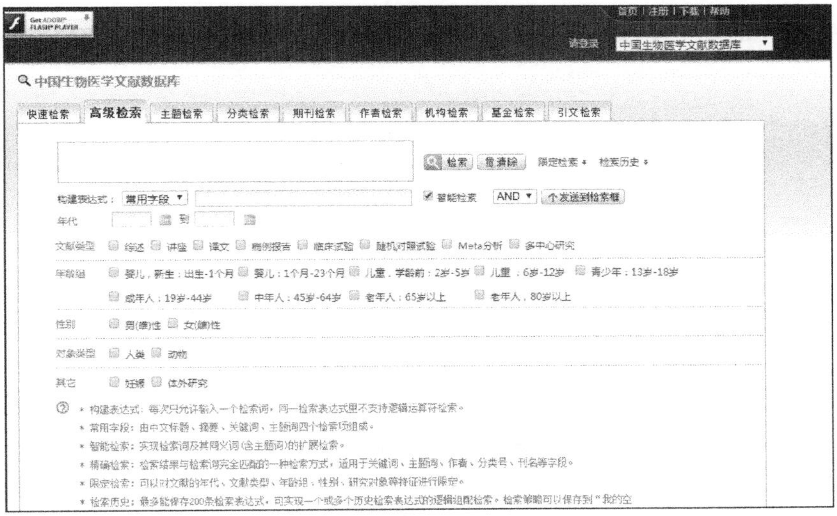

图 7 - 2　CBM 高级检索

3. **主题检索**　主题检索是 CBM 的特色,是采取规范化的主题词基于主题概念进行检索。进行主题词检索的前提是所有文献都使用了主题词进行标引。主题检索与自由检索相比,能有效提高查准率,但由于主题标引需要一定时间,对于较新的文献可能会漏检,因此最好采用主题检索与自由词检索相结合的方式。

CBM 的主题词来源有两个,分别是美国国立医学图书馆编写的《医学主题词表(MeSH)》(中译本)和中国中医科学院中医药信息研究所编写的《中国中医药学主题词表》。MeSH 词表主要是西医词汇,用于查找西医文献,《中国中医药学主题词表》收录的是中医药词汇,是中国中医科学院中医药信息研究所借鉴 MeSH 词表的结构,根据中医药里的一些重要词汇编写而成。两本词表互相补充,更好地满足了医学科研人员的需要。

主题检索可以直接输入中英文检索词来查找主题词,也可以通过主题导航逐级浏览获取需要的主题词。在已经明确了要使用的主题词的情况下,可以直接输入主题词检索即可。而通过主题导航查找主题词,则需要对主题导航有一定了解,明确词语之间的从属关系。

主题检索界面如图 7 - 3 所示。

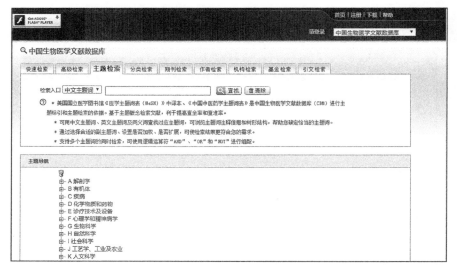

图 7 - 3　CBM 主题检索

4. **分类检索**　分类检索即可以直接检索类名、类号,检索时可使用逻辑运算符"AND,OR,NOT"组配检索,也可以通过分类导航来浏览。CBM 对收录的题录全部按《中国图书馆分类法·医学专业分类表》进行分类标引和检索。

5. **期刊检索**　期刊检索包括期刊分类导航、首字母导航、刊名检索、出版地检索、出版单位检索、期刊主题词检索、ISSN 检索。通过期刊检索可以帮助检索用户方便快捷地了解某一学科的期刊分布情况,直接浏览感兴趣的期刊,期刊的更名情况也被数据库记录下来,以免用户漏掉其中的文献,每本期刊的详细信息中记录了该刊的编辑部地址信息,可帮助投稿。

6. **作者检索**　作者检索主要方便用户检索感兴趣的作者发表的文献,便于全面掌握学科领域有影响力学者的文献。同时数据库还专门提供"第一作者"检索,可以通过第一作者的单位分布来排除同名作者,提高查准率和查全率。

7. 机构检索 机构检索可以帮助使用者了解指定机构及作为第一机构时论文发表情况和被引用情况。比如在机构名称检索框内输入"上海中医药大学",点击机构名称、命中文献数或勾选机构前面的方框,再点击"检索"即可查看该机构的发文情况,点击"第一机构命中文献数"则可查看该机构作为第一作者机构的发文情况。

8. 基金检索 基金检索可帮助用户查找特定基金项目成果发表情况。可以通过输入基金名称或者基金项目("项目名称"或"项目编号")直接查找基金,也可通过分类导航逐级查找浏览。

9. 引文检索 引文检索可以了解文献之间的内在联系。引文检索字段包括"被引文献题名""被引文献主题""被引文献作者""被引文献第一作者""被引文文献出处""被引文献机构""被引文献第一机构""被引基金"。在引文检索结果界面的右上角,点击"创建引文报告",即可对检索结果的所有引文结果进行分析,生成引文分析报告。

二、中国知识基础设施工程(CNKI)与中国学术期刊(网络版)

(一)中国知识基础设施工程(CNKI)简介

中国知识基础设施工程(china national knowledge infrastructure,CNKI)简称中国知网,是由清华大学、清华同方发起的信息化建设项目,建于1999年。目前,中国知网已构建知识发现网络平台(knowledge discovery network platform,KDN),统一导航、统一元数据、统一检索方式,实现在主页上一框式智能检索全部资源。同时,中国知网还依据个人用户和机构用户的不同需求和特点,为各类读者及研究机构提供定制资源和服务功能。

(二)中国学术期刊(网络版)简介

中国学术期刊(网络版)(CAJD)是世界上最大的连续动态更新的中国学术期刊全文数据库,是中国知网重要组成部分。截至2017年6月,该数据库收录国内学术期刊8 000种,全文文献总量4 900万篇,以学术、技术、政策指导、高等科普及教育类期刊为主,收录期刊学科范围覆盖自然科学、工程技术、农业、哲学、医学、人文社会科学等各个领域。收录年限回溯至1915年,部分期刊回溯至创刊。独家授权期刊1 611种,医药卫生类独家授权期刊387种。中国学术期刊(网络版)按学科将文献分为十大专辑:基础科学、工程科技Ⅰ、工程科技Ⅱ、农业科技、医药卫生科技、哲学与人文科学、社会科学Ⅰ、社会科学Ⅱ、信息科技、经济与管理科学。十大专辑下分为168个专题，其中医药卫生科技专辑下分为基础医学、临床医学、药学、中医学等28个子目录。收录医学类期刊1 334种。中医药学类期刊主要分布在中医学、中药学、中西医结合学等子目录中，收录期刊有146种。

（三）中国学术期刊（网络版）检索

中国学术期刊（网络版）有浏览与检索两种主要文献获取途径，其中浏览包括学科专辑浏览与期刊导航浏览，检索方式包括高级检索、专业检索、作者发文检索、句子检索和一框式检索5种方式。

1. 浏览

（1）学科分类浏览：按照学科分类检索途径，呈树状分级排列，可清晰显示学科之间的层级关系。检索者可以通过点击类目名称前的"＋"号逐级展开类目到最小的知识单元，显示最小知识单元中包含的全部论文。例如，依次点击医药卫生科技—中医学—中医学史，即可检出全部有关"中医学史"的论文。检索者也可以将学科分类浏览与检索途径相结合，将检索范围限定在某一专题下，提高检索准确度。

（2）期刊导航浏览："期刊导航"位于数据库检索页右上角，点击即可进入期刊导航界面。数据库提供多种途径的导航方式，方便用户从不同的角度获取感兴趣的期刊。主要的期刊导航包括：学科导航、数据库刊源导航、主办单位导航、出版周期导航、出版地导航、发行系统导航、核心期刊导航等。期刊导航主页中可以进行期刊的查询，提供刊名、主办单位、ISSN、CN四种期刊检索方式。用户可以根据导航分类直接查找、浏览期刊的内容，也可将导航与期刊检索结合起来查找期刊。点击刊名链接进入期刊界面，可浏览该期刊所有目次内容，也可以进行刊内文献的检索。

例如，查检中医学方面的核心期刊并浏览其中某本刊物的文献内容，可选择"核心期刊导航"，在结果页面选择"中国医学"，可以看到数据库中收录中国医学的核心期刊有19种。点击期刊名称，就可以进入该期刊主页，浏览期刊内容或者进行刊内检索。

2. 检索

（1）高级检索：登录中国学术期刊（网络版）后，默认的界面是高级检索。

高级检索可以增加较多的限定条件,因此检索结果更为精准。在输入检索条件的字段下拉框里可以选取检索字段,检索字段包括主题、篇名、关键词、摘要、全文、参考文献、中图分类号、作者、第一作者9项,其中"主题"字段是包含了"篇名、关键词、摘要"三项内容的复合字段。高级检索支持多个检索项的组合检索方式,点击"+"可增加检索项最多至7项。可调整检索词的词频,并可通过"精确""模糊"对检索词进行限定。"精确"指检索结果完全等同或包含与检索字或词完全相同的词语;"模糊"指检索结果包含检索字或词,即检索结果可以与检索字或词完全相同,也可以检索字或词拆分后出现在检索结果中。"作者"作为重要的检索字段单列,并增加"第一作者"字段,还可同时限定作者单位。点击"+"可增加作者的检索项最多至5项。高级检索界面可以直接限定支持基金和来源期刊,在对应的输入框内输入基金名称的关键词或期刊名,或者点击输入框后面列表的链接图标,在弹出的基金列表或期刊列表中选择自动添加到检索词输入框中检索。高级检索界面如图7-4所示。

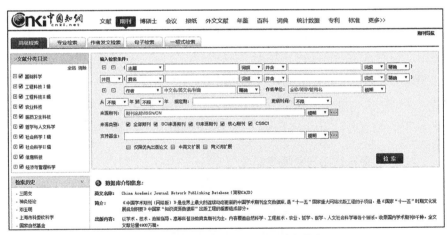

图 7 - 4 中国学术期刊(网络版)高级检索

(2) 专业检索:对于一般用户而言,专业检索使用不多。检索人员多利用专业检索进行组合逻辑检索式检索。专业检索的检索表达式可直接采用AND、OR、NOT 布尔逻辑运算符对检索词逻辑组配,若要优先运算的组合,使用英文半角圆括号"( )"将条件括起。如检索词含有特殊符号,要用英文半角的引号标引。

(3) 作者发文检索:作者发文检索是通过限定作者姓名、第一作者和作者单位三项信息,查找发表的文献。点击"+"可增加作者检索项至5项,增加作者单位检索项至 8 项。

(4) 句子检索：句子检索是指输入的 2 个检索词在同一句话或同一段中的检索。点击"＋"增加检索项最多至 2 项。句子检索的检索结果以句子或段落的形式显示，起到解释或解答的作用。

(5) 一框式检索：一框式检索是在检索框内输入任意检索词，一般会自动对应"主题"检索项进行检索。一框式检索便于揭示各类资源，方便检索用户选择数据平台上其他资源。

(6) 二次检索(在结果中检索)：一次检索后如果需要缩小检索范围，检索命中文献数量或者增加限定内容，可在输入框内继续输入检索词，更改限定条件和范围，点击在"结果中检索"，可实现检索后结果范围内的二次检索。

三、维普资讯网(VIP)与中文科技期刊全文数据库

(一) 维普资讯网(VIP)简介

维普资讯网(VIP)由重庆维普资讯有限公司开发制作，是集数据采集、光盘和网上信息服务于一体的信息资源系统。维普资讯系列产品包括：中文科技期刊数据库、中文科技期刊数据库(引文版)、中文科学指标数据库(CSI)、中文科技期刊评价报告、外文科技期刊数据库、中国基础教育新服务平台、维普—Google 学术搜索平台、维普考试资源系统(VERS)、图书馆学科服务平台(LDSP)、文献共享服务平台(LSSP)和中国科技经济新闻数据库。

(二) 中文科技期刊数据库简介

中文科技期刊数据库，简称维普数据库或 CSTJ。截至 2017 年 6 月，数据库收录了 1989 年以来至今的 14 500 余种期刊，其中核心期刊 1 983 种，部分文献回溯至 1955 年。中文科技期刊数据库收录文献按照《中国图书馆分类法》进行分类，按学科分为 8 个专辑：社会科学、自然科学、工程技术、农业科学、医药卫生、经济管理、教育科学、图书情报。期刊全文采用扫描方式加工，保持了全文原貌。

(三) 中文科技期刊数据库检索

检索方式包括基本检索、传统检索、高级检索、期刊导航。

1. 基本检索　基本检索是简单快捷的中文期刊文献检索方式，界面默认是"题目或关键词"检索项。检索字段提供"题目或关键词""任意字段""题名""关键词""文摘""作者""第一作者""机构""刊名""分类号""参考文献"

"作者简介""基金资助""栏目信息"共 13 个检索项,输入检索词,点击搜索即完成检索。基本检索如图 7-5 所示。

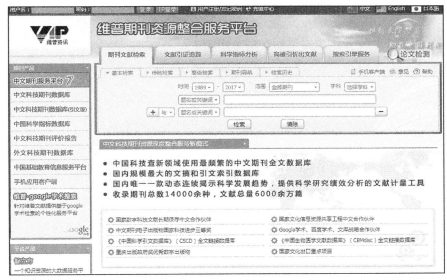

图 7-5　CSTJ 基本检索

2. 传统检索　传统检索界面顶部为检索区,包括同义词、同名作者以及年限、期刊范围的限定。检索页面左侧为学科分类导航,中间为检索结果显示区。

3. 高级检索　高级检索提供多检索条件逻辑组配检索,更支持一次输入复杂检索式查看命中结果。高级检索提供 5 个检索项进行逻辑组配检索,检索项之间的关系有"并且""或者""不含"。除了可以选择逻辑运算符、检索项、匹配度外,还可通过"查看同义词""同名/合著作者""查看分类表""查看相关机构""期刊导航"等扩展功能,或者通过"扩展检索条件"来扩展信息的限定,以提高查准率。

4. 期刊导航　期刊导航提供刊名字母顺序查找、期刊学科分类导航、核心期刊导航、国外数据库收录导航、期刊地区分布导航来查找文献。

四、万方数据知识服务平台

(一)万方数据知识服务平台概述

万方数据资源系统是由北京万方数据股份有限公司开发研制的以科技信息为主,集经济、社会、人文等相关信息为一体的大型综合性信息资源系统(图 7-6)。万方数据资源系统包含若干数据库资源,包括期刊论文、学位论

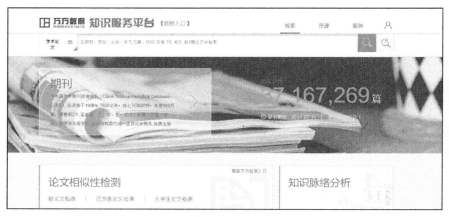

图 7 - 6　万方数据知识服务平台主页

文、会议论文、图书、专利、科技报告、法规、标准、成果、年鉴、地方志、视频、企业信息和科技动态等。

期刊论文是全文资源,包括中文期刊和外文期刊,截至 2017 年 6 月期刊资源系统收录了 1995 年以来世界各国出版的 20 900 种重要学术期刊。其中中文期刊共 8 000 余种,核心期刊 3 200 种左右。

学位论文库包括中文学位论文和外文学位论文,中文学位论文收录了 1980 年以来我国各学科领域学位论文,年增 30 万篇。外文学位论文收录始于 1983 年,累计收藏 11.4 万余册,年增量 1 万余册。

地方志来源于中国地方志数据库,地方志按照年代划分,1949 年之前编纂的为旧方志,1949 年之后编纂的为新方志。旧方志收录年代为中华人民共和国成立之前,预计近 80 000 册,新方志收录始于 1949 年,共计 40 000 余册。

(二) 检索方法

万方数据提供一站式检索、高级检索、专业检索。

1. **一站式检索**　登录后在一站式检索框内输入检索词,即可实现在期刊、学位、会议、图书、专利等全部资源中的检索,并可对检索词字段进行限定,包括题名、关键词、摘要、作者、作者单位。一次可输入多个检索词,词与词之间默认为 AND 的关系。检索后,一站式检索框下部有"结果中检索",可限定标题、作者、关键词、时间等条件进行二次检索(图 7 - 7)。

2. **高级检索**　高级检索内含有高级检索与专业检索。高级检索界面,默认是勾选期刊论文、学位论文、会议论文 3 种文献类型,中文、英文、法语、

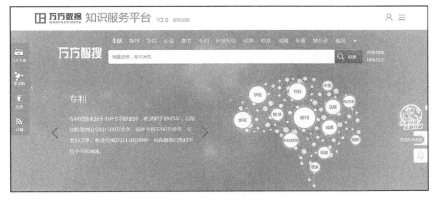

图7-7 一站式检索

德语、俄语5种语言类型。高级检索有多个检索字段,包括主题、题名或关键词、题名、第一作者、作者单位、关键词、摘要等51个选项。随着对文献类型选项的增减,检索字段会发生变化。"检索信息"最多可增至6项,检索项之间支持"与""或""非"三种逻辑关系(图7-8)。

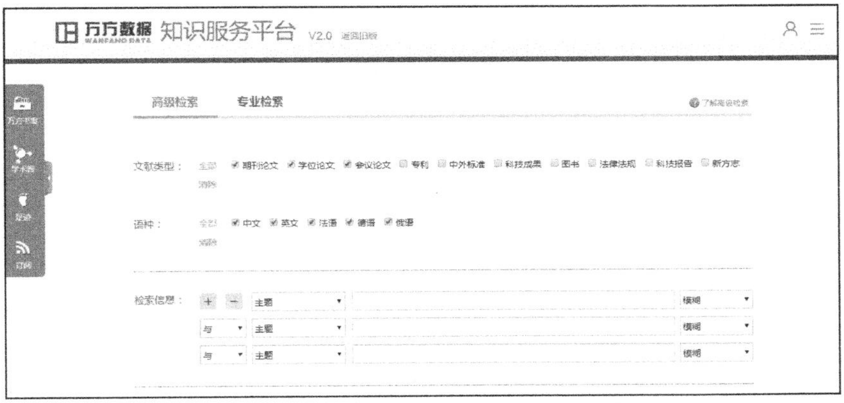

图7-8 高级检索

3. 专业检索 专业检索可直接编写检索表达式进行检索,通常由检索词、逻辑运算符、截词符和系统规定的其他符号组成。系统提供"可检索字段"以供检索用户选择组配检索式。

五、读秀学术搜索

(一)读秀简介

读秀是由海量全文数据及资料基本信息组成的超大型数据库,是一个完整的文献搜索及获取服务平台,其以 430 多万种中文图书、10 亿页全文资料为基础,为用户提供深入内容的章节和全文检索,部分文献的原文试读,以及高效查找、获取各种类型学术文献资料的一站式检索。一站式检索实现了馆藏纸质图书、电子图书、学术文章等各种异构资源在同一平台的统一检索,通过优质的文献传递服务,实现了为读者学习、研究、写论文、做课题提供最全面准确的学术资料和获取知识资源的捷径。

(二) 特色功能

1. 整合资源——整合各种资源在同一平台上,实现统一检索 读秀可以将图书馆馆藏纸质图书、中文图书数据库等各种资料整合于同一平台上,统一检索,避免多个站点逐一登录、逐一检索的弊端,使读者在读秀平台上获取所有信息。

2. 检索资源——深度、快速、准确查找学术资源 读秀集成了先进检索技术,实现了基于内容的检索,使检索深入到章节和全文。利用读秀的深度检索,读者能获得深入、准确、全面的文献信息。

3. 获取资源——为读者整合学术资料,并提供多种阅读、获取资源的途径 读秀的海量资源与用户图书馆资源整合,为用户打造一个资源库的同时,也为用户提供了多种获取海量资源的捷径,满足读者快速获取知识的需求。在读秀上,获取图书可以通过以下几种方式。

(1) 从图书馆借阅纸书。

(2) 直接阅读本馆的电子全文。

(3) 使用文献传递。

(4) 文献互助平台及相似文档下载。

4. 定制特色功能——满足用户的管理需求和读者的阅读需求

(1) 流量统计系统:阅读量、点击量、分类统计、饼状图、柱状图、趋势图等功能。

(2) 图书推荐系统:推荐购买纸书、电子图书以及图书推荐排行统计功能。

(3) 图书共享系统:图书书目馆际互知、网上书店购买、联系出版社等功能。

(三) 检索方法

读秀的检索,可以从知识、图书、期刊、报纸、学位论文、会议论文、音视频等方面进行,除了能够进行直接搜索外,图书、期刊、报纸、学位论文、会议论文均可进行高级检索和专业检索,检索方法相似,这里仅对知识搜索和图书搜索进行详细介绍。

1. **知识搜索**(图7-9) 读秀知识搜索是在图书资料的章节、内容中搜索包含有检索词内容的知识点。首先在检索框内输入检索词,然后点击"中文搜索",系统将围绕检索词深入到图书的每一页资料中进行信息深度查找;点击"外文搜索",则自动开始进入到外文图书频道进行搜索。

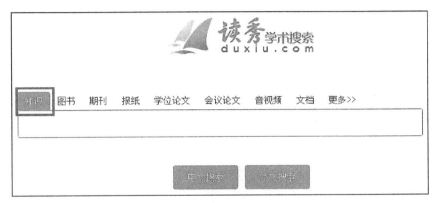

图7-9 读秀知识搜索页面

2. **图书搜索** 读秀的图书搜索提供三种方式:快速检索、高级搜索、专业搜索、分类导航。

(1) 快速检索(图7-10):在检索框下方有全部字段、书名、作者、主题词、丛书名、目次等几个检索字段,使用者可以根据需要选择检索字段,并在检索框内输入关键词。完成之后点击"中文搜索"搜索中文图书,或点击"外

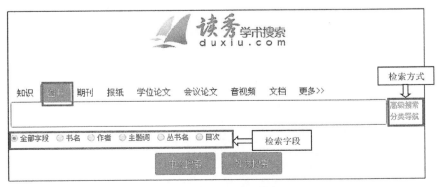

图7-10 读秀图书快速检索页面

文搜索"搜索外文图书。

(2) 高级检索(图 7 – 11):点击图书频道首页检索框右侧的"高级搜索"链接进入图书高级搜索页面。在这里提供了书名、作者、主题词、出版社、ISBN号、分类、年代多个检索项,读者根据需要完成一个或多个检索项的填写,还可以对检索结果显示的条数进行选择。完成之后点击"高级搜索"按钮即可。

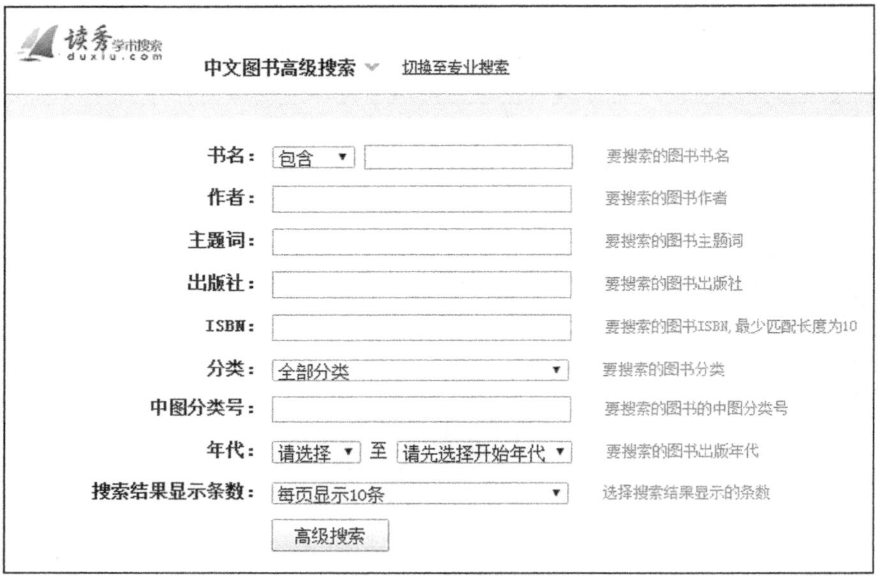

图 7 – 11 读秀图书高级搜索页面

(3) 专业检索(图 7 – 12):点击图书频道首页检索框右侧的"高级搜索"

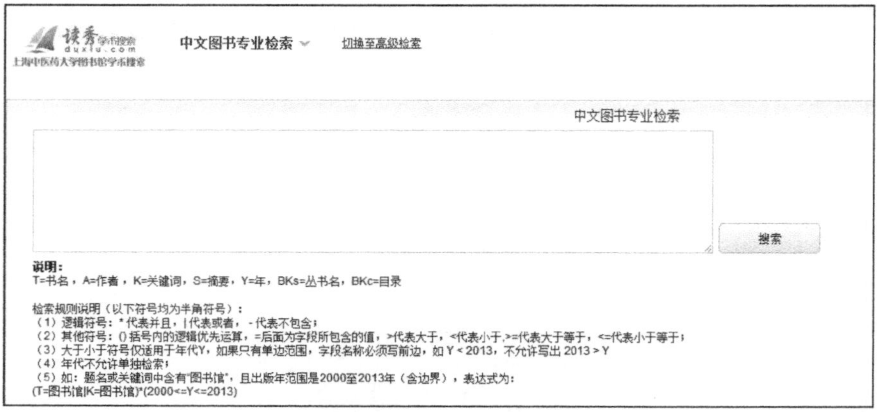

图 7 – 12 读秀图书专业检索页面

链接,在"中文图书高级搜索"切换至"专业搜索"。按照检索框下方的说明使用即可。在页面的右方,有"详细说明",点击后是该数据库检索的专业检索规则介绍,包括可检索字段、检索规则说明、期刊示例三方面。

六、中国中医药数据库检索系统

(一) 中国中医药数据库检索系统简介

中国中医药数据库检索系统由中国中医科学院中医药信息研究所开发,始建于 1984 年,目前含 48 个数据库,数据总量 120 余万条,包括中医药期刊文献数据库、疾病诊疗数据库、各类中药数据库、方剂数据库、民族医药数据库、药品企业数据库、各类国家标准数据库(中医证候、治则、疾病、药物、方剂)等相关数据库(图 7 - 13)。所有的数据库都可以通过中医药数据库检索系统提供中文(简体、繁体)版联网使用,部分数据提供英文版,所有数据库还可以获取光盘版。兹选介如下。

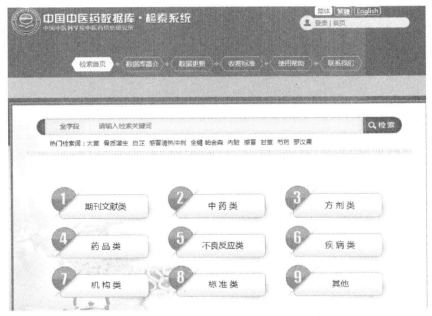

图 7 - 13 中国中医药数据库检索首页

(二) 相关分库介绍

1. 中国中医药期刊文献数据库　中国中医药期刊文献数据库涵盖了中国国内出版的生物医学及其他相关期刊千余种,包含中医药学、针灸、气功、按摩、保健等方面的内容,收录了 1949 年以来的中医药文献题录 100 余万篇,其中 50%～70%附有文摘。包括 18 个专题数据库,分别为：中药文献数据库、中药化学文献数据库、中药药理学文献数据库、中药不良反应和毒理学文献数据库、针灸文献数据库、肿瘤文献数据库、中医性疾病文献数据库、中医老年病文献数据库、中医名医经验数据库、中医临床诊疗文献数据库、中医临床试验文献数据库、中医药学历史文献数据库、中医药研究课题数据库、中医药学文摘数据库、艾滋病中药数据库、中医诊治骨折外伤文献数据库、中医疫病文献数据库、中医诊治褥疮文献数据库。

主题词检索是该数据库的特色功能,采用美国国立医学图书馆的《医学主题词注释表》(MeSH)及中国中医科学院的《中国中医药学主题词表》进行规范的主题词标引,用以进行精确检索和扩展检索。

2. **民国期刊文献数据库** 本数据库收录了清末至 1949 年的有关中医药学内容的期刊文献信息,包括有关中医药的民国期刊 87 种,采集数据近 7 万条。

3. **中国中药数据库** 本数据库是介绍中药信息的参考工具型数据库,该数据库收录中药约 8 173 种,综合参考《中华人民共和国药典》《中药大辞典》《中华药海》《中国药材学》《常用中药成分与药理手册》《中华本草》等权威工具书及专著,对每味中药进行了性味、归经、功效、主治、用法用量、产地、化学成分、药理作用、毒理学、药材基原、资源分布、栽培或养殖、采集加工、炮制方法、药材鉴别等多方面描述。

4. **中国中药药对数据库** 本数据库收录中医临床常用药对 917 对,主要编写参考资料为《中医临床常用药对手册》(王立群,学苑出版社)、《中药药对 190 种》(沈敏南,上海中医药大学出版社)、《中药药对大全》(胥庆华,中国中医药出版社)、《施今墨对药》(吕景山,人民军医出版社)。对每一药对,分别介绍药对名称、性味、归经、功效、主治、作用分类、配伍机制、用法用量、临床应用、药对出处、各家论述、注意事项。

5. **中国中药化学成分数据库** 本数据库是介绍中药化学成分的工具型数据库,共收录相关的中药化学成分 27 593 种。可从品名、化学名称、英文名称、异名、理化性质、化学成分分类、用途分类、分子量、来源等字段进行检索查询。

6. **中国方剂数据库** 本数据库是介绍方剂信息,提供有关方剂药味组成统计信息的数据库,共收录了来自 710 余种古籍及现代文献中的古今中药方剂 84 464 首,分别介绍每一方剂的不同名称、处方来源、药物组成、功效、主治、用药禁忌、药理作用、制备方法等方面信息。用户可通过方名、别名、处方来源、药物组成、功效、主治、用药禁忌、药理作用等途径来查询所需的方剂。

7. **方剂现代应用数据库** 本数据库主要介绍古今方剂及其现代应用和现代研究,共收录源自《中华人民共和国药典》《卫生部颁药品标准——中药成方制剂》及期刊文献中的中医方剂 9 651 种,对每一方剂,分别介绍方剂名称、别名、处方来源、剂型、药物组成、加减、功效、主治、制备方法、用法用量、用药禁忌、不良反应、临床应用、药理作用、毒性试验、化学成分、理化性质、生产厂家、各家论述等内容。可通过方名、别名、剂型、药物组成、功效、主治、化学成分、生产厂家、临床应用等途径进行检索查询。

8. **有毒中药古籍文献数据库** 本数据库收录有毒中药古籍文献资料,约 1 755 条。可通过中药名称、异名、产地、性味、归经、主治、功用等途径进行查询。

9. **疾病诊疗数据库** 本数据库原名临床医学数据库,是全面介绍疾病的中西医诊断治疗信息的数据库,共收录疾病 3 776 种。疾病诊疗数据库以多种中西医学权威著作书制作而成,从中、西医学两种角度详述疾病的临床诊疗和基础研究,内容包含疾病的中英文名称、定义、中西医病因、病机、诊断、鉴别诊断和治疗等。可通过疾病的中英文病名、汉语拼音、别名、西医疾病分类代码、中医疾病分类代码、西医病因、中医病因、中医诊断标准、西医诊断标准、症状、体征、并发症、中医治疗、西医治疗等途径进行检索。

10. **海外古籍书目数据库** 本数据库收录了从战国至清代的海外中医古籍的相关信息,共 2 万余条。可通过联目号、类号、著作年、藏书号、正书名、馆代号、国别朝代、著者姓名、著作方式进行查询。

七、图书馆资源系统

图书馆收藏着大量的文献信息资源,随着信息技术的快速发展,图书馆通过对文献信息资源进行加工整理、科学分析、综合、指引,形成有秩序、有规律、源源不断的信息流,现代化的信息手段使图书馆具备了许多数字功能。

1. **中国国家图书馆·中国国家数字图书馆**(http://www.nlc.cn/) 中国国家图书馆馆藏丰富,是亚洲规模最大的图书馆,也是世界上最大的图书馆之一。在网站登录注册后就可以免费使用图书馆的资源。图书馆将资源分为电子图书、全文期刊、电子报纸、学位／会议论文、专利／标准、数值事实、索引／文摘、工具类、音视频及特殊资源等。与中医药关系比较密切的是中医药典籍资源库、中华再造善本库、中华善本国际联合书目系统等。

此外，台湾图书馆(http://www.ncl.edu.tw)也拥有丰富的馆藏资源，不进行注册也可以浏览部分内容。在网站主页，点击"资源查询"便可以了解该馆拥有的资源。该馆将资源分为硕博士论文、期刊文献、资料库、报纸、影音、电子书、汉学、艺文、特藏等。其中硕博论文可以直接查看基本信息、摘要、目录等内容。

2. **高校图书馆资源** 在信息高速发展的当今，基本每个高校和研究机构都有自己的主页，一般都包括以下几方面的内容：学校概况、院校或专业特色简介、科研情况、教学、图书馆、信息导航、对外交流、学校数据库等。从这些主页入手，一方面可以获取某一院校或某一学科的科研动态、最新消息；另一方面还可以通过网址链接到相关的医学院校或其他中医药资源网址，扩大中医药信息的获取范围。如上海中医药大学(http://www.shutcm.edu.cn)，北京中医药大学(http://www.bucm.edu.cn／)，南京中医药大学(http://www.njutcm.edu.cn／)，广州中医药大学(http://www.gzucm.edu.cn／)，中国中医科学院(http://www.catcm.ac.cn／)等。此外，国外部分大学的主页如美国匹茨堡大学替代医学主页(http://www.pitt.edu／)、美国国家补充及替代医学中心(https://nccih.nih.gov)、欧洲中医院校、美国 Emory 大学替代医学主页、美国 Wayne 大学替代医学网等。

第八章

中医药古籍类网络信息资源检索与利用

中医古籍是中医药传承和发展的载体，既具有重要的学术价值，又具有相当的历史文物价值。由于古籍具有非再生的特性,很多古籍缺少保护,已不能阅读。另外,部分古籍收藏单位将大量古籍当作文物收藏起来,研究人员很难查检借阅得到,更有一些古籍至今不被学术界所知,这就造成了古籍保护与利用的矛盾。20 世纪 90 年代以后,随着计算机技术用于古籍整理实践的丰富和大量古籍数据库的建设,有利于解决古籍保护与利用的矛盾。20 世纪初,随着互联网发展进程的加快,古籍信息资源网络化成为一大潮流。本章将重点介绍与中医药古籍相关的网络信息资源。

一、中医古籍全文信息资源

(一) 中医中药古籍大系全文库

1. 简介　中医中药古籍大系全文库由北京书同文数字化技术有限公司开发研制,是一个全文数据库,汇集历朝各代经典中医中药著作 104 部,日本医书 150 部,包括著名的中国历史上最大的方剂书籍《普济方》和中药古籍《本草纲目》等著作,收录的中医中药古籍内容十分丰富。

2. 特点

(1) 严格保留原书体例和竖排形式。中医中药古籍大系全文库的界面分为目录区和正文区两部分,目录区在左,正文区在右。数据库按照原书电子编目,保留原书体例和竖排形式(图 8-1)。

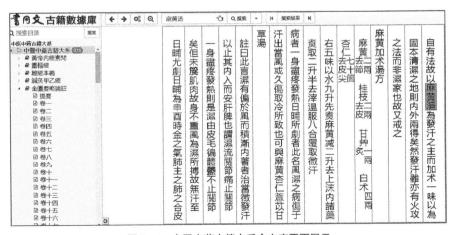

图 8-1　中医中药古籍大系全文库页面展示

(2) 全文检索。内容全文数字化,具有字字可查、句句可检的全文检索功能。

（3）多种语言展示。数据库语言以繁体、简体、英语、日语多种形式进行展现，并且具有转换功能。

（4）手写输入。检索词可以选用简体字、繁体字，对于输入困难的生僻字可以采用"手写输入"，识别准确率较高。

（5）多种在线工具。"三维助检"可以对历史人物、历史地名、历代职官进行助检，并且含有"字频查询""关联汉字查询""联机字典""成语典故""元数据查询""中草药词典""图文放大镜""选任意字词检索"等实用工具。

（6）选词检索。读者无需输入检索关键词，在查看文本内容时，随时可以按住鼠标左键拖动选择所需词，放开鼠标左键，会弹出菜单，选"检索"就可以进行全文检索。

3. 检索方法　中医中药古籍大系全文库检索方法包括：快速检索、高级检索、跨库检索。

（1）快速检索界面提供全文检索，输入检索词，点击"搜索"即完成检索（图8-2）。

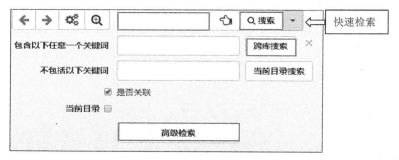

图8-2　中医中药古籍大系全文库快速检索界面

（2）高级检索会对检索词进行字体匹配、相关字关联。如检索词为"黄芪"，则会出现"黄""黃""芪""芪"，使用者可以选择其中一种，也可以选择多种字形、字体。

（3）跨库检索是在检索框内输入检索词，其特点是检索范围扩大，可对多个数据库进行同时检索。检索结果界面列出了每个数据库的命中文献数量，点击命中条数结果，就可以对对应的数据库进行浏览。

（二）瀚堂典藏中医药文献库

1. 简介　瀚堂典藏中医药文献库由北京时代瀚堂科技有限公司研制出

版,纳入资料总量目前超过 750 种,共上万册宋、元、明、清的中医药文献,是一个质量较高、数据量较大的中医药文献数据库,涵盖医经、本草、诊断、方剂、通治、伤寒金匮、内外科、五官科、妇儿科、针灸推拿、医理医案、养生、兽医、温病和综合医籍等类目的众多文献,包括日本江户医学影北宋本《备急千金要方》、明代金陵初刻本《本草纲目》,以及《古今图书集成》和敦煌文献中的所有中医药相关的内容。

瀚堂典藏中医药文献库全部典籍采用 10 万字符的 Unicode 国际通用标准加工整理,检索引擎可以在 1 秒钟内提供检索结果。由于中医专业性强,所有数据图文对应,便利读者立即对照文本调阅原书页面查验,并可以在不失真的状况下连续阅读。该库不仅可以提供方便的阅读与最佳的查询服务,更是中医药研究者不可或缺的、存真性利用中医药文献的快捷、便利的平台。

2. 特点

(1) 尽量收集多种不同版本的图书。数据库力争收录所有的公开影印出版的古籍,库中古籍大多收录多个版本。如《本草衍义》有清十万卷楼丛书、宋刻重修本、曹氏医学大成本三个版本;《本草纲目》有文渊阁和金陵初刻本。

(2) 数据图文并茂。中医古籍在文字展示上有其特殊性,生僻字、异体字、通假字常有出现,采用数据图文对应的方式,便于读者可以直接对照文本调阅原书页面进行对比查看,简单方便。

3. 检索方法

(1) 网站总览:见图 8 - 3。

(2) 三种检索模式:① 绝对精准:完全按照输入词条进行检索,不对检索条件进行任何转换处理。② 精准:对检索词启动简繁体和常用异体字自动转换处理。③ 模糊:对检索词启动人工智能分词检索和简繁体、异体字自动转换。

例如查询本数据库中共有多少条关于"肾气"的记载,出自哪些古籍,分别使用"绝对精准""精准""模糊"进行检索,得到不同结果如下。

"绝对精准"检索"肾气",系统不做任何转换,得到的检索结果即为含有关键字"肾气"的记录。检索后得到 2 条记录,如图 8 - 4 所示。

"精准"搜索"肾气",系统进行简繁体和常用异体字自动转换,得到的检索结果除包含关键字"肾气",还可能含有"肾气"等记录。检索后得到 6 035 条记录,如图 8 - 5 所示。

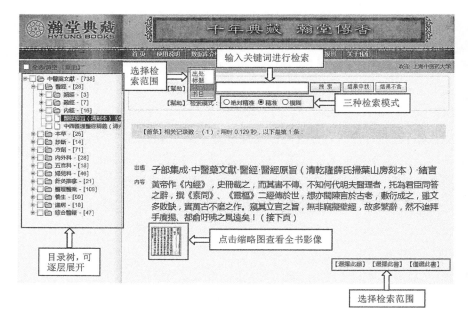

图 8 - 3　瀚堂典藏中医药文献库检索主页

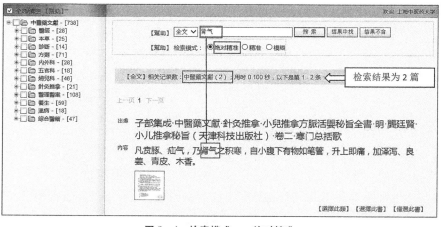

图 8 - 4　检索模式——绝对精准

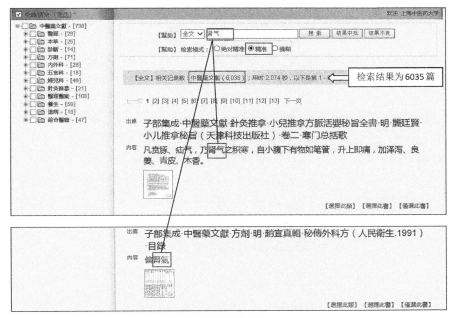

图 8-5　检索模式——精准

"模糊"检索启动人工智能分词检索功能和简繁体、异体字自动转换,得到的检索结果除"精确"的结果外,还有自动分词后的记录,如"××肾××""××气××"。检索后得到 24 011 条记录,如图 8-6 所示。

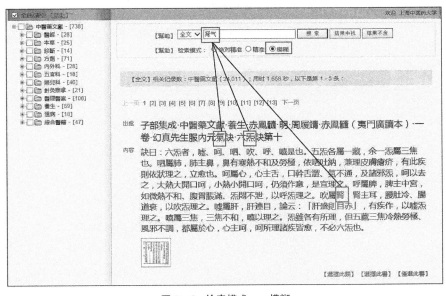

图 8-6　检索模式——模糊

（3）高级检索

1）"精准"检索模式下用"搜索"进行多个关键字组合查询。

例："肾气　六味地黄丸"表示搜索既有"肾气"，又有"六味地黄丸"的记录。如图8-7所示。

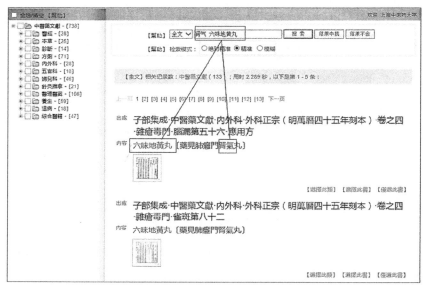

图8-7　高级检索1

2）"精准"模式下可使用"结果中找"和"结果不含"进行二次查询。

"结果中找"：在之前检索结果中搜索包含"滋阴"，点击"结果中找"，如图8-8所示。

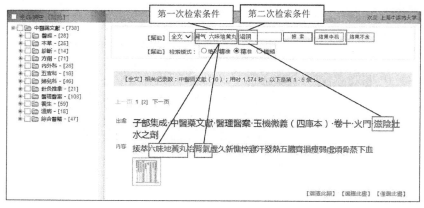

图8-8　高级检索2

"结果不含"：在检索框内直接用符号"—"来表示，或者点击"结果不含"按钮来排除相关内容。

例："肾气　六味地黄丸—滋阴"，表示搜索含有"肾气"和"六味地黄丸"，但是不含"滋阴"的记录。如图8-9所示：

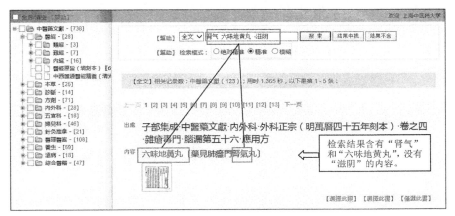

图8-9　高级检索3

（三）中医古籍全文数据库

1. 简介　中医古籍全文数据库是由中国医药科技出版社开发研制，为全文免费数据库，可以直接上网浏览(http://zygj.cmstp.com/static/library/entry.html)。数据库图像与文字并茂，配有古籍原文图像，文字为中国中医科学院医史文献研究所监制校勘。汇集各代中医中药著作近300种，分为医经、基础理论、伤寒金匮、诊法、针灸推拿、本草、方书、临证各科、养生、医案医话医论、综合性著作等11大类。

2. 特点

（1）图文并茂，配有古籍原文图像。阅读模式有文本模式和图像模式两种，文本模式采用横排、简体字形式进行阅读；图像模式以原文、照片模式进行阅读。但是，目前仅提供少量原文图片。

（2）显示校勘内容。文本模式展示文字为中国中医科学院医史文献研究所监制校勘内容。

（3）制作阅读目录。中医古籍全文数据库将纳入中医古籍分为11类，并且为每一种古籍制作目录，通过点击目录可以直接找到对应的章节。

（4）制作书目信息。中医古籍全文数据库收集了纳入中医古籍的书名、作者、朝代、内容提要以及校注说明。并且可以通过书目信息直接进行检索。

（5）全文检索功能。可以通过"查找"关键字进行"本书""全库"检索，简单方便，直接获得检索结果。

3. **检索方法**　共有3条检索路径：分类检索、书目检索、全文检索。

（1）分类检索：即按照数据库的目录进行定向检索。左侧以树形结构揭示数据库中的分类，单击某类，则类目下位结构显示，具体书籍名称出现。单击该书名，左侧显示该书目录，右侧显示该书横版校注内容及原文图像照片内容。分类检索界面见图8-10。

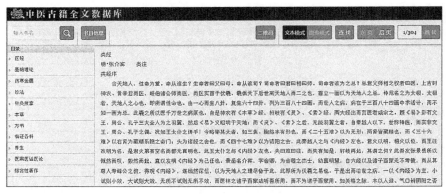

图8-10　中医古籍全文数据库分类检索界面

（2）书目检索：即限定书名、作者、朝代、内容提要、校注说明等条件进行检索。在页面右上角点击"书目信息"按钮，页面中央显示检索项目，输入条件后点击"检索"按钮，显示结果；单击某一具体结果，则进入阅读界面。书目检索界面见图8-11。

例如，在书名检索框内输入"类经"，点击检索后得到3条相关结果，即：《类经·上部》《类经·中部》《类经·下部》，在结果页点击具体书名后，可以直接跳转至该书的阅读界面。若点击"书目信息"栏目，则会出现该书的相关信息内容，包括"书名""作者""朝代""内容提要""校注说明"。如《类经·上部》的书目信息检索结果见图8-12。

（3）全文检索：即输入任意字、词或字串进行检索。点击右上方的"查找"按钮，出现"全库""本书"检索选项，点击" "，下框显示符合查找条件并含有检索词的全文，点击相关条目，则进行阅读界面，点击"上查""下查"按钮，可切换相应的检索结果。全文检索界面见图8-13。

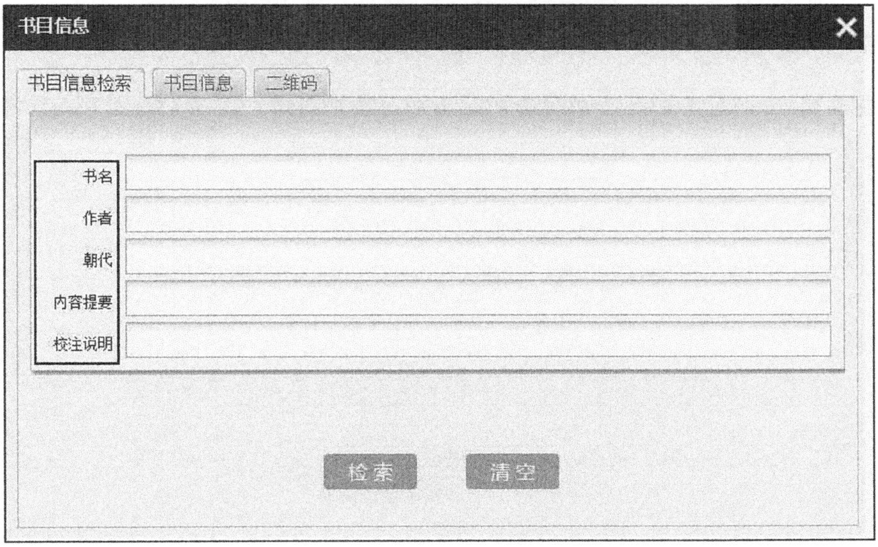

书目信息

| 书目信息检索 | 书目信息 | 二维码 |

书名	
作者	
朝代	
内容提要	
校注说明	

检索　　　清空

图 8 - 11　书目检索界面

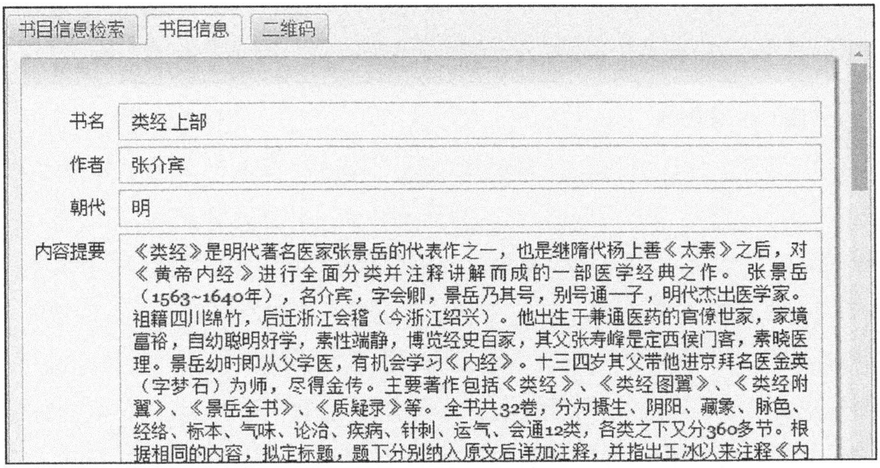

| 书目信息检索 | 书目信息 | 二维码 |

书名	类经 上部
作者	张介宾
朝代	明
内容提要	《类经》是明代著名医家张景岳的代表作之一，也是继隋代杨上善《太素》之后，对《黄帝内经》进行全面分类并注释讲解而成的一部医学经典之作。 张景岳（1563~1640年），名介宾，字会卿，景岳乃其号，别号通一子，明代杰出医学家。祖籍四川绵竹，后迁浙江会稽（今浙江绍兴）。他出生于兼通医药的官僚世家，家境富裕，自幼聪明好学，素性端静，博览经史百家，其父张寿峰是定西侯门客，素晓医理。景岳幼时即从父学医，有机会学习《内经》。十三四岁其父带他进京拜名医金英（字梦石）为师，尽得金传。主要著作包括《类经》、《类经图翼》、《类经附翼》、《景岳全书》、《质疑录》等。全书共32卷，分为摄生、阴阳、藏象、脉色、经络、标本、气味、论治、疾病、针刺、运气、会通12类，各类之下又分360多节。根据相同的内容，拟定标题，题下分别纳入原文后详加注释，并指出王冰以来注释《内

图 8 - 12　书目信息检索结果

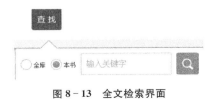

图 8 - 13　全文检索界面

例如,在数据库中检索"麻黄汤"相关内容。首先,在检索框内输入"麻黄汤",点击"全库"选项,进行搜索,结果见图 8 - 14。

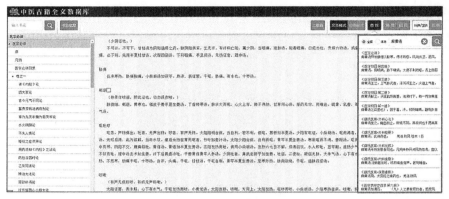

图 8 - 14　麻黄汤检索结果

检索结果在页面的右侧显示,由书名及检索词所在段落两部分组成。书名以蓝色字体显示,段落中检索词以红色字体显示。点击检索结果《医宗金鉴》,可以直接跳转到书籍浏览页。通过"查找"—"本书",能筛选出"麻黄汤"在《医宗金鉴》中的各个位置,并可以点击阅读。

(四) 中医典海

1. 简介　中医典海是汇辑历代中医药典籍的大型全文检索版数字丛书,由北京大学教授刘俊文总纂,北京爱如生数字化技术研究中心研制。中医典海博采精选,删重去复,收录自先秦至民国历代中医药典籍 2 000 种。内容广及医经、本草、诊法、方书、针灸、临证各科、养生及医案、医话、医论等,同时按照完本、母本和后出转精本标准,慎选宋元明清各级善本以及日本、高丽刊本。以宋、元、明、清各级善本以及日本、高丽刊本为主,结合爱如生独有的数字再造技术制作,还原式页面,左图右文逐页对照,眉批、夹注、图表、标记等无障碍录入和非嵌入式显示,达到全文检索、编辑、下载和打印的效果。中医典海主页见图 8 - 15。

2. 特点

(1) 文献收录时间跨度较长。从先秦至民国,收集历代中医药典籍 2 000 种。

(2) 博采精选。去除选本、复本及现代人、外国人著作,收录先秦至民国

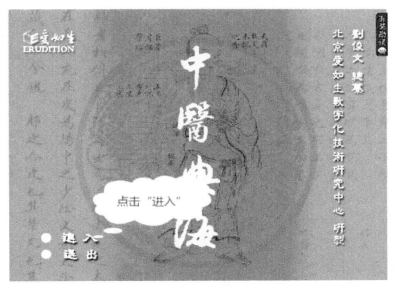

图 8 - 15 中医典海主页

最具学术价值、实用价值和版本价值的历代中医药典籍,内容广及医经、本草、诊法、方书、针灸、临证各科、养生及医案、医话、医论等。

(3) 版本选择严谨。慎选宋元明清各级善本以及日本、高丽刊本,孤本和稀见本近三成。

(4) 检索方式多样化。提供分类、条目、全文和高级四条检索路径,以及关联、进阶、逻辑、模糊等多种检索方式,进行全方位海量检索,检索结果以举句形式条列并在文中以色块反显。

(5) 多种语言展示。非正常文字(如重叠字、翻转字、涂抹字等)和复杂版式(如二截版、三截版、眉批、夹注、图表、标记等),均无障碍录入,并在原位置非嵌入式再现,最大限度保留原始信息,且字字可检。

(6) 配备学者工作平台。阅读时可同屏进行校点、批注、编辑等工作,下载和打印时自动注明出处,实现中医药典籍的一站式整理研究作业。

3. 检索方法

(1) 检索语言:支持简体中文、繁体中文检索。

(2) 检索方法:提供分类、条目、全文和高级四条检索路径,以及关联、进阶、逻辑、模糊等多种检索方式,进行全方位海量检索,检索结果以举句形式条列并在文中以色块反显。

1）分类检索。中医典海将古代医籍分为医经、本草、诊法、方书、针灸、外治、临证、养生、杂著9大类目。在搜索目的不明确的情况下，可以通过分类检索逐层点击树形来查找所需信息。如：按照如下步骤进行点击，"中医典海→诊法→脉诊"，得到45条检索记录，见图8-16。文献按照年代进行排序，从书名、时代作者、版本三个方面介绍，如《新刊王氏脉经》10卷—〔晋〕王叔和撰—四部丛刊元天历三年(公元1330年)广勤书堂刻本、《图注脉诀辨真》4卷附方1卷—〔晋〕王叔和撰、〔明〕张世医注—明刻本、《脉诀》1卷—〔宋〕崔嘉彦撰—明万历二十九年(公元1601年)吴勉学刻、《古今医统正脉全书本》等。

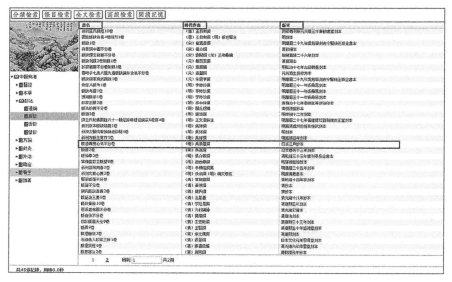

图8-16　中医典海分类检索

选择其中的《脉证传授心法》不分卷—〔明〕吴景隆撰—日本江户抄本，可以进行全文阅读，页面展示见图8-17。阅读浏览页分为左右两个部分，左边为古籍原文Pdf展示，右边为Word版，可以选择简体字和繁体字阅读。

阅读时，可以选择左右两两对应阅读，亦可选择"连缀"阅读，只阅读古籍原文页面，见图8-18。

中医典海有字典查询功能，收录了10 065个常用字。大大方便了读者在阅读古籍时查询注解的需求。常用字典可以从汉字、笔画数、拼音、部首四个方面来检字。

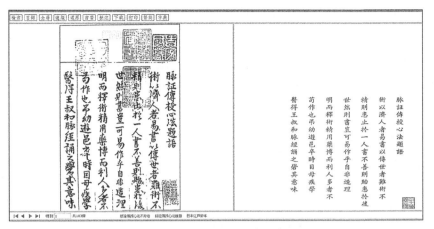

图 8-17　《脉证传授心法》不分卷阅读页面展示

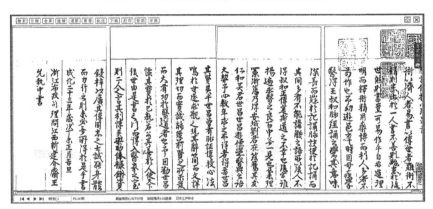

图 8-18　《脉证传授心法》不分卷连缀阅读

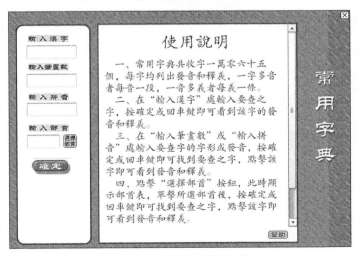

图 8-19　中医典海常用字典

2）条目检索。从"书名""作者""时代""版本""篇目"五个字段进行检索。

"书名"字段检索。比如,在书名字段输入检索词"脉诀",检索结果见图8-20。得到12条记录,均为书名中含有"脉诀"的古籍,如《图注脉诀辨真》4卷附方1卷、《脉诀》1卷、《脉诀理玄秘要》不分卷等。

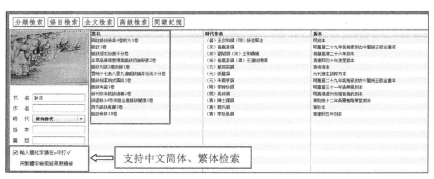

图8-20　条目检索——书名检索

"作者"字段检索。比如,在作者字段检索框内输入检索词"张",即搜索库中所有姓名中含有"张"的作者,检索结果见图8-21,得到71条记录,如〔汉〕张机、〔宋〕张杲、〔宋〕张锐、〔金〕张存惠、〔金〕张从正、〔金〕张元素、〔元〕张璧、〔明〕张昶等。

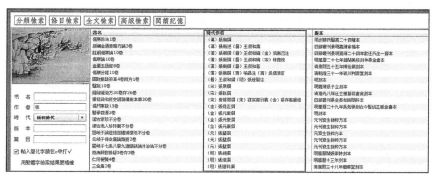

图8-21　条目检索——作者检索

"版本"字段检索。比如,在版本字段输入检索词"刻本",得到572条记录,如明刻本、宋刻本、元刻本、日本刻本、清雍正十年(公元1732年)日本官刻本等。在版本字段输入检索词"石印本",得到11条记录,如清文瑞楼石印本、清光绪石印本、民国十七年(公元1928年)集古阁石印本等。

"篇目"字段检索。即将检索词限定在"篇目"中进行检索的方法。

当检索结果过大,或者检索者搜索目的比较明确的情况下,"书名""作者""时代""版本""篇目"五个字段也可以多字段联合检索。比如,在书名检索框内输入"伤寒",在作者检索框内输入"张机",版本检索框内容输入"刻本",即"伤寒"[书名]AND"张机"[作者]AND"刻本"[版本],检索后得 1 条记录,即《伤寒分经》10 卷—〔汉〕张机撰、〔清〕喻昌注、〔清〕吴仪洛订—清乾隆三十一年(公元 1766 年)硖川利济堂刻本。检索结果见图 8-22。

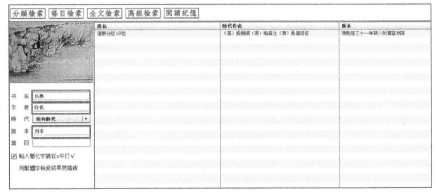

图 8-22　中医典海多字段检索举例

3) 全文检索。中医典海可进行全文检索,比如输入检索词"麻黄汤",检索结果见图 8-23,得到 5 506 条记录。结果从书名、卷名、举句三个方面来展示。举句以红色字体展示了检索词所在段落,单击后便可直接阅读。

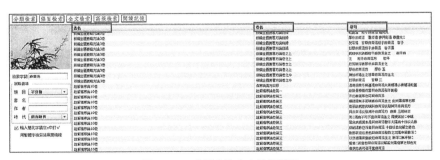

图 8-23　中医典海全文检索举例

全文检索也可进行"检索字词"联合"类目""书名""作者""朝代"等选项的关联检索。比如,"检索字词"框中输入"麻黄汤","类目"下位限定为"方论",检索后得到 3 667 条记录。当"检索字词"框中输入"麻黄汤","类目"下位限定为"方论","作者"检索框中输入"张机",得到 200 条记录,如《新编金匮要略方论》3 卷之新编金匮要略方论卷之上有"欬而脉浮者麻黄汤主之"的内容。

4) 高级检索分为二次检索和逻辑检索。

二次检索是通过检索字词和次索字词联合检索完成,两者之间存在"和"的关系。次索字词可以多次输入,检索字词之间用"＋"连接表示"和"的关系。检索字词还能与"类目""书名""作者""朝代"等关联选项的联合检索。比如,查找方剂"麻黄汤"与症状"身痛"相关的古籍文献,则在"检索字词"框中输入"麻黄汤","次索字词"框中输入"身痛",检索后得到 23 条记录。如《伤寒分经》10 卷太阳经中篇中有"服麻黄汤汗后身痛脉迟者宜行补散一法"的内容。

逻辑检索是利用"与""是""非"等布尔逻辑运算符连接各个检索词找出信息。比如,查找"身痛"与"脉"相关的古籍文献,则在检索字词框中输入"身痛",另一检索字词框中输入"脉",选择"与",得到 596 条记录,如《伤寒神秘精粹录》1 卷中有"寒在三阴脉沉身痛,四逆汤主之";《妇人良方》24 卷中有"不热,头痛恶心身痛,面色青白,脉弦迟者";《伤寒总病论》6 卷附札记 1 卷中有"不可发汗证,脉浮紧,法当身痛,当以汗解,假令尺中脉迟,为荣气不足,血少故也"等。

当检索结果过大,或者检索者搜索目的比较明确的情况下,二次检索与逻辑检索也可与"类目""书名""作者""朝代"等关联选项的联合检索,以缩小检索结果。

（五）中华医药典籍资源库

1. 简介　中华医药典籍资源库（中华医藏资源库）为中国国家数字图书馆资源系统部分。2016 年,习近平总书记在"全国卫生与健康大会"上强调"加强中医古籍、传统知识和诊疗技术的保护抢救和整理"。图书馆收藏的文献典籍是整理研究的基础资料。为使读者能够通过互联网检索、利用中医文献资源,国家图书馆（国家古籍保护中心）逐步建设中华医药典藏资源库。截至 2017 年 6 月已有 92 种中医古籍影像进行发布测试。

2. 特点

(1) 配有古籍原文图像,真实可靠。

(2) 对古籍进行"版本书目史注"标记为本数据库一大特色。

(3) 仅能针对"题名"进行检索,检索方式比较单调。

3. 检索

(1) 仅限"题名"检索,支持逻辑运算"与""或",支持"模糊检索"及"在结果中检索"。

(2) 检索结果可以选择"图文结合""列表形式"两种方式。点击"查看"后,可以了解古籍的责任者、版本项、出版发行项、版本书目史注、四部分类情况,并可在线阅读古籍。

举例,检索题名中含有"伤寒"的中医古籍。

1) 首先在检索界面输入"伤寒",选择"模糊检索",点击"检索"。如图 8-24 所示。

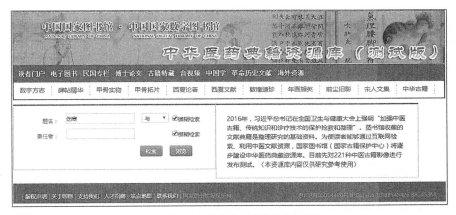

图 8-24 中华医药典籍资源库检索界面

2) 得到 9 条记录,如图 8-25 所示。检索结果以书名、责任者、版本、出版发行项,从编项 5 个内容展示。如书名:元敖氏伤寒金镜录;责任者:〔元〕杜本撰;版本项:刻本;出版发行项:陈楠,明嘉靖(1522—1566)。

3) 选择《张仲景注解伤寒百证歌》,点击"查看"后,得到这本古籍的一般介绍,如责任者、版本项、出版发行项、版本书目史注、现有藏本附注、四部分类号等信息。如图 8-26 所示。

4) 点击"全文阅读"可以进行阅读。

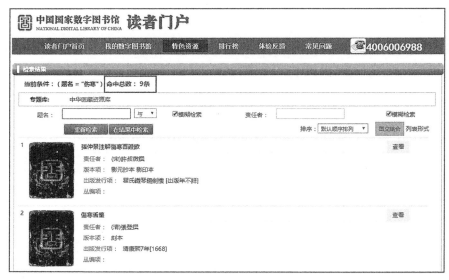

图 8 - 25　中华医药典籍资源库检索题名中含有"伤寒"结果显示

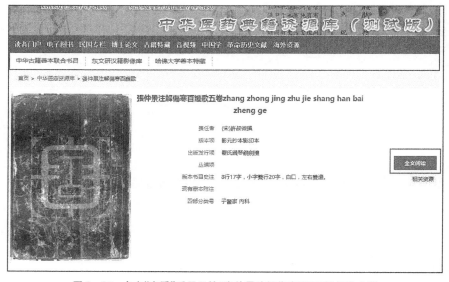

图 8 - 26　点击"查看"后显示的《张仲景注解伤寒百证歌》相关介绍

（六）中医古籍类书库

1. 简介　中医古籍类书库是由深圳市科信源实业发展有限公司、海南电子音像出版社出版，根据中国古代医学类书整理而成。该数据库囊括了我国古代的主要医学巨著，是当今比较完整和权威的综合性古代医学百科全书数据库。该数据库基于《古今图书集成》整理而成,收录了清代雍正三年(公元 1725 年)以前的全部医学巨著,共计 1 304 部、1 824 卷、4 000 多万字(图 8 - 27)。

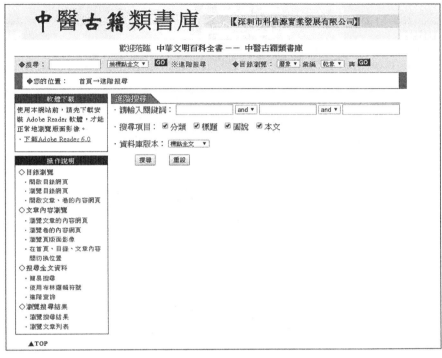

图 8 - 27　中医古籍类书库首页

中医古籍类书库包含医学理论、临床各科病症治疗经验、药物本草、养生之道、解剖生理、气功服食导引、卫生防疫与心理精神卫生、医药制度以及医籍文献等各方面的资料。数据库取材不仅局限于医药典籍方面,而且征引了大量经、史、子、集、笔记杂著以及地方志等大量文献。

中医古籍类书库清晰展示了中医药学和有关社会科学与自然科学的学术渊源及内在联系,以及它们之间相互影响与渗透的脉络;在一些学术问题和具体事物上,也充分展现出其起源和发展演变的整个过程,及其历史、社会与文化背景。例如中医经典著作和学术理论中的天人相应学说,就与古代哲学、力学、儒学和有关诸子著述中的天人合一论述等思想理论息息相关,一脉相承。在《庄子》《礼记》《管子》《朱子全书》《性理会通》等书中,就有许多这样的论述,而这些内容在中医古籍类书库中,都有大量征引载录,这就对这一问题的考察了解和研究带来了极大的方便。

数据库使用方便,可以按目录进行浏览,也可以用任意字、词、句进行全文检索。在全文检索中,还可以允许多个布尔逻辑符号的各种组合同时使用,并可以进行模糊检索,使用非常灵活。

数据库涵盖三个版本,原版古籍影像图片、不带标点的数字化全文以及带标点的数字化全文,以满足不同用户的古籍研究需求。

2. 检索方法

(1) 简易搜索(图 8 - 28):在网页最上方,可以看到"搜寻:请输入关键字"表单,用户可在"请输入关键字"框中,输入欲搜寻的关键词(可使用布尔逻辑符号连接两个以上的关键词作为搜寻条件),按一下"Go"按钮,即会开启"搜寻结果"网页显示符合条件的文章列表。

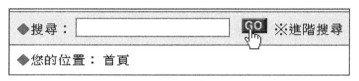

图 8 - 28　中医古籍类书库简易检索界面

(2) 使用布尔逻辑符号检索:在"简易搜寻"表单的"请输入关键字"框中,用户可使用布尔逻辑符号连接两个以上的关键词作为搜寻条件。布尔逻辑符号共有"＊""＋""—"三种。

"＊"为"AND"或"且"的意思,例如输入搜寻条件为"麻黄＊桂枝",表示搜寻包含"麻黄"且包含"桂枝"的文献资料。

"＋"为"OR"或"或"的意思,例如输入搜寻条件为"麻黄＋杏仁",表示搜寻包含"麻黄"或包含"杏仁"的文献资料。

"—"为"NOT"或"扣除"的意思,例如输入搜寻条件为"麻黄—杏仁",表示搜寻包含"麻黄"但是排除包含"杏仁"的文献资料。

(3) 进阶搜寻(图 8 - 29):在"搜寻:请输入关键字"表单的右方,有一个"进阶搜寻"的联结,按一下"进阶搜寻"即可开启"进阶搜寻"网页。

搜寻项目:可在"搜寻项目"选择搜寻的资料项目,共有"分类""标题""图说""本文"四个选项,可单选亦可全选。

搜寻范围:可选择"标点全文"或"无标点全文"。

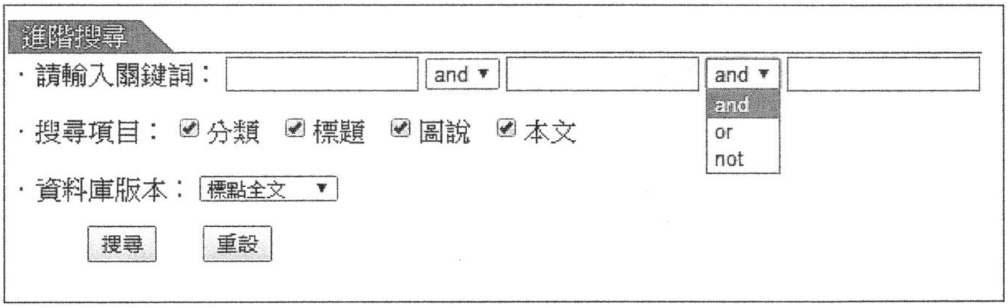

進階搜尋

· 請輸入關鍵詞：　[　　　]　[and ▼]　[　　　]　[and ▼]　[　　　]
　　　　　　　　　　　　　　　　　　　　　　　[and]
· 搜尋項目：　☑分類　☑標題　☑圖說　☑本文　[or]
　　　　　　　　　　　　　　　　　　　　　　　[not]
· 資料庫版本：　[標點全文　▼]

　　[搜尋]　　[重設]

图 8 - 29　中医古籍类书库进阶检索界面

（七）国医典藏中医古籍数据库

1. 简介　国医典藏中医古籍数据库是由中国中医科学院中医药信息研究所(图书馆)研发的大型中医古籍全文数据库,Ⅰ期精选了先秦至清末民国的历代典籍 500 种(包括综合性丛书 23 种),2 500 册,3 300 卷(图 8 - 30)。所选书目按《中国中医古籍总目》分类法分类,内容涉及医经、医理、诊断、伤寒金匮、针灸推拿、本草、方书、临证各科、养生、医案医论医话、医史、综合性著作等 12 大类、65 个二级类目。数据库能够实现中医古籍的原貌展现和便捷阅览,古籍内容的多途径深度检索,古籍知识内容的精准定位等功能,为用户提供专业化的中医古籍阅读、检索与利用服务。

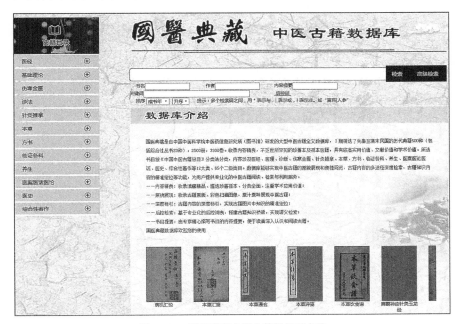

图 8 - 30　国医典藏中医古籍数据库主页

2. 特点

(1)内容精良:博采中国中医科学院图书馆馆藏精品、遴选珍善孤本、注重学术应用价值。

(2)原貌展现:收录中医古籍原版、彩色扫描图像,原汁原味展现中医古籍(图8-31)。

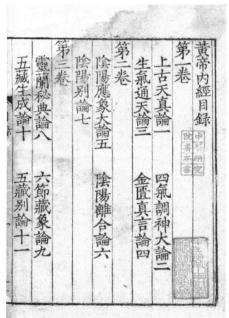 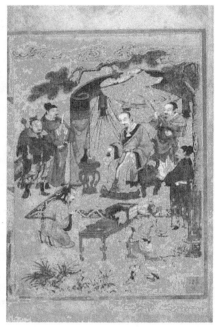

图8-31 中医古籍彩色扫描图像

(3)深度标引:对中医古籍内容深度标引,可对古籍图片中的知识点精准定位。这是该数据库一大特色。

(4)后控检索:构建了专业的中医古籍后控词表,搭建古籍知识桥梁,实现语义检索。

(5)书目提要:邀请中医专家精心撰写内容提要,便于读者深入认识和阅读古籍。

3. 检索方法(图8-32)

(1)书目检索:书名、作者、成书年、内容提要等的单独或匹配检索。

(2)关键词检索:基于古籍原图标注信息检索古籍全文内容,支持多个关键词检索。

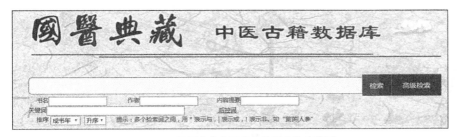

图 8 - 32　国医典藏中医古籍数据库检索界面

（3）高级检索：可以进行书目信息及关键词的匹配、逻辑检索。多个检索项之间输入"＊"表示"与"，"｜"表示"或"，"！"表示"非"。

（4）后控检索：基于专业词表的同义词、上位词、下位词、关联词优化检索，输入关键词后，点击"后控词"可弹出可选的相关检索词。

（5）二次检索：可在检索结果基础上进行二次检索。

（6）书内检索：可对正在阅览的书籍进行本书内的检索（图 8 - 33）。

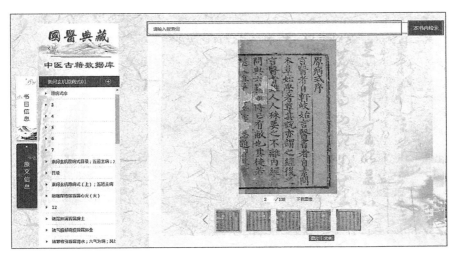

图 8 - 33　书内检索

（八）中医药文献库

1. 简介　中医药文献库，又称中医药文献数字图书馆，是陕西师范大学出版总社出版运营的古籍数据库产品，是汉籍数字图书馆 2.0 版的特色专库之一。数据库由目录库和图版库两部分组成，收录文献按部、类两级分类。截至 2017 年 12 月，中医药文献库收录了包括医经、基础理论、伤寒金匮、诊法、针灸推拿、本草、方书、临证各科、养生、医案医话医论、医史、综合性著作，以及道家、术数参考文献 14 部中医药及相关文献,共计 79 类。

中医药文献库由中医药文献目录库和图版库两部分组成。

(1)目录库:包含信息有文献名、作者、版本、子目、时期、分类、备注等字段。目录库是由多种目录文献综合整理而成的,这些目录文献包括《中国中医古籍总目》《中国古籍总目》《中国古籍善本书目》等古籍目录书籍,以及汉籍数字图书馆目录数据库、中国中医科学院图书馆馆藏中医古籍目录数据库、国家图书馆馆藏目录数据库等目录数据库。

(2)图版库:与目录库关联,收录对应的文献原始图版文件,提供目录浏览、文献检索、信息查看、小图预览及文献下载等功能。

中医药文献库广收中医古籍版本,截至 2017 年 9 月,中医药文献目录库收录文献约 2.2 万种,中医药文献图版库收录文献原件 4 914 种,约 470 万页。

2. 特点

(1)中医药文献库收录文献依据部、类两级分类目录体系,按照版本、印本、图版文件等树状结构组织,确保目录分类的规范性、科学性和适用性。

(2)采用 Pdf 文件格式原版原式呈现,最大限度地保留了古籍所包含的文化信息,确保文献的准确性、完整性和学术研究价值。

(3)数据库收集中医古籍各类版本,通过标记颜色提示使用者古籍的版本信息。

文献序号前的浅绿色 ◆ 表示该文献的全部版本已收录,黄绿色 ◆ 表示该文献只收录了部分版本,粉红色 ◆ 表示该文献尚未收录图版文件。

3. 检索方法 “资源中心”是中医药文献库的核心板块,是用户检索浏览文献资源的主要界面。用户可以按照“分部”“时期”“音序”三种方式逐级展开文献信息,或直接通过检索入口搜索资源,系统提供了文献浏览、下载、收藏等基本服务。

(1)“分部”采用目前学界通用的分类编号。每种文献版本下面又有若干印本,印本下包含文献的详细信息和图版文件。数据库将中医文献分为 14 部:医经、基础理论、伤寒金匮、诊法、针灸推拿、本草、方书、临证各科、养生、医案医话医论、医史、综合性著作、道家文献(参考)、术数文献(参考)。

例如,点击“医经”下位词“内经”,可以看到数据库收录内经古籍 200 种,按照序号、文献名、作者、部一类的格式展示。以《类经》32 卷,附《类经图翼》11 卷、《附翼》4 卷为例,中医药文献库列举了 23 种版本,有文渊阁四库全书、明天启四年(公元1624年)甲子张介宾刻本、明刻本、明天启四年(公元1624年)甲子天德堂刻本、明天启金阊阁贤楼刻本、明金阊童涌泉刻本、日本宽政三年(公元1791年)辛亥刻本(无附翼)等,目前已经收录4个版本(图8-34)。

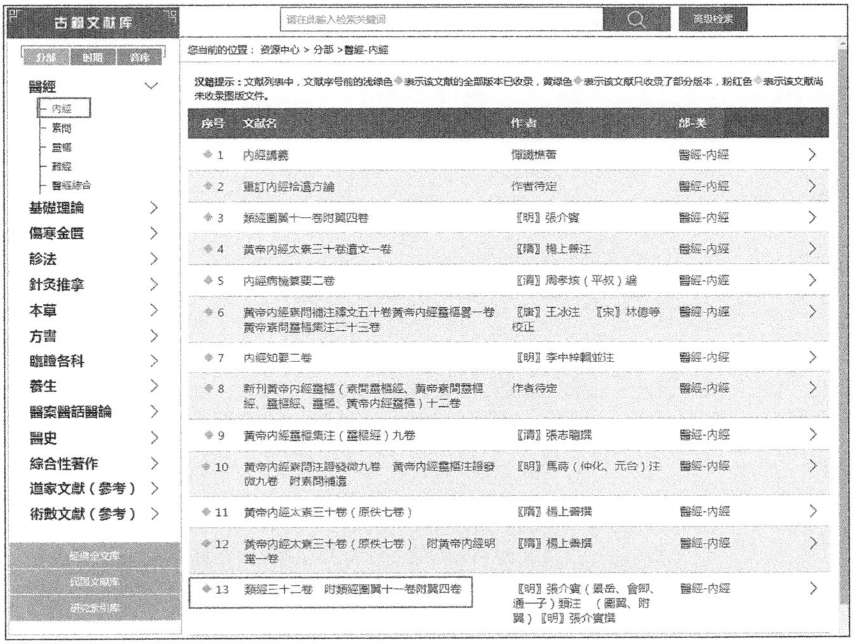

图8-34　中医药文献库检索1

中医药文献库采用 Pdf 文件格式原版原式呈现原文。如点击《类经》32卷,附《类经图翼》11卷、《附翼》4卷,显示该书有23个版本,选择其中的"文渊阁四库全书"版本进行阅读,显示2个印本的基本信息,包括图版性质、页数等(图8-35),点击"查看",则显示文献详细信息(图8-36),"预览"仅提供前6页经过压缩的小图,用于初步确认文献。如果有些小图不够清晰,点击"大图"按钮可以浏览更清晰的大图,大图可任意下载(图8-37)。

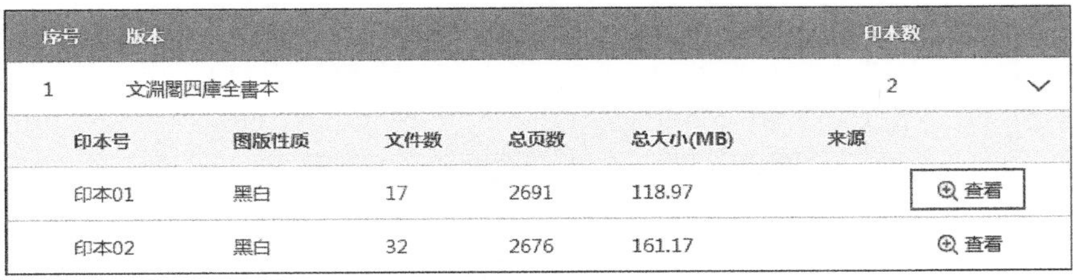

序号	版本					印本数	
1	文渊阁四库全书本					2	∨
印本号	图版性质	文件数	总页数	总大小(MB)	来源		
印本01	黑白	17	2691	118.97			⊕ 查看
印本02	黑白	32	2676	161.17			⊕ 查看

图8-35　中医药文献库检索2

文献详细信息						
文献名：類經三十二卷　附類經圖翼十一卷附翼四卷				作者：〖明〗張介賓（景岳、會卿、通一子）類注　（圖翼、附翼）〖明〗張介賓撰		
版本：文淵閣四庫全書本				时期：明		部类：醫經-內經
备注：				残缺：		
印本号：印本01		子目数：0	图版性质：黑白	文件数：17	总页数：2691 页	总大小：118.97 MB

子目		卷册号	文件名	页数	大小(MB)	
		卷001	文件001	41	1.77	预览 下载 收藏 纠错 分享
		卷002-003	文件002	123	5.63	预览 下载 收藏 纠错 分享
		卷004-005	文件003	184	8.00	预览 下载 收藏 纠错 分享
		卷006-007	文件004	200	9.28	预览 下载 收藏 纠错 分享

图 8 - 36　中医药文献库检索 3

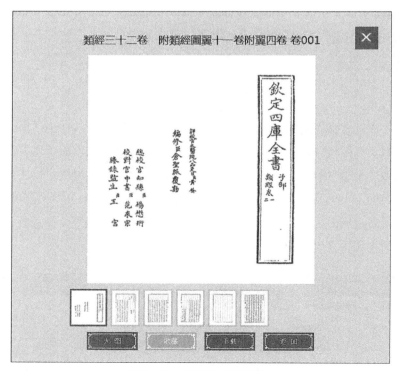

图 8 - 37　中医药文献库检索 4

（2）"时期"是按照文献形成的时间排序，按照大时期划分，分为"先秦""秦汉""魏晋""南北朝""隋唐五代""宋辽金""元""明""清""民国"，不能确定时期的都置于"时期待定"中。点击各个时期，获取相关文献。

例如，数据库显示"先秦"时期收录了 34 篇文献，"秦汉"时期收录了 152 篇文献，"魏晋"时期收录 204 篇文献等。

（3）"音序"是按照文献名的首字母进行排序的。通过点击首字母可以直接获取文献。

（4）除了按目录浏览以外，读者还可以通过"一般检索"模糊查询或"高级检索"精准查询模块快速找到需要的文献资源。

一般检索界面如图 8 - 38 所示。

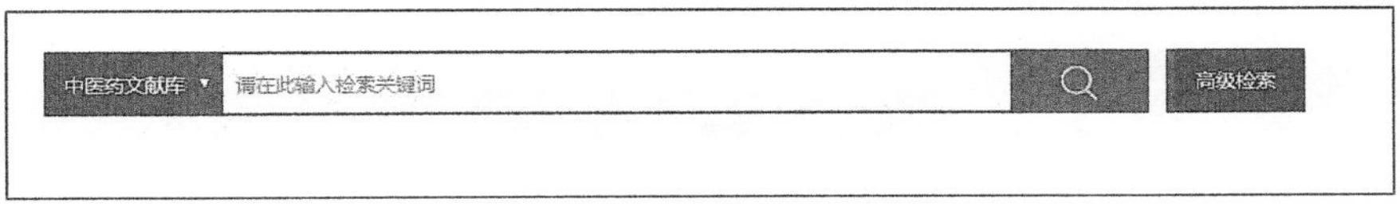

图 8 - 38　一般检索界面

高级检索界面如图 8 - 39 所示。

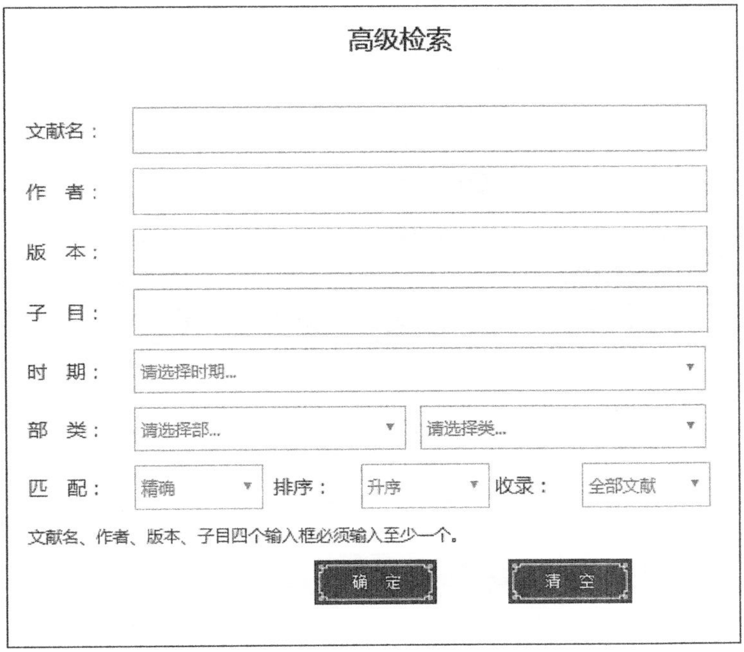

图 8 - 39　高级检索界面

二、其他中医药网络资源

(一) 中华中医药网

1. 简介 中华中医药网(http：//www.med-ch.com/ web/ zyy/ about)由上海中医药大学联合全国中医医院医疗质量监测中心等单位共同研发,上海龙方信息技术有限公司承接平台系统软件的研发与实施,2009 年 1 月开始正式上网,是一个可以提供中医病证、方剂、中药、治则、医案等知识、开放式的公共服务平台(图 8 - 40)。中华中医药网收录了方剂资源库、中药、医案等数据库及冠状动脉粥样硬化性心脏病(简称"冠心病")专家知识库。注册会员后,可以免费使用部分数据库资源。

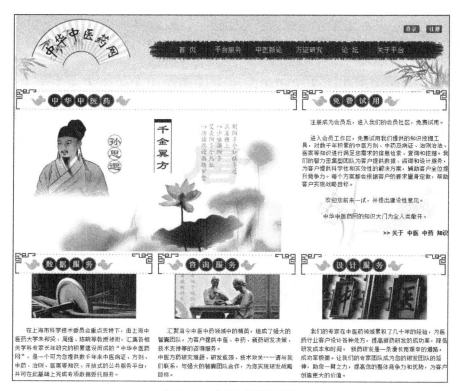

图 8 - 40 中华中医药网主页

平台数据资源包括:

(1) 方剂资源库:收录 91 125 条历代方剂名词目、近 12 万首中医方剂。该资源库已收录方剂均按照中医"理法方药,一以贯之"的原则进行数据解析和结构优化处理。

（2）中医病证数据库：对来自历代中医药文献的 37.8 万余条病名、症状数据，按照 1 800 余个中医临床各科病证门进行分类和层次结构处理。

（3）中西医病名关联数据库：根据从全国中医医院医疗质量监测中心 400 余万份住院病例"病历首页"采录的中医和西医疾病双重诊断（GB/T15657－1995、ICD－10）数据，建立起冠心病、肾病及呼吸、肝胆、血液、妇科、骨伤、肛肠等疾病的"中西医疾病名关联词表"。

（4）治则治法数据库：从内服和外治角度建立层次结构型治则治法数据库。该数据库收录治则治法数据 1.6 万余条。

（5）中药数据库：收录中草药 9 067 种，可提供历代本草著作对该药物的相关论述、现代药理学研究资料等。

（6）医案数据库：已载录古代名医验案 2.5 万余则，现代医家病案 2 000 余例。

（7）冠心病专家知识库：采集 100 名全国名老中医论治冠心病的学术经验，就其医论、医案提取冠心病知识规则。

2. **检索方法** 检索分为 5 大主题，方药查询、文献检索、剂量研究、中药制剂、专病系列。

（1）方药查询分为简单查询和高级查询。

1）简单查询：仅针对"关键词"检索框进行检索，检索结果从"方剂""药物""文献资料"三方面来展示数据条目。进一步阅读相关内容，点击"▣"进行操作。

例如，在关键词检索框内输入"咳嗽"，得到"咳嗽"相关方剂、药物及文献资料。搜索后得到"方剂"3 033 条记录，"药物"1 540 条记录，"文献资料"没有相关记录。"咳嗽"在中医里是症状名，又是病名，相关治疗药物较多，如痢止蒿、兰石草、拔毒草等；相关治疗方剂也较多，如检索结果中"滋阴百补丸""滋阴汤""滋肾汤""滋培汤"是虚证咳嗽的方剂，"温中化痰丸""温肺定喘汤"是治疗实证咳嗽的方剂（图 8－41）。

以"方剂"为切入口，点击"▣"，可以查看方剂信息及方源，包括主治、功能、组成、用法、宜忌等，以及该方的出处，包括书名、作者、年代等。

以"药物"为切入口，点击"▣"，可以查看药物详细信息，包括药物信息及其功能主治，包括药物的正名、异名、又名、处方名、药物介绍、产地，以及药

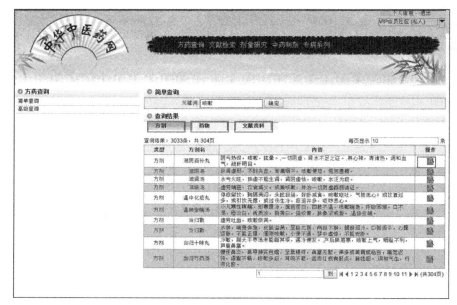

图 8-41 方药查询简单查询界面

物的功能、主治、用法、宜忌等。

2) 高级查询：可以通过对查询方式、查询数据库、查询条件的限定而精炼数据。"查询方式"有"模糊查询""精确查询"；"查询数据库"有"方剂数据库""中药数据库"；"查询条件"字段有 9 个，"随意关键词""药物""主治""功能""病机""治法""治则""病证门""西医病名"。查询字段可以组合匹配，联合检索。比如，查询方式限定为"模糊查询"，数据库限定为"中药数据库"，在"药物"字段中输入"贝母"，"治法"字段中输入"止咳"，得到 17 条记录，有"土贝母""水百合""米百合""湖北贝母""伊贝母"，也有药物异名中含有"贝母"的中药，如"丽江山慈菇"又名"草贝母"、"胡莲"又名"尖贝母"、"水玉簪"又名"苍山贝母"等(图 8-42)。

(2) 文献检索分为文献全文检索和文献方剂检索。

1) 文献全文检索既可以在"文献名称"字段中选择"全部"来扩展检索，也可以限定在"全文""病证门""病证""医论""治法""针灸""腧穴""中药""方剂""医案""方论""目录""序""跋""凡例"检索。在"关键词"字段输入检索字词，检索字词之间通过"+"来表示逻辑关系"和"。检索条件可以限定在"标题""正文""标题和正文"(图 8-43)。

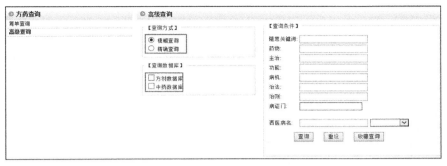

图 8 - 42　方药查询高级查询界面

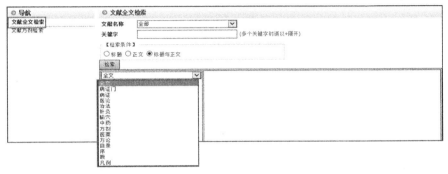

图 8 - 43　文献全文检索

2) 文献方剂检索可以进行方剂信息检索,从文献名称、方名、主治、用法四个方面来检索(图 8 - 44)。

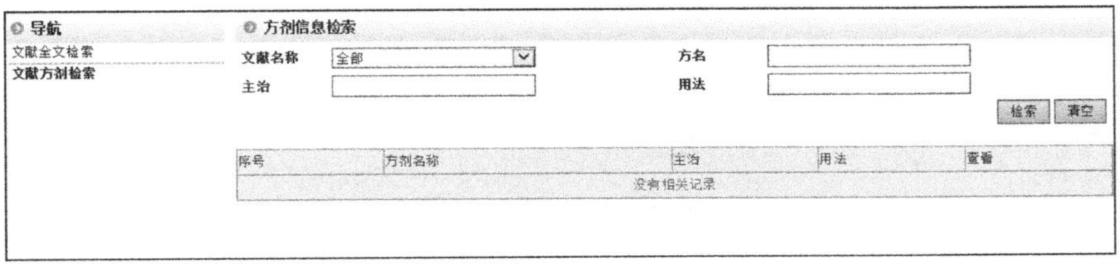

图 8 - 44　文献方剂检索

(3) 剂量检索:可以从方剂名、方源、药物、加药、功能、主治几个方面来进行检索。"加药"可以选择加 1、2、3 味药,检索时还可以对"剂型"进行选择,对"用法"进行排除(图 8 - 45)。

(4) 中药制剂检索分为中成药检索和中成药综合检索。

1) 中成药检索。可以通过"中成药来源""中成药名称""方剂组成""性

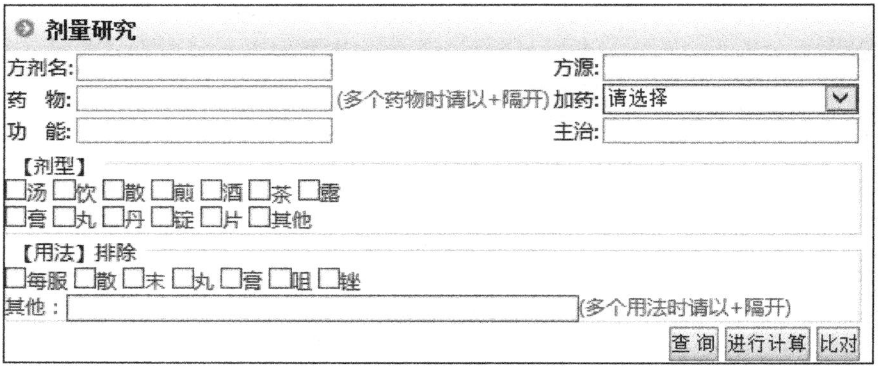

图 8-45　剂量检索

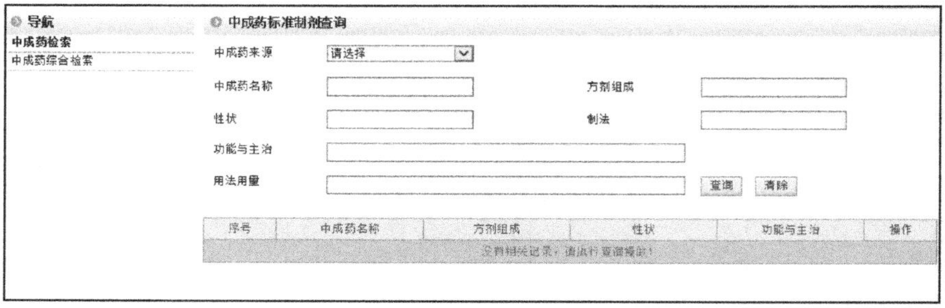

图 8-46　中成药检索

状""制法""功能与主治""用法用量"等字段进行检索(图 8-46)。

2) 中成药综合检索。可以通过选择"中成药名称""中成药编码""功能与主治""方剂组成""版本、版次""版本明细""药典名称"进行综合检索(图 8-47)。

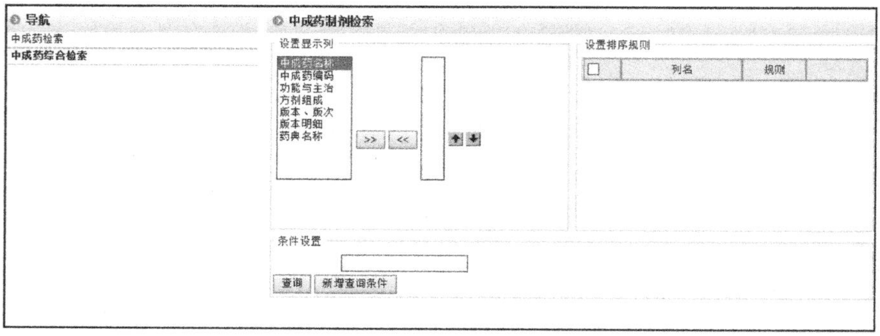

图 8-47　中成药综合检索

（5）专病系列分为专病文献检索、专病基本信息检索、专病实验研究检索、专病医案检索。

1）专病文献检索。如图8-48所示。

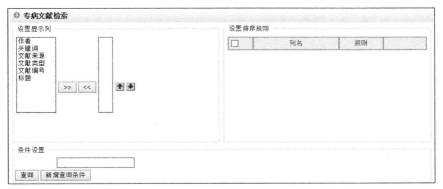

图8-48 专病文献检索

2）专病基本信息检索。如图8-49所示。

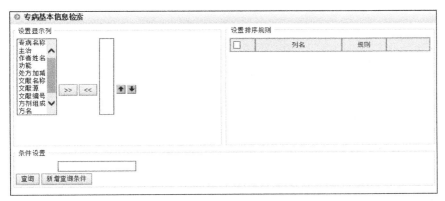

图8-49 专病基本信息检索

3）专病实验研究检索。如图8-50所示。

4）专病医案检索。如图8-51所示。

（二）中国中医案例库

1. 简介 中国中医案例库（http：//tcm.sstp.cn/）是经典中医数据的积累，汇集了近现代及当代中国名中医名家的经典药方和医案，近50个中医学术流派的1 000余位近现代中医名家的20 000余医案。该数据库具有开放性、权威性、真实性、名家众多等特点，同时也是首个公开发售、完全拥有独立

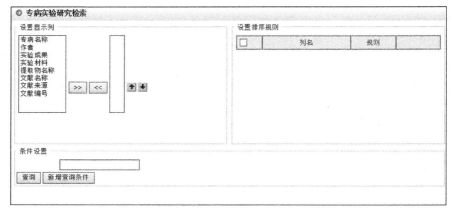

图 8-50　专病实验研究检索

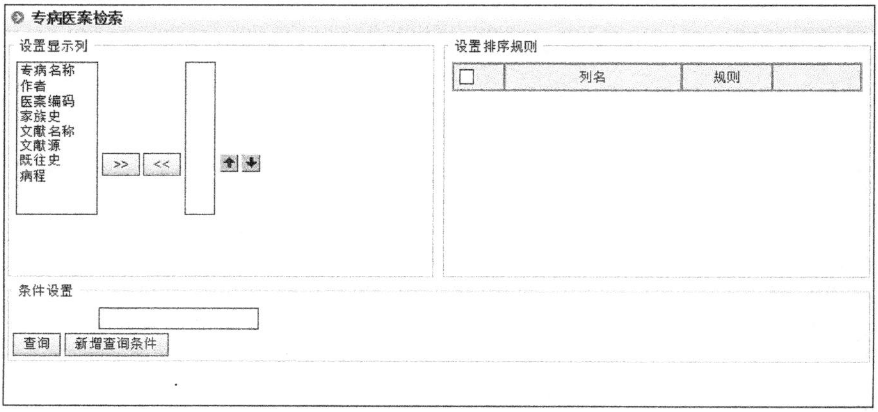

图 8-51　专病医案检索

知识产权的中医案例数据库(图 8-52)。

　　中国中医案例数据库将疾病按内科、外科、妇科、儿科、肛肠科、皮肤科、耳鼻喉科、眼科、骨伤科等临床各科归类,每一类疾病下收集患者姓名、性别、职业、就诊时间、主要症状、实验室检查、中医诊断、治则治法、疗效及预后等文献资料内容,贯穿中医的(医)理、(治)法、(处)方、(用)药各个方面,体现医生治疗疾病时的诊断和治疗思路。

　　该数据库的建立大大方便了人们对近现代名家医案的学习,提高中医医案的利用效率。中医案例的留存对名医经验的留存有着重要意义。从医案中学习诊疗经验、提高技术水平,以及筛选科研选题、创新研究思路、开拓研究领域是一条可行的捷径,是临床医生、科研人员、高等院校师生经常阅读、

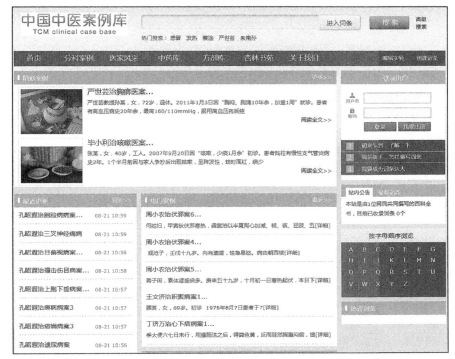

图 8 - 52 中国中医案例库数据库主页

查询、分析和应用的科研素材。

2. 特点

(1) 全文检索,使用方便:提供普通检索和高级检索。高级检索包括多重主题词组合式、扩展性查询或检索(包括医家、病名、治法、中药、方剂等)。

(2) 统计分析,科研助手:数据库为用户提供按不同需求层次的统计、分析、归类等服务。不同的组合可以用于不同的研究目的。

(3) 更新快捷,时时递增:在建库初始的 20 000 例病案的基础上,根据上海科学技术出版社医案或老中医经验著作的出版,即时添加医案数据。

(4) 在线服务,即时查询:数据库服务采用互联网在线方式,账号管理,多终端查询。

(5) 数据标准,真实可靠:采用医药学科国家和行业标准对所有医案所涉及的疾病分类名称、中医证型名称、临床诊断名称进行网格化处理,数据通用、规范。

(6) 收集近现代及当代中国中医名家的经典药方和案例,并且按照中医学术流派进行分类。

3. 检索方法

（1）基本检索：即在数据库页面上方的检索框内进行检索。可采用任意字进行搜索。

（2）高级检索：高级检索包括多重主题词组合式、扩展性查询或检索（包括医家、病名、治法、中药、方剂等），如"医家"＋"中医诊断"＋"药物"，可直接了解到某位医家在治疗某种疾病时所用某种药物的频次。

例如：设置主题，查询名医张伯臾在治疗胁痛病时是否使用当归，如图8-53、图8-54所示，可直接了解张伯臾在治疗胁痛时所用药物当归的频次，检索结果为4篇，可以链接到具体病例。

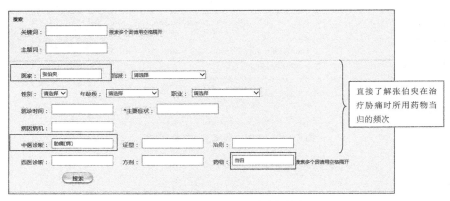

图 8-53　中国中医案例库高级检索 1

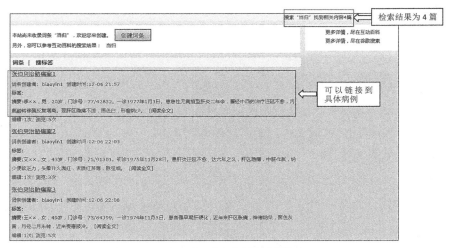

图 8-54　中国中医案例库高级检索 2

（三）中医网

1. 简介　中医网(http://www.zhongyi.com/)是网络免费资源,不需要注册就可以免费查询。网站由中医古籍、古籍查询、民间偏方、中草药大全、经典名方、中药计量六大类组成(图 8-55)。

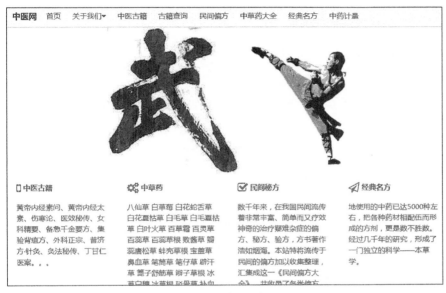

图 8-55　中医网主页

2. **中医古籍**　"中医古籍"按本草、方药、经论、妇幼、四诊、论说进行分类,截至 2017 年 6 月,共收录中医古籍 630 本,其中本草收录了 39 本;方药收录 84 本;经论收录 82 本;妇幼收录 81 本;四诊收录 19 本;论说收录 325本。网站对这些古籍制作了目录,通过目录可以直接点击进入文本,遗憾的是没有古籍原始图像。

3. **古籍查询**　"古籍查询"是对中医网收录的古籍进行检索查询。检索结果以句子或段落的形式显示,直接展示查到的古籍书名,及检索词在该古籍中所处位置。例如,在"古代中医文献查询系统"中检索"消渴"(图 8-56)。结果以古籍书名结合检索词所在语句进行内容展示。如《吴普本草》中查询到:"一名麦。五谷之盛。无毒。治消渴,除热,益气。食蜜为使。"

　　检索后文献按照书名,内容方式排列。结果直接以文本形式在网页中展现,没有相应的原文图像浏览。如检索"消渴",部分结果展示如下。

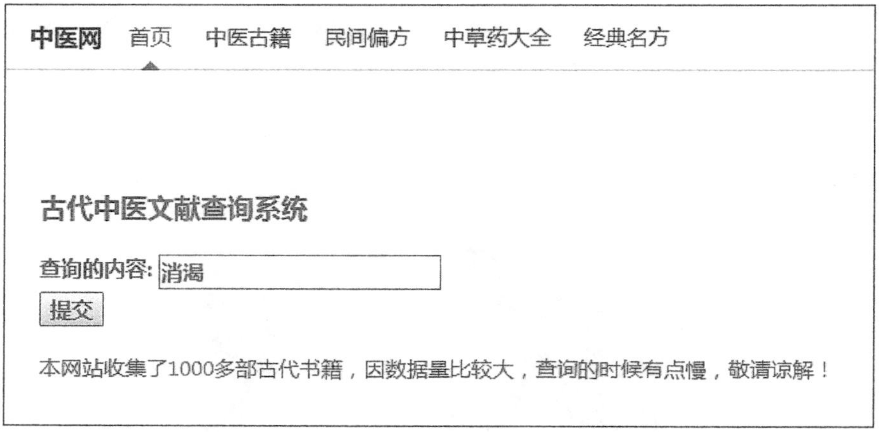

中医网　首页　中医古籍　民间偏方　中草药大全　经典名方

古代中医文献查询系统

查询的内容：消渴

提交

本网站收集了1000多部古代书籍，因数据量比较大，查询的时候有点慢，敬请谅解！

图 8 - 56　古籍查询

《吴普本草》中查询到："一名麦。五谷之盛。无毒。治消渴，除热，益气。食蜜为使。"

《神农本草》中查询到："味甘、微温。主消渴，阴痿不足，咳逆（《御览》引作呕），胸膈间久寒，益气，除风湿。"（图 8 - 57）

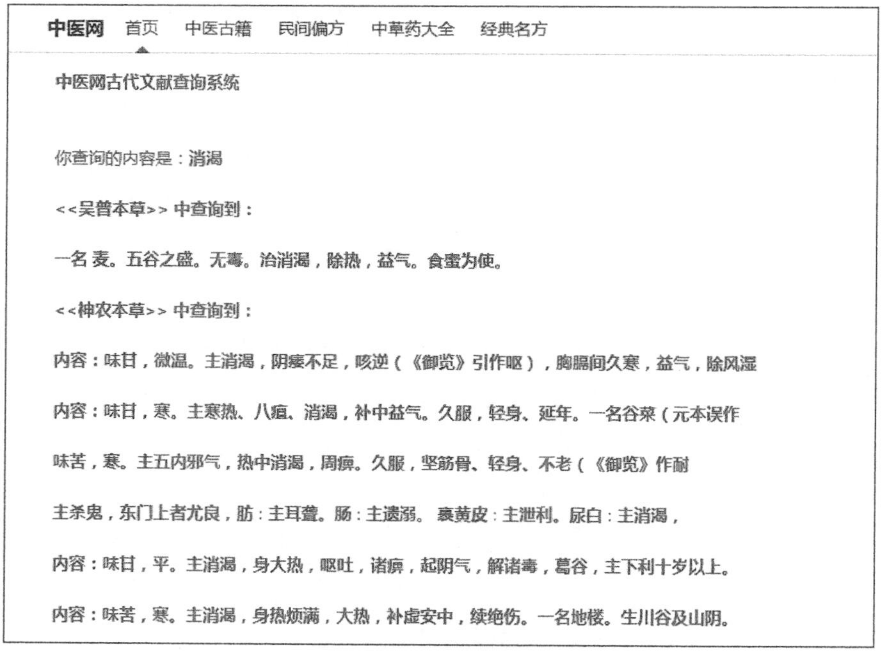

中医网　首页　中医古籍　民间偏方　中草药大全　经典名方

中医网古代文献查询系统

你查询的内容是：消渴

<<吴普本草>> 中查询到：

一名 麦。五谷之盛。无毒。治消渴，除热，益气。食蜜为使。

<<神农本草>> 中查询到：

内容：味甘，微温。主消渴，阴痿不足，咳逆（《御览》引作呕），胸膈间久寒，益气，除风湿

内容：味甘，寒。主寒热、八疸、消渴，补中益气。久服，轻身、延年。一名谷菜（元本误作

味苦，寒。主五内邪气，热中消渴，周痹。久服，坚筋骨、轻身、不老（《御览》作耐

主杀鬼，东门上者尤良，肪：主耳聋。肠：主遗溺。豪黄皮：主泄利。尿白：主消渴，

内容：味甘，平。主消渴，身大热，呕吐，诸痹，起阴气，解诸毒，葛谷，主下利十岁以上。

内容：味苦，寒。主消渴，身热烦满，大热，补虚安中，续绝伤。一名地楼。生川谷及山阴。

图 8 - 57　古籍查询结果显示

4. **民间偏方**　网站将流传于民间的偏方加以收集整理，汇集成《民间偏方大全》。"民间偏方"是《民间偏方大全》的展示，共收录了各类偏方、验方、秘方 7 000 余条。"民间偏方"按照内科、外科、肿瘤、皮肤、五官、妇科、男科、儿科、保健、药酒、其他进行分类。搜索时可以病名、症状、药名等任意词进行（图 8 - 58）。

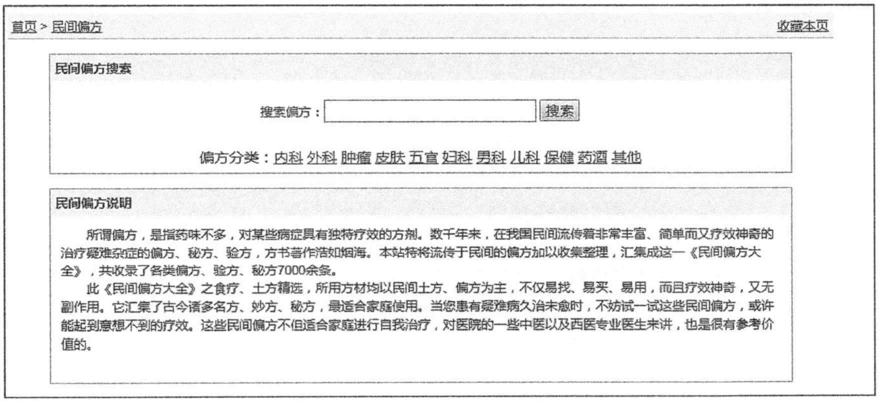

首页 > 民间偏方　　　　　　　　　　　　　　　　　　　　　　　　　　　　收藏本页

民间偏方搜索

　　　　搜索偏方：[　　　　　　　　　]　[搜索]

偏方分类：内科 外科 肿瘤 皮肤 五官 妇科 男科 儿科 保健 药酒 其他

民间偏方说明

　　所谓偏方，是指药味不多，对某些病症具有独特疗效的方剂。数千年来，在我国民间流传着非常丰富、简单而又疗效神奇的治疗疑难杂症的偏方、秘方、验方，方书著作浩如烟海。本站特将流传于民间的偏方加以收集整理，汇集成这一《民间偏方大全》，共收录了各类偏方、验方、秘方7000余条。
　　此《民间偏方大全》之食疗、土方籍远，所用方材均以民间土方、偏方为主，不仅易找、易采、易用，而且疗效神奇，又无副作用。它汇集了古今诸多名方、妙方、秘方，最适合家庭使用。当您患有疑难病久治未愈时，不妨试一试这些民间偏方，或许能起到意想不到的疗效。这些民间偏方不但适合家庭进行自我治疗，对医院的一些中医及西医专业医生来讲，也是很有参考价值的。

图 8 - 58　民间偏方搜索界面

5. **中草药大全**　中草药大全共收录中草药 6 000 多味。在检索输入框内输入需要检索的中药名，点击"提交"即可。检索结果主要对中药的异名、来源、植物形态、采集、炮制、性味、功用主治、用法与用量、宜忌、选方等内容进行显示。

6. **经典名方**　在这一板块可以进行方剂查询，截至 2017 年 6 月，"经典名方"收录了古今各类名方 7 613 个。"名方"以汤、丸、散、膏、饮、酊、煎、酒、粥、方等进行分类。检索结果主要以方剂来源、组成、功用、主治、禁忌显示。如检索"百合洗方"，可以获得以下结果。

［来源］《金匮要略》卷上。［组成］百合100g。［用法］以水 2 升，渍百合一宿。洗身。洗毕食煮饼。［主治］百合病，一月不解，变成渴者。［禁忌］服药期间，禁食盐豉。

7. **中药计量**　这一板块对中医古籍上斤、两、钱与现在度量单位进行换算提供帮助，根据朝代的不同，提供不同的计量换算方法。

（四）中医 e 百

1. **简介**　中医 e 百（http://www.tcm100.com/default.aspx）是一个提供

中医古籍浏览、中医古籍查询、中医药学习以及热点文章、国学经典浏览和国学经典查询的中医药特色网站,设置"文章""专题""专业期刊""中医药学教材""中医古籍""中医药数据库""国学经典""中医图书信息"8大类,均可免费使用。"中医药数据库""中医古籍""国学经典"是该网站的特色资源,中医e百收集整理一些学术价值高的中医古籍,以方便用户在科研、教学、学习等过程中使用(图8-59)。

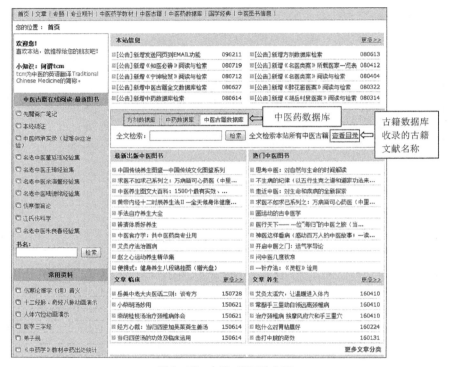

图8-59 中医e百网站主页

2. 中医古籍 按照医经、本草、方论、伤寒金匮、医案、医话、妇儿、诊断、养生、杂著进行分类,收录了682本古籍,并收录当代图书39本,《古今图书集成·医部全录》等。

3. 中医药数据库 包括两大类,专业数据库及其他数据库。

(1)专业数据库

1)中药数据库:收录中药8 000多种,设置名称或别名、拉丁文名、英文名、性味、归经、功效、主治、临床运用、各家论述等检索字段,支持"并且""或者""不存在"三种检索逻辑关系,结果展示详细。

例如,在"名称或别名"字段检索中药名称,数据库从药名、别名、汉语拼音、拉丁文名、英文名、拉丁植物动物矿物名、性味、归经、功效、主治、用法用量、用药禁忌、功效分类、各家论述、选方、考证、药理作用、中药化学成分、科属分类、采收和储藏、资源分布、动植物形态、药物植物栽培、炮制方法、生药材鉴定、药材基原、药(毒)理学、生态环境、药物应用鉴别、药代动力学等多个方面向用户进行结果展示。

2) 方剂数据库:收录方剂 8 万多首,设置名称或别名、药物组成、出处、功效、主治等检索字段,支持"并且""或者""不存在"三种检索逻辑关系。

例如,在"名称"字段检索"麻黄汤",首先得到"五香麻黄汤""六物麻黄汤""加味麻黄汤"等 132 首方剂。点击方剂名称前的"详细"后,检索结果从名称、别名、组成、出处、主治、用法用量、各家论述、附注几个方面向用户提供参考。

3) 历代同名方剂数据库:收录 8 万余首方剂,其中同名方剂 4 万个。该数据库将名称相同的方剂名进行了归纳整理,通过拼音索引目录查询方剂。

如点击"达生散",可以看到来自 8 个来源的"达生散":达生散(《仙拈集》卷 3)、达生散(《女科撮要》卷下)、达生散(《郑氏家传女科万金方》卷 3)、达生散(《玉案》卷 5)、达生散(《摄生秘剖》卷 3)、达生散(《郑氏家传女科万金方》卷 3)、达生散(《丹溪心法》卷 5)。并且,数据库提供方剂的详细信息,点击其中的一个方剂,可以阅读详细内容。

4) 中医古籍简介数据库:收录中医古籍 1 481 种,并对每一种古籍从作者、出版年代、版本、内容介绍等方面进行介绍。

5) 中医古籍数据库:为一框式检索,可全文检索,检索框内可支持"AND"逻辑运算符。如检索"正气存内",可得到 55 个检索结果,并从书名、章节、内容三个方面进行结果显示。

6) 古代医家数据库:共收录中国古代医家 1 820 名。从作者年代、生平、籍贯、著书等多方面进行介绍。

7) 中医药基本名词:共收集中医药基本名词 5 284 个,从英文名、注释两方面对名词进行介绍。

8) 中医药基本名词——英语翻译:共收集 5 284 个中医药基本名词的英语翻译。

9) 中医词典：收录中医名词 20 109 个。

10) 中药部颁标准。

(2) 其他数据库：其他数据库包括药粥、验方、药酒、中国历代职官、中国古今地名对照、《红楼梦》人物简介、《水浒传》人物简介、中国历史人物简介等。

（五）中华中医网

简介　中华中医网(http://www.zhzyw.org/)为一综合性中医药网站，包括中医书籍、中药词典、中医图谱、中医文化、中医针灸、自然疗法等 30 个大类。其中中医书籍收录部分中医古籍，中药词典收录的中药基本资料大多来源于《中华本草》。网站主页如图 8-60 所示。

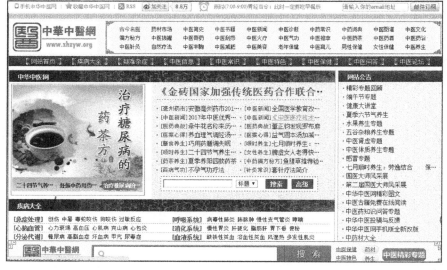

图 8-60　中华中医网主页

（六）中医古籍搜索

简介　中医古籍搜索(http://www.zhongyigjwz.cn)收录了部分中医药古籍，将中医学分为基础理论、诊断学、中药学、方剂学、内科、外科、妇科、儿科、皮肤科、骨伤科、五官科、针灸、按摩、中医名人 14 类。平台约有 340 种中医临床医案书籍，部分医案以扫描件形式显示，并通过"搜索图片"可以进行检索。平台检索为一框式检索，可以从搜索古籍及图片两方面的检索（图 8-61）。

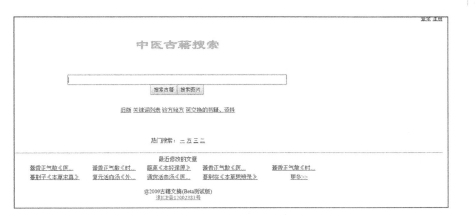

图 8-61　中医古籍搜索主页

三、综合性古籍网络资源

(一) 中华经典古籍库

1. 简介　中华经典古籍库(http://www.gujilianhe.com.cn/)是中华书局推出的古籍类大型数据库。收录了中华书局点校出版的整理本古籍以及其他出版社的优质资源,涵盖经史子集各部,包含了二十四史、新编诸子集成、清人十三经注疏、史料笔记丛刊、古典文学基本丛书等经典系列,保留了完整的注释、校勘等整理成果。该数据库将这些优质资源通过信息技术聚合在一起,极大地提高了使用古籍的效率。数据库主页如图 8-62 所示。

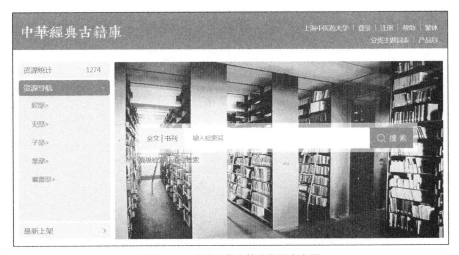

图 8-62　中华经典古籍库数据库主页

中医药工具书及网络信息资源检索实用指南

2. 特点

（1）整理本古籍：中华经典古籍库收书全部为点校整理本古籍。除正文外，还包含了古籍中所有的注、疏、眉批、专名等内容，以及近现代学者的研究成果。

（2）图文对照：该数据库不仅包含原书全部文本内容，并且提供原版图像与文字的全面对照，页码一一对应，连原书的版式都保存下来。用户在浏览文本的过程中可通过点击图标到对应图像，从而随时进行查检和引用。

（3）建立专名词库：按照人名、篇目、事件、地名、职官机构和纪年，建设6个分库，各分库之间相互关联，可实现跳转链接。

（4）自动生成引用格式：可自动生成引用格式，用户选中要引用的文本后点击右键选择"引用"，系统将自动生成包括版本信息、所属页码的文本供用户粘贴使用。

（5）异称关联检索：在繁简、异体字关联检索的基础上，整理并增加了人名、地名异称的关联，如字号、别号、谥号、官名等同步检索，简化了多次检索的繁琐操作，使检索更加灵活全面。

（6）自带联机字典：联机字典选用《中华大字典》，同时提供关联字的搜索结果。

（7）纪年换算：数据库有纪年换算功能，可以直接输入年份、干支查询，也可通过关键词，如时期、帝王、年号等进行筛选查询。

3. 检索方法

（1）普通检索：适用于单一条件的简单查询。在首页中间或各页面上方检索框内，输入单个检索词或语句进行检索，结果形式上可以选择全文检索或书刊检索。普通检索默认采用汉字关联。例如，全文检索"黄芪"，得到27条记录（图8-63）。

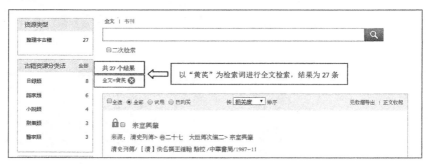

图8-63　普通检索

（2）高级检索：适用于多种条件的复合查询。点击"高级检索"，进入高级检索页面后，可以从各个维度对检索行为予以更加细致的划分和界定，帮助查找到更为精确的结果。结果形式上可以选择全文检索或书刊检索；检索范围上全文检索包括全文、题名、作者和主题词，书刊检索包括题名、作者、主题词、出版社、出版时间、提要和丛编；检索条件上提供 3 个检索框，并可以选择运算逻辑，"包含""或者""不包含"，其中"包含"即检索结果同时满足 n 个条件，"或者"即检索结果可以分别满足 n 个条件（检索结果最多），不包含即检索结果满足 a 但不能满足 b（排除）；检索选项上，可以选择是否勾选汉字关联和同义词关联；资源类型上，可以选择全部、古籍、学术著作、出土文献、工具书或学术期刊，根据所选资源类型，进一步提供相应的分类法和全文中具体范围的限定（图 8 - 64）。

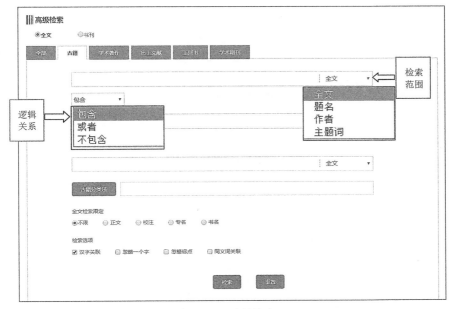

图 8 - 64　高级检索

例如，在库中查询"发汗"相关的古籍文献。检索步骤如下：首先选择资源类型为"古籍"，字段限定在"全文"，检索选项为"汉字关联"。检索得到 54 个结果，结果可以按照"相关度"或者"时间降序"进行排序。54 个结果中，有中医相关的古籍文献，如"金成无己《伤寒明理论》四卷""清尤怡《张仲景伤寒论贯珠集》八卷"等，也有其他非医学古籍文献，如《宋高僧传》《云笈七签》《太平广记》等。

综合性古籍数据库纳入文献种类较多,可开阔广大中医学者的思路。

(3) 专业检索: 适用于特殊条件的复合查询。点击"专业检索",进入专业检索页面后,可以根据系统定义的检索规则进行检索,具体检索规则详见专业检索的"说明"。需要注意的是: 只有一个检索条件时,可以不添加括号,例如正文是张仲景,写作 FT=张仲景,点击"检索"按钮即可;如果检索条件超过 1 个,就必须在检索条件上添加括号作为优先级说明;请注意逻辑运算符号,"并且""或者""不包含",如果冲突则可能查询不到检索结果;如果手动输入符号,请输入英文状态的结果(图 8-65)。

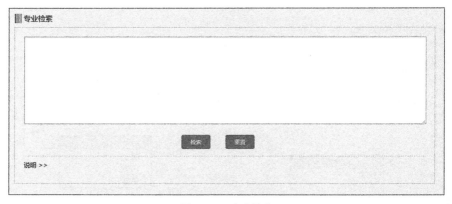

图 8-65 专业检索

专业检索举例如下。

要求: 查询整理本古籍中标题或全文含有"伤寒",出版发行年的范围是 1949—2016 年,且分类名不包含军事类。

建立表达式: (RT=整理本古籍)&(TI=伤寒|FT=伤寒)&(YE=[1949 TO 2016])&!(CL=军事类)

检索结果: 共 675 个结果,如图 8-66 所示。点击"元数据导出",可以导出所选条目的基本信息,包括篇章题名、书刊题名、作者、主题词、类型、分类等信息,如图 8-67 所示。并且该数据库可以将题录信息用"txt""excel"的形式导出,以方便读者使用。

(4) 二次检索: 为方便用户查询,平台提供二次检索功能,即通过普通检索/高级检索/专业检索查询后,可以在已有检索结果中进行二次查询,缩小结果范围。二次检索的操作方式有两种: ① 在检索结果上方的检索框内输

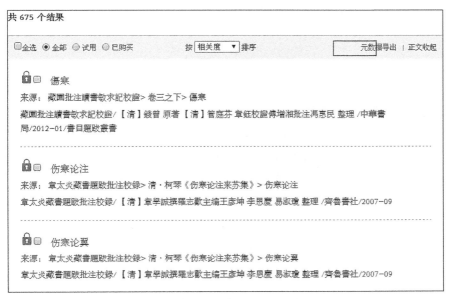

图 8-66 专业检索举例 1

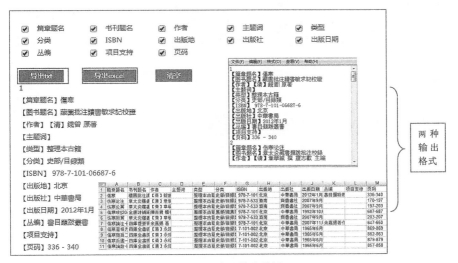

图 8-67 专业检索举例 2

入检索词,然后选中右侧内容,再次点击,完成二次查询。② 在左侧资源类型、分类法、主题词分类、相关主题词、出版时间和来源中,选中系统提供的相关信息或输入出版时间,自动配合该检索条件完成二次检索。例如检索"伤寒",点击"来源"中的列表,可以查看命中"伤寒"一词的全部书目,点击"历代名医蒙求"后可以在《历代名医蒙求》一书中完成二次检索,即类聚《历代名医蒙求》一书命中"伤寒"的全部结果。

需要注意的是,二次检索需要和一次检索的范围一致,即同为全文下检索或同为书刊下检索,二次检索操作不可以两次以上累计进行。

(二) 全国报刊索引

1. 简介 全国报刊索引(http://www.cnbksy.com/)创立于1955年,是国内最早的中文报刊文献检索工具。60余年来,它已由最初的《全国报刊索引》月刊发展成集印刷版与网络服务平台为一体的综合性服务品牌,建成了时间跨度从1833年至今近200年、收录数据量超过5 000万条、揭示报刊数量达50 000余种的特大型文献数据库,年更新数据超过500万条。全国报刊索引是一个综合文献检索平台,包含了晚清期刊全文数据库、民国时期期刊全文数据库等多个数据库(图8-68)。

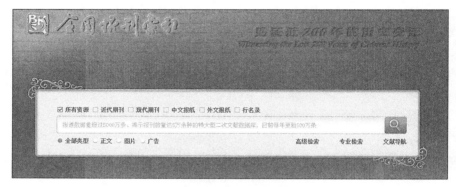

图8-68 全国报刊索引网站主页

(1) 全文库

1) 晚清期刊全文数据库(1833—1911):《全国报刊索引》编辑部秉承"普及知识、传承文明"的出版理念,制作并推出的数字化产品晚清期刊全文数据库(1833—1911),共收录了从1833—1911年出版的300余种期刊,几乎囊括了当时出版的所有期刊,拥有众多的"期刊之最",是研究晚清历史的读者用户必备的数据库检索工具。读者用户可从标题、作者、刊名等途径对28万余篇的文章进行检索、浏览并下载全文。

2) 民国时期期刊全文数据库(1911—1949):该数据库计划收录民国时期(1911—1949)出版的25 000余种期刊,近1 000万篇文献,内容集中反映这一时期的政治、军事、外交、经济、教育、思想文化、宗教等各方面的情况。作为历史档案的重要组成部分,民国时期期刊全文数据库(1911—1949)具有极为重要的学术价值和史料价值,它丰富了报刊数字资源,更方便了广大读者用户进行关于民国时期历史的学术研究。读者用户可从标题、作者、刊名、分类号、年份及期号等途径对文献进行检索、浏览并下载全文。同时,读者用户还可以使用期刊导航功能,直接浏览和下载期刊原文。

3) 字林洋行中英文报纸全文数据库(1850—1951):字林洋行是 19 世纪英商在上海创办的最主要的新闻出版机构,也是当时英商在华最大的报业印刷出版集团。本数据库收录了《北华捷报》《字林西报》《上海新报》《沪报》《汉报》《消闲报》《字林西报行名录》等中英文报纸。作为历史档案的重要组成部分,本数据库不仅真实生动地还原了珍稀史料风貌,还丰富了报刊数字资源,为研究近代中国提供了弥足珍贵的材料。

(2) 索引库

1) 晚清期刊篇名数据库(1833—1911):该数据库共收录晚清时期期刊篇名数据 40 余万条。它记载了中国清末民初时期由封建社会向民主社会嬗变的过程。

2) 民国时期期刊篇名数据库(1911—1949):《全国报刊索引》编辑部本着"揭示珍贵历史文献,服务社会大众"的原则,致力于民国时期期刊的回溯与整理,编辑出版了民国时期期刊篇名数据库(1911—1949),每年计划新增数据 80 万条以上,目前已生产数据量达 800 余万条。它是国内外学者研究民国时期历史不可多得的史料检索工具。

3) 现刊索引数据库(1833 年至今):《现刊索引数据库》分为篇名库和目次库,内容涉及人文社会科学、自然科学等各个领域,收录各类中文报刊数万种,涵盖了中国(包括港台地区)出版的报刊资源,数据最早可回溯至1883 年。

2. 特点

(1) 悠久的回溯历史:收录数据最早可回溯至 1833 年。

(2) 科学的分类揭示:采用中国图书馆分类法进行分类揭示。

(3) 专业的研究团队:拥有图书情报专业编辑和近代史专业研究团队。

(4) 庞大的信息总量:收录文献总量 5 000 余万篇,年更新数据逾 500万条。

（5）齐全的报刊收录：汇集报刊数量逾 50 000 种，全面涵盖社会科学、自然科学等各个领域。

3. 检索方法　全国报刊索引数据库支持普通检索、高级检索、专业检索。

（1）普通检索（图 8-69）：用户选择文献检索中的普通检索菜单，即进入普通检索界面。操作步骤如下。① 选择需要检索的资源分类。② 选择需要检索的文章类型。③ 输入希望检索的内容。④ 点击检索按钮（或者直接在检索框中回车）即可进行检索。

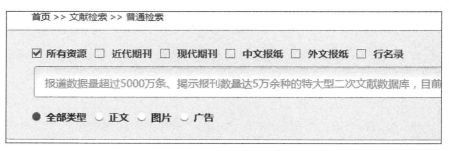

图 8-69　全国报刊索引数据库普通检索

普通检索不支持空检，就是检索框不能为空。如果用户不具备任何产品权限，会得到相应提示；若用户有权限，并正确输入词，就能得到相应结果。

（2）高级检索：点击检索框右下角的高级检索，即可跳转到高级检索页。

检索界面左侧是产品树，用户具备权限的产品可以选择，不具备权限的产品将会变灰而且不允许选择，预告状态的产品也是灰色的，右侧附带一个"预"字。

中间是检索框，按照文章类型分为正文、图片和广告三个检索框。

高级检索的操作流程如下。① 选择希望检索的产品库，产品树右下方的"全选"，点击可以全部选中或全部不选中。② 切换选择希望检索的文章类型，选择希望检索的字段，检索字段包括：题名、作者、作者单位、近代期刊—摘要、近代期刊—分类号等。③ 点击"＋"可以增加检索，点击"—"可以删除检索条件。④ 条件组合支持"与、或、与非、或非"等条件。⑤ 选择每一个条件的检索选项"模糊""精确"进行匹配。对于支持分词的字段，选择模糊表示启用分词，可以部分匹配，选择精确表示不支持分词，整个词组匹配。⑥ 选择时间跨度范围。⑦ 选择本次检索和上次检索的组合关系，包括重新检索、在结果中检索、在结果中添加、在结果中去除。⑧ 点击检索结果,将会立即呈现检索结果。⑨ 高级检索必须至少选择产品树一个产品节点。⑩ 高级检索中,选择产品树节点发生变化,对应的高级检索字段也会发生变化,会自动根据选择的产品组合确定支持的字段。⑪ 选择 CLC,即分类号,文本框将支持自动完成,用户输入字母将会立即进行匹配提示。⑫ 高级检索会列出检索条件在检索框下方,如图 8-70 所示。例如,设置一个检索主题,查询"民国、晚清时期的期刊上所发表的关于发汗的文献"。首先限定数据库为晚清期刊全文数据库(1833—1911),民国时期期刊全文数据(1911—1949)。为了扩大查询,在"全字段"检索框内输入"发汗",精确匹配,得到 94 条结果,见图 8-71。通过"索引导出",能够导出文献基本信息,包括题名、作者、刊名、年、卷等,以"txt"形式导出。数据库提供期刊 Pdf 原文,点击"预览""下载",可以查看全文,点击"整本浏览",则可以阅读整本期刊。例如,阅读《杂俎:桂枝能发汗与不能发汗释疑》原文,原文共 2 页,见图 8-72。

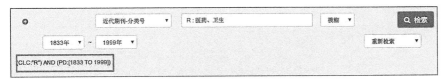

图 8-70　全国报刊索引数据库高级检索

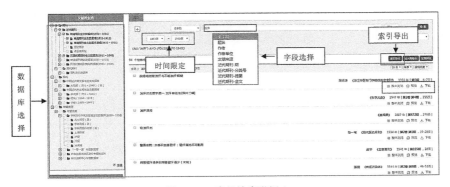

图 8-71　高级检索举例 1

(3) 专业检索:点击下拉列表框中的专业检索或者检索框右下角的专业检索,即可跳转到专业检索页(图 8-73)。

产品树位于界面左侧和高级检索页面类似。

右侧检索框同样按照文章类型划分,字段代码表列举了当前产品组合支

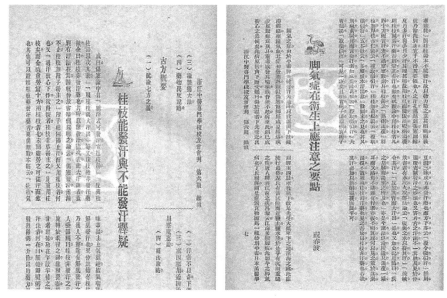

图 8 - 72　高级检索举例 2

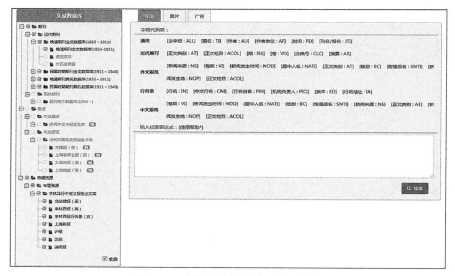

图 8 - 73　全国报刊索引数据库专业检索

持的检索字段,可以根据字段自由组合输入检索条件。

专业检索操作流程如下。① 选择希望检索的文章类型,在检索框中输入检索条件,采用上面提供的检索字段。② 检索规则采用 Solr 的检索规则:支持检索组合条件 AND、OR、NOT;检索字段之间使用冒号分隔;检索条件组合可以使用空格或者括号来分隔;检索范围使用[TO]来支持。

(4) 语法可以参考高级检索的条件呈现,同样符合规则。

例如,要查找所有文献中的题名中有"伤寒",刊名中含有"国医"的杂志,年份为 1833—1911 年,可选择所有文献标签,设置检索式如下。

TI:伤寒 AND JTI:国医 AND PD:[1833 TO 1911]

检索后,得到 8 个结果,均来自《吴兴国医周刊》,有钱翰清撰写的《学说:述古五伤寒》《学说:伤寒与温热须辨别论》,邱莲青撰写的《学说:脑膜炎即急性伤寒》(上)(下)等。

(三) 中华古籍善本国际联合书目系统

1. 简介　中华古籍善本国际联合书目系统(http://mylib.nlc.cn/system/application/search/display/zhonghuagujishanben/help.htm)是由中文善本书国际联合目录项目发展而来建立的数据库。中文善本书国际联合目录项目由美国研究图书馆组织(Research Libraries Group,RLG)建立。有 30 余家图书馆参加了中文善本书国际联合目录项目,包括普林斯顿大学图书馆、哥伦比亚大学图书馆、中国科学院图书馆、北京大学图书馆、天津图书馆、辽宁省图书馆、湖北省图书馆、复旦大学图书馆以及中国人民大学图书馆。在北美,除了美国国会图书馆以外,所有主要的有中文古籍善本收藏的图书馆都参加了这一项目。中文善本书国际联合目录数据库著录了北美图书馆的几乎全部藏书以及中国图书馆的部分藏书,数据达到 2 万多条(图 8-74)。

2009 年该项目中心由美国普林斯顿转移至中国国家图书馆,新数据库"中华古籍善本国际联合书目系统"建成。该数据库主要可以帮助大家了解到中文古籍善本的存藏状况,尤其是海外的收藏情况,并对所有用户免费开放。

2. 特点

(1) 海外中华古籍善本存藏状况的特色书目系统。该数据库著录了北美图书馆的几乎全部藏书以及中国图书馆的部分藏书。通过该书目系统可以找到书籍的收藏单位。

(2) 收录范围:凡清乾隆六十年(公元 1796 年)以前在中国印刷或抄写的中文古籍,属"中华古籍善本国际联合书目系统"收录范围。日本、朝鲜等非中国境内印制的中文古籍,或满文、蒙文、藏文等非中文古籍(包括中文与

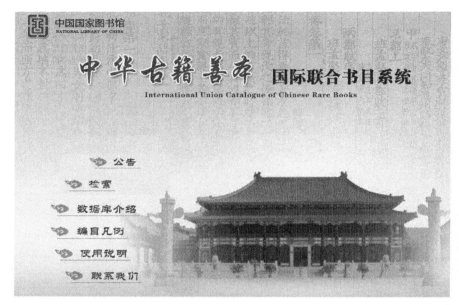

图 8 - 74　中华古籍善本国际联合书目系统检索主页

其他语言合璧的文献),均不属此范围。

（3）著录内容：著录内容包含著录编号、题名、责任者、版本类型、版本信息、装帧形式、载体形态、行款版式、存卷及补配情况、题跋钤印、附注、四部分类、收藏单位和典藏号 14 项。

（4）著录字体与标点：以规范的中文繁体字据实著录，暂使用罗马标点符号。字库中缺字，暂以 ＝ 替代并在附注中说明字形结构，如"左某右某""上某下某""外某内某"等。凡源自书外或属编目员判断的著录内容，均括注于方括号[ ]内。用问号"?"表示疑问性推断。

（5）分类体系：按照经、史、子、集、丛部来进行分类。医家类位于子部下位，分为汇编、医经、本草、诊法、方论、医案医话、史传、内科、外科、五官科、妇科、儿科、针灸、养生、兽医、杂录 16 类。

3. 检索

（1）检索语言：支持简体中文、繁体中文、汉语拼音检索。

（2）检索字段：设置了题名、人名、机构名称、版本类型、出版地、版本年代、装帧形式、钤印文字、四部分类、典藏号、收藏单位 11 个检索字段(图 8 - 75)。

（3）检索方法说明：多个检索词默认的逻辑关系为"与"，表示检索必须同时满足多个检索条件。点击相应的下拉菜单，可以根据需要改变为"或"，

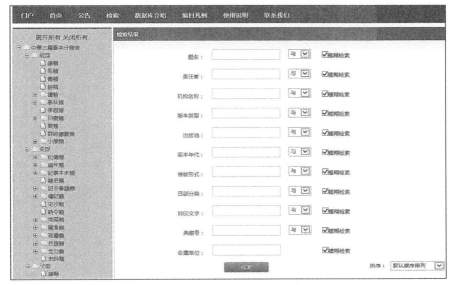

图 8 - 75　中华古籍善本国际联合书目系统检索界面

表示检索只要满足其中一个检索条件即可。

(4) 检索结果列表：检索结果列表页面分页显示所有检中记录的简要信息，每条记录包括正题名、责任者和图标(图 8 - 76)。

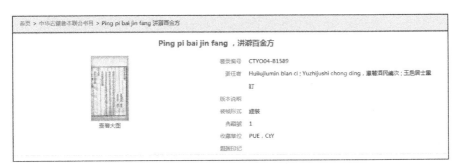

图 8 - 76　中华古籍善本国际联合书目系统检索结果

点击正题名，可查看该记录的详细信息。

点击图标，可查看该记录的首页或其他书影。

(四) 国学宝典数据库

1. 简介　国学宝典数据库是一套面向中文图书馆、中国文化研究机构、专业研究人员和文史爱好者的中华古籍全文资料检索系统，由北京国学时代文化传播股份有限公司研制，在中国知网数据平台上可以进行检索(图

8－77）。该数据库收录了从先秦至民国 2 000 多年来的历代典籍,以及清代至当代学者对相关古籍研究的重要成果。所收书目均为汉语文献,非汉语文献及零简残篇、出土文物类暂不收入。

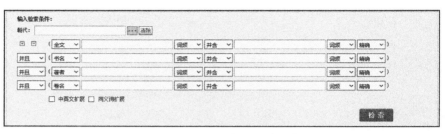

图 8－77　国学宝典数据库显示页面

2. 特点

（1）按四库分类法分类,每类下分二级目录;二级目录下各书排列不分顺序。文言小说、通俗小说作为二级目录,列入子部。丛书单列目录,放在四部之后,与经、史、子、集并列。

（2）所收文献均进行分段整理,施以新式标点,按统一的数据库格式进行整理标引,保留正文前后的序跋和部分图表,书中附录若系从库中其他文献中摘录者,一般不再保留。

（3）采用技术手段对古籍中的生僻字进行处理,检索时能够正确显示和查询。

（4）具有数据统计分析功能,能够对检索结果进行简单文献计量分析。

3. 检索

（1）整书检索:检索所有著作的书名,相当于标题索引。例如,限定在"书名"字段,检索内输入"素问",得到结果见图 8－78。结果展示书名、著者、朝代名称、卷数、版本 5 个方面。点击书名后,"书目提要"对整本书籍进行详细介绍,如图 8－79 所示。

（2）段落检索:通过输入关键词在国学宝典全部内容里进行检索。同时还可以限定书名、著者、卷名、分类条件,并实现不同关键词的组配检索。如在"全文"字段检索框内输入"麻黄汤",检索结果为 129 条,见图 8－80。国学宝典对检索结果进行了简单统计分析。收录了 129 条"麻黄汤"的文献分布在汉、元、明、清、民国各个时代,其中清代收录文献量最大,有 91 条,而收录"麻黄汤"文献量最大的书籍是《伤寒论注》,有 47 条。

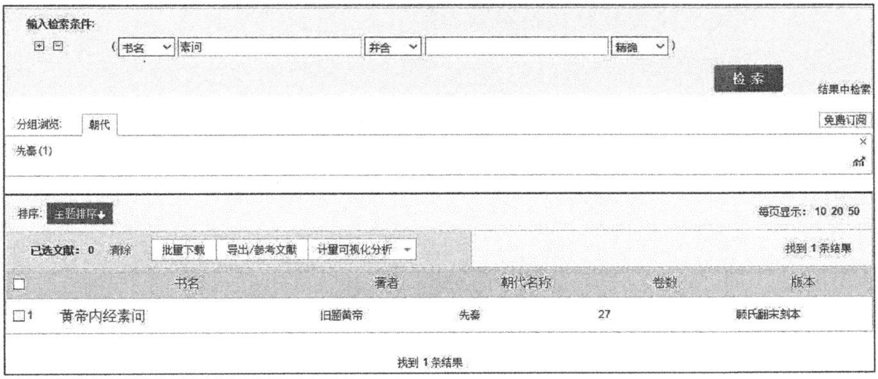

图 8 - 78　整书检索 1

黄帝内经素问

【著者】	旧题黄帝
【朝代】	先秦
【书目提要】	【解题】《素问》乃《黄帝内经》一部分，又称《黄帝内经素问》。相传为黄帝所作。其成书年代，考证者说法不一，一般认为在先秦战国，亦有认为在西汉。据各篇内容和文笔分析，非一时一人之作。主要内容成篇于战国，而秦、汉、唐、宋，代有补订，托名黄帝以取重。现通行的《素问》，是经过唐·王冰编次整理，又经宋·高保衡、林亿等校正而流传至今的。是书原为9卷、81篇，王冰编次整理成24卷、81篇。篇幅浩大，内容广博，主要论述中医的阴阳、五行、藏象、经络、病因、病机、诊法、病证、治则、刺法、养生、运气等。其中，以论述五运六气为主要内容的"天元纪"、"五运行"、"六微旨"、"气交变"、"五常政"、"六元正纪"和"至真要"七篇大论，属王冰所补，而"刺法论"、"本病论"两遗篇内容，有人认为是宋·刘温舒所补入。《素问》集古代医学经验和理论之大成，运用古代哲学、天文学、气象学、物候学、生物学、地理学、数学、社会、心理、音律等多学科的成果，阐述人体生理、病理、诊断、治疗等中医基本理论和基本原则，含义精深微妙，为后世中医理论体系的形成和中医学术的发展，奠定了重要基础；其理论原则，一直指导着临床各科和中医药研究。与《灵枢》一起，即《内经》，被历代称之为中医经典之首。《素问》版本、注本较多，王冰之前有全元起注本《训解》，宋后微佚不见；杨上善注本《太素》，但残缺不全；王冰编次、林亿等校正本即朱刻本，得以流传。之后，刻本较多，有《素问》单刻本，有《素问》、《灵枢》合印本，如朱刻明刻互配本，金刻本，元后至元刊本，明万历四十三年乙卯朝鲜内医院刻本，明嘉靖二十九年庚戌武陵顾从德翻宋刻本，1956年人民卫生出版社据顾氏刊本影印本和1963年人民卫生出版社排印本等。今据顾氏翻宋刻本整理。【质量】三校。
【版本】	顾氏翻宋刻本
【卷数】	27

图 8 - 79　整书检索 2

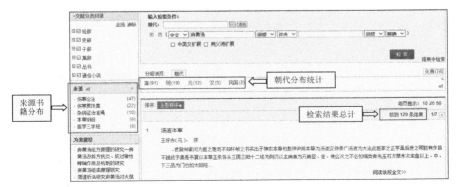

图 8 - 80　段落检索

（五）全国古籍普查登记基本数据库

1. 简介　全国古籍普查登记基本数据库(http://www.nlc.cn/pcab/zhgjsmsjk/)是全国古籍普查登记工作成果的具体体现(图8-81)。普查登记是"中华古籍保护计划"的首要任务,是全面了解全国古籍存藏情况,建立古籍总台账,开展全国古籍保护的基础性工作。全国古籍普查登记工作的中心任务是通过每部古籍的身份证——"古籍普查登记编号"和相关信息,建立国家古籍登记制度,加强各级政府对古籍的管理、保护和利用。

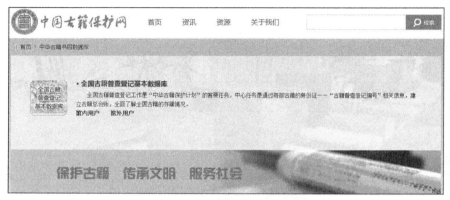

图 8 - 81　全国古籍普查登记基本数据库主页

该数据库发布内容主要包括普查编号、索书号、题名、著者、版本、册数、存缺卷、收藏单位等古籍普查登记内容。系统支持用户按照普查编号、索书号、题名、著者、版本、收藏单位等内容进行简单检索和高级检索,支持繁简共检。用户可在检索结果中按照单位进行导航,从而对其在全国的收藏分布情况一目了然。该数据库所公布的古籍普查数据,是全国各古籍收藏单位通过目验原书,首次按照统一的古籍著录规则完成的普查工作成果,有效履行了"中华古籍保护计划"要求的摸清古籍家底的任务,实现了全国古籍分布的统一检索。

2. 特点

(1)中国古籍善本存藏状况的特色书目系统:对数据库内每一本古籍进行普查编号登记,建立古籍身份证系统。

(2)动态数据库:动态补充各地图书馆古籍普查数据。截至2017年2月16号,累计发布120家单位古籍普查数据431 756条,4 133 584册。

3. 检索

(1)检索语言:支持简体中文、繁体中文检索。

(2) 简单检索(图8-82)：检索框内输入普查编号、索书号、题名、著者、版本、收藏单位等内容进行检索。

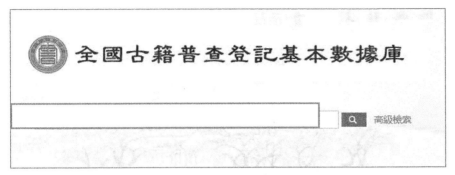

图8-82　全国古籍普查登记基本数据库简单检索

(3) 高级检索(图8-83)：① 可以对检索字段进行限定,字段为"题名著者""版本""单位""普查编号""索书号""批校题跋""名录编号""分类""装帧形式""所属丛书题名""子目""附注"选项。② 通过点击"增加"按钮,选择"并且""或者""排除"等逻辑关系,进行布尔检索,以获得更为精确的检索结果。③ 检索结果列表：检索结果列表页面分页显示所有检中记录的简要信息,每条记录包括普查编号、索书号、题名著者、版本、册(件)数、版式、收藏单位、存卷。该数据库的建成便于中医学者发现古籍的版本及收藏单位,从而开展下一步研究工作(图8-84)。

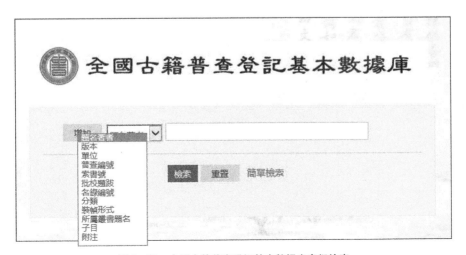

图8-83　全国古籍普查登记基本数据库高级检索

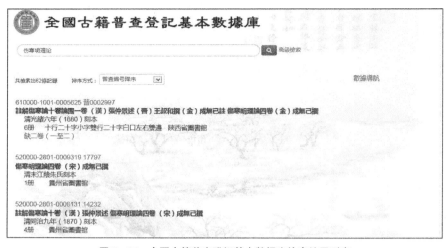

图 8 - 84　全国古籍普查登记基本数据库检索结果列表

（六）中华再造善本数据库

1. 简介　中华再造善本数据库（http：//z.nlcpress.com/）为中国国家数字图书馆资源系统部分（图 8 - 85）。2002 年财政部、文化部共同主持，国家图书馆承办了国家重点文化工程——"中华再造善本工程"，该工程的目的是通过大规模、成系统地复制出版，合理保护、开发、利用善本古籍，使其化身千百，为学界所应用，为大众所共享。中华再造善本数据库是将"中华再造善本工程"中影印出版的珍贵古籍善本进行图像数字化，通过对珍贵古籍善本的数字化加工和多元应用，打造内容丰富、择选精当、具有重要学术研究价值的古籍数字资源平台。

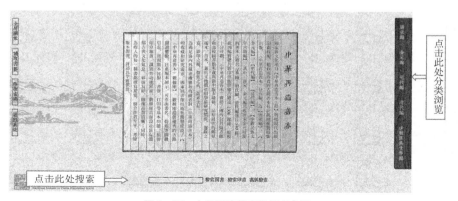

图 8 - 85　中华再造善本数据库主页

本数据库于 2012 年开始建设,将纸质版"中华再造善本"一期 758 种珍稀古籍数字化,以后逐次更新。选录细目与纸质版一致,分为五编进行,自唐迄清为《唐宋编》《金元编》《明代编》《清代编》《少数民族文字古籍编》,每编下以经、史、子、集、丛编次。共收唐宋时期、金元时期的善本古籍共 758 种 1 394 函 8 974 册,约 44 万页。版本选择以"选取具有较高文物、数据和艺术价值的珍稀罕见本"为总原则,坚持选收版本大抵宋元以前从宽、明清两代从严的原则。同时为保证学术质量,在尽可能选择卷帙完足的版本的同时,采用同书同版配补。每一种古籍均配有版本专家撰写的提要,图片可缩放,清晰度高。

2. 特点

(1) 珍贵古籍的原貌展示,部分版本系首次影印面世,是留存于世的历代典籍中最有价值的一部分。

(2) 数据库内容按版本写刻年代,自唐迄清分为四编,并另设"少数民族文字编"。各编按传统的经、史、子、集、丛编次类归,同一类目之下则以著者时代先后为序。

(3) 数据库中所收每一种古籍均配有版本专家撰写的提要,并提供检索功能,简介作者生平、考辨版本源流、评述其学术价值,使得该丛书的数据库具有极高的文献数据价值、学术研究价值和保存价值。

(4) 提供"通用检索"和"高级检索"功能,全面揭示文献资料内容。

(5) 印章检索功能。可准确定位印章在古籍原本中的位置,并通过印章揭示文献的内在联系。

(6) 同一种书有多种版本时,先刻本,次抄本;有稿本者,则排在各本之前。

(7) 可以实现图片全尺寸显示、局部放大显示等功能,实现良好的阅读体验。

(8) 设置"保存书签"功能,方便用户使用。

3. 检索

(1) 检索图书:例如,设定主题,查询数据库中收入关于"伤寒"的图书。操作如下:首先,在检索框内输入"伤寒",点击"检索图书"选项,得到 6 条记录,图书呈竖版排列,结果见图 8 - 86。点击其中《张仲景注解伤寒百证歌》,可以进行详细阅读,见图 8 - 87～图 8 - 90。

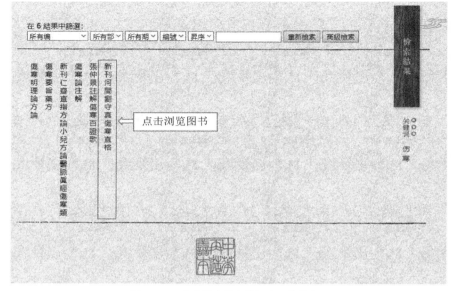

图 8 - 86　中华再造善本数据库图书检索 1

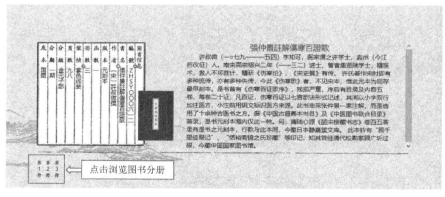

图 8 - 87　中华再造善本数据库图书检索 2

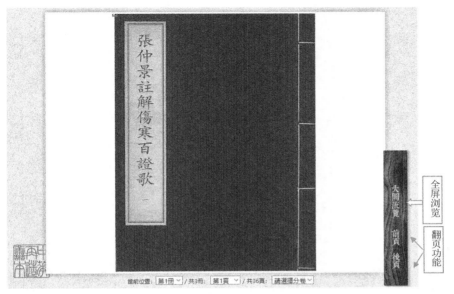

图 8-88　中华再造善本数据库图书检索 3

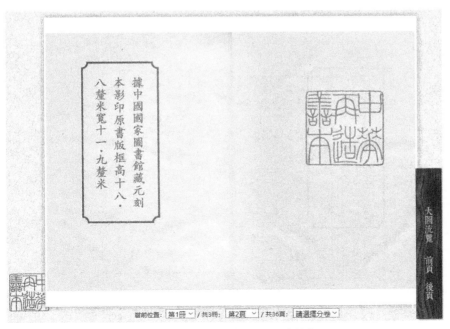

图 8-89　中华再造善本数据库图书检索 4

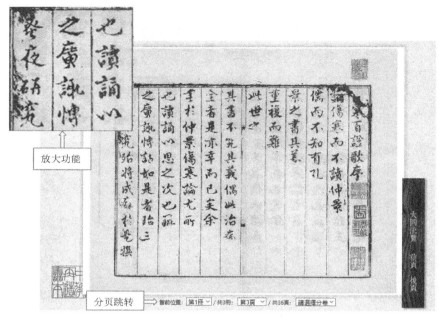

放大功能

分页跳转

图 8 - 90　中华再造善本数据库图书检索 5

（2）高级检索：高级检索可以同时对多个关键词进行检索，通过"按书名""按作者""按版本""按摘要"来对关键词进行限定。关键词之间可用逻辑符号"并且""或者"进行检索。并且，在高级检索中，可以用朝代、分类、分期、排序等条件进行限定，以达到更加精准检索的目的（图 8 - 91）。

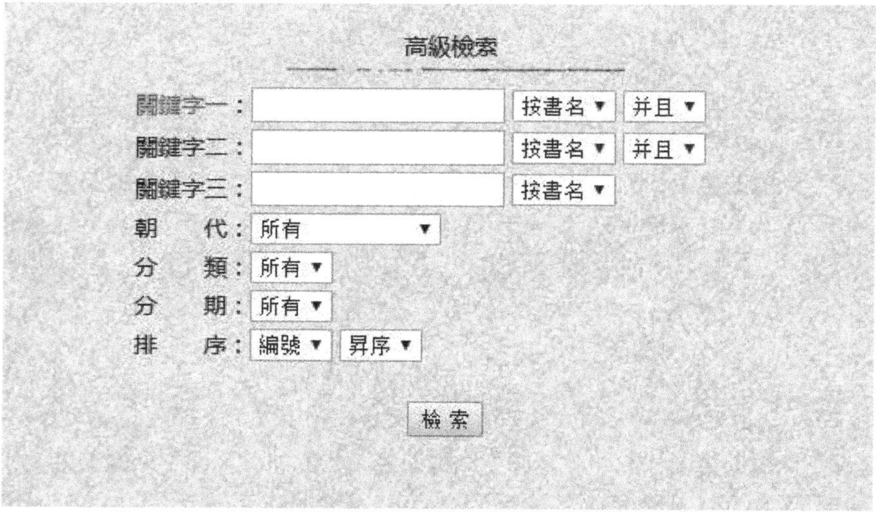

图 8 - 91　中华再造善本数据库高级检索

　　在本数据库中,有一种重要功能,即"版本对照"。点击"版本对照"按钮后,系统自动弹出版本对照选框,列举出可对照的版本,再次点击后,即可进入版本对照页面。例如,在书名中检索"本草",得到 6 条结果,《本草纲目》《履巉岩本草》《本草衍义》《重修政和经史证类备用本草》《本草衍义》《经史证类备急本草》。《本草衍义》有 2 个版本,两个版本一本藏于中国国家图书馆,为宋淳熙十二年(公元 1185 年)江西转运司刻庆元元年重修本,一本藏于中国中医科学院,为元刻本,版本对照阅读见图 8 - 92、图 8 - 93。

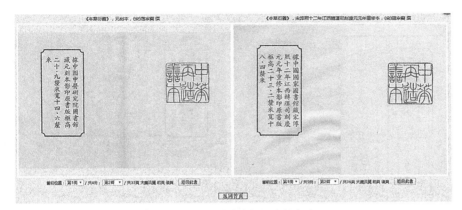

图 8 - 92　中华再造善本数据库版本对照 1

对照图书

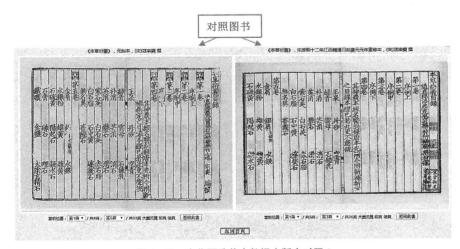

图 8 - 93　中华再造善本数据库版本对照 2

　　(3) 印章检索:在首页下方的搜索栏内输入关键词后,点击印章检索按钮即可检索印章,检索印章界面如图 8 - 94。中间列出的是含有关键字的印章,浅色字为所在书籍,深色字为名章内容。点击即可查看印章所在位置的书影。

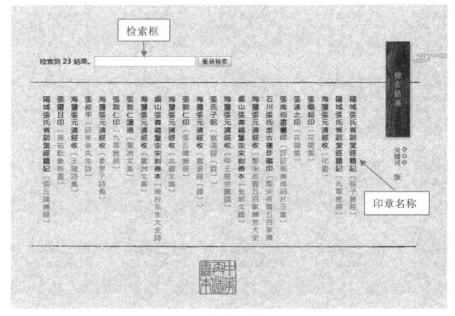

图 8 - 94　中华再造善本数据库印章检索

(七) 其他古籍文献网络资源

1. **中华博物网**　中华博物网(http://www.gg-art.com/article/tools.php)为广州市圣佳宜文化传播有限公司版权所有,网站上的"工具书"板块内容可为古籍文献研究者提供一定参考。"工具书"收录了《汉语字典》《书法字典》《甲骨文字典》《金文字典》《说文解字注》《文字蒙求》《成语辞典》《简易甲骨文》《古陶文字表》《汉字要素速查字典》《中国古代地名词典》《中国古代名人录》《中国历代职官词典》等。这部分内容可以为医史文献研究提供一定参考。

2. **汉典**　汉典(http://www.zdic.net/)是一个面向广泛受众、含有丰富及有益内容的教育和信息网站(图 8 - 95)。汉典始建于 2004 年,是一个有着巨大容量的字、词、词组、成语及其他中文语言文字形式的免费在线辞典。汉典的宗旨是介绍中国文化、历史和语言,为那些在中文学习、研究方面有兴趣的人提供帮助与服务,并探讨中文语言文字使用的规范和标准。

汉典有其他 5 个附加的、额外的和辅助的网站,包括汉典古籍、汉典诗

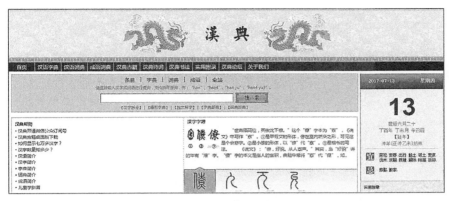

图 8 - 95　汉典网站主页

词、汉典书法、汉典中文论坛及新建的汉典英文论坛。

汉典收录了 75 983 个汉字、361 998 个词语、短语和词组,以及 32 868 个成语的释义;汉典古籍收录了总共包含有 38 529 章节的 1 055 部古典文献书籍、203 篇古文;汉典诗词收录了 268 886 首古典诗词;汉典书法收集 135 804 个著名的中国书法家汉字书法作品。汉语词典中的国语辞典原始资料来源于台湾教育主管机构《重编国语辞典修订本》(CC BY - ND 3.0 台湾授权)。

附 篇

◇◇◇◇◇◇◇◇◇◇◇◇◇◇◇◇◇◇◇◇ 附 一 ◇◇◇◇◇◇◇◇◇◇◇◇◇◇◇◇◇◇◇◇

汉至清历代纪元暨帝讳简表[①]

汉[刘氏](公元前 206—公元 220)
西汉(公元前 206—公元 25)

帝 号	名 讳	年 号	干 支	公 元	讳 字
高祖	邦(字季)		乙未	前 206	邦
父	煓(一名执嘉,或以执嘉为字)				煓、执、嘉
惠帝	盈		丁未	前 194	盈
高后	吕雉		甲寅	前 187	雉、痔
文帝	恒		壬戌	前 179	恒
		后元(7)	戊寅	前 163	
景帝	启		乙酉	前 156	启
		中元(6)	壬辰	前 149	
		后元(3)	戊戌	前 143	
武帝	彻	建元(6)	辛丑	前 140	彻
		元光(6)	丁未	前 134	
		元朔(6)	癸丑	前 128	
		元狩(6)	己未	前 122	
		元鼎(6)	乙丑	前 116	
		元封(6)	辛未	前 110	
		太初(4)	丁丑	前 104	
		天汉(4)	辛巳	前 100	
		太始(4)	乙酉	前 96	
		征和(4)	己丑	前 92	
		后元(2)	癸巳	前 88	
昭帝	弗(初名弗陵)	始元(6)	乙未	前 86	弗
		元凤(6)	辛丑	前 80	
		元平(1)	丁未	前 74	

---

① 本表年号、干支、公元、纪年主要参考《汉语大词典》"历代帝王纪年干支纪年公元纪年对照表"。本表帝王名讳主要参考《历代避讳字汇典》(王彦坤,中华书局,2009 年出版)。

帝　号	名　讳	年　号	干　支	公　元	讳　字
宣帝	询(初名病已,字次卿)	本始(4) 地节(4) 元康(4) 神爵(4) 五凤(4) 甘露(4) 黄龙(1)	戊申 壬子 丙辰 庚申 甲子 戊辰 壬申	前73 前69 前65 前61 前57 前53 前49	询
祖	据				据
父	进				进
元帝	奭	初元(5) 永光(5) 建昭(5) 竟宁(1)	癸酉 戊寅 癸未 戊子	前48 前43 前38 前33	奭
成帝	骜(字太孙)	建始(4) 河平(4) 阳朔(4) 鸿嘉(4) 永始(4) 元延(4) 绥和(2)	己丑 癸巳 丁酉 辛丑 乙巳 己酉 癸丑	前32 前28 前24 前20 前16 前12 前8	骜
哀帝	欣	建平(4) 太初元将(1) 元寿(2)	乙卯 丙辰 己未	前6 前5 前2	欣
父	康				康
平帝	衎(本名箕子)	元始(5)	辛酉	1	衎
父	兴				兴
少帝	孺子婴	居摄(2) 初始(1)	丙寅 戊辰	6 8	婴
曾祖	嚣				嚣
祖	勋				勋
父	显				显
更始帝	玄	更始(3)	癸未	23	玄
祖	利				利
父	子张				子、张

东汉（公元 25—公元 220）

帝　号	名　讳	年　号	干　支	公　元	讳　字
光武帝	秀(字文叔)	建武(31) 建武中元(2)	乙酉 丙辰	25 56	秀
祖	回				回
父	钦				钦
明帝	庄(初名阳,字子丽)	永平(18)	戊午	58	庄、阳
章帝	炟	建初(8) 元和(3) 章和(2)	丙子 甲申 丁亥	76 84 87	炟
和帝	肇	永元(16) 元兴(1)	己丑 乙巳	89 105	肇、肇
殇帝	隆	延平(1)	丙午	106	隆
安帝	祐(或作祐)	永初(7) 元初(6) 永宁(1) 建光(1) 延光(4)	丁未 甲寅 庚申 辛酉 壬戌	107 114 120 121 122	祐、祐
父	庆				庆
顺帝	保	永建(6) 阳嘉(4) 永和(6) 汉安(2) 建康(1)	丙寅 壬申 丙子 壬午 甲申	126 132 136 142 144	保
冲帝	炳	永嘉(1)	乙酉	145	炳
质帝	缵	本初(1)	丙戌	146	缵
曾祖	伉				伉
祖	宠				宠
父	鸿				鸿
桓帝	志	建和(3) 和平(1) 元嘉(2) 永兴(2) 永寿(3) 延熹(9) 永康(1)	丁亥 庚寅 辛卯 癸巳 乙未 戊戌 丁未	147 150 151 153 155 158 167	志
祖	开				开
父	翼				翼

（续表）

帝 号	名 讳	年 号	干 支	公 元	讳 字
灵帝	宏	建宁(4) 熹平(6) 光和(6) 中平(6)	戊申 壬子 戊午 甲子	168 172 178 184	宏
祖	淑				淑
父	苌				苌
少帝	辩	光熹(1) 昭宁(1)	己巳 己巳	189 189	辩
献帝	协(字伯和)	永汉(1) 初平(4) 兴平(2) 建安(24) 延康(1)	己巳 庚午 甲戌 丙子 庚子	189 190 194 196 220	协

三国
魏［曹氏］(公元 220—公元 265)

帝 号	名 讳	年 号	干 支	公 元	讳 字
文帝	丕(字子桓)	黄初(7)	庚子	220	丕
曾祖	腾(字季兴)				腾
祖	嵩(字巨高)				嵩
父	操(字孟德,一名 吉利,小字阿瞒)				操、阿、瞒
明帝	叡(字元仲)	太和(6) 青龙(4) 景初(3)	丁未 癸丑 丁巳	227 233 237	叡
齐王	芳(字兰卿)	正始(9) 嘉平(5)	庚申 己巳	240 249	芳
祖	彰(字子文)				彰
父	楷				楷
高贵 乡公	髦(字彦士)	正元(2) 甘露(4)	甲戌 丙子	254 256	髦
父	霖				霖
元帝	奂(初名璜)	景元(4) 咸熙(2)	庚辰 甲申	260 264	奂、璜
父	宇(字彭祖)				宇

蜀[刘氏](公元 221—公元 263)

帝 号	名 讳	年 号	干 支	公 元	讳 字
昭烈帝	备(字玄德)	章武(2)	辛丑	221	备
祖	雄				雄
父	弘				弘
后主	禅(字公嗣,小名阿斗)	建兴(15)	癸卯	223	禅
		延熙(20)	戊午	238	
		景耀(5)	戊寅	258	
		炎兴(1)	癸未	263	

吴[孙氏](公元 222—公元 280)

帝 号	名 讳	年 号	干 支	公 元	讳 字
大帝	权(字仲谋)	黄武(7)	壬寅	222	权
		黄龙(3)	己酉	229	
		嘉禾(6)	壬子	232	
		赤乌(13)	戊午	238	
		太元(1)	辛未	251	
		神凤(1)	壬申	252	
父	坚(字文台)				坚
兄	策(字伯符)				策
会稽王	亮(字子明)	建兴(2)	壬申	252	亮
		五凤(2)	甲戌	254	
		太平(2)	丙子	256	
景帝	休(字子烈)	永安(6)	戊寅	258	休
乌程侯	皓(字元宗;一名彭祖,字皓宗)	元兴(1)	甲申	264	皓
		甘露(1)	乙酉	265	
		宝鼎(3)	丙戌	266	
		建衡(3)	己丑	269	
		凤凰(3)	壬辰	272	
		天册(1)	乙未	275	
		天玺(1)	丙申	276	
		天纪(4)	丁酉	277	
父	和				和、禾

晋[司马氏](公元 265—公元 420)
西晋(公元 265—公元 316)

帝 号	名 讳	年 号	干 支	公 元	讳 字
武帝	炎(字安世)	泰始(10)	乙酉	265	炎
		咸宁(5)	乙未	275	
		太康(10)	庚子	280	
		太熙(1)	庚戌	290	
祖	懿(字仲达)				懿

（续表）

帝　号	名　讳	年　号	干　支	公　元	讳　字
父	昭(字子上)				昭
伯父	师(字子元)				师
惠帝	衷(字正度)	永熙(1)	庚戌	290	衷
		永平(1)	辛亥	291	
		元康(9)	辛亥	291	
		永康(1)	庚申	300	
		永宁(1)	辛酉	301	
		太安(2)	壬戌	302	
		永安(1)	甲子	304	
		建武(1)	甲子	304	
		永兴(2)	甲子	304	
		光熙(1)	丙寅	306	
怀帝	炽(字丰度)	永嘉(6)	丁卯	307	炽
愍帝	邺(或作业字彦旗)	建兴(4)	癸酉	313	邺、业
父	晏(字平度)				晏

东晋(公元 317—公元 420)

帝　号	名　讳	年　号	干　支	公　元	讳　字
元帝	睿(字景文)	建武(1)	丁丑	317	睿
		大兴(4)	戊寅	318	
		永昌(1)	壬午	322	
祖	仙(字子将)				仙
父	觐(字思祖)				觐
明帝	绍(字道畿)	太宁(3)	癸未	323	绍
成帝	衍(字世根)	咸和(9)	丙戌	326	衍
		咸康(8)	乙未	335	
康帝	岳(字世同)	建元(2)	癸卯	343	岳
穆帝	聃(字彭子)	永和(12)	乙巳	345	聃
		升平(5)	丁巳	357	
哀帝	丕(字千龄)	隆和(1)	壬戌	362	丕
		兴宁(3)	癸亥	363	
废帝	奕(字延龄)	太和(5)	丙寅	366	奕
简文帝	昱(字道万)	咸安(2)	辛未	371	昱、育
孝武帝	曜(字昌明)	宁康(3)	癸酉	373	曜
		太元(21)	丙子	376	

（续表）

帝　号	名　讳	年　号	干　支	公　元	讳　字
安帝	德宗	隆安(5) 元兴(3) 义熙(14)	丁酉 壬寅 乙巳	397 402 405	德、宗
父	温(字元子)				温
恭帝	德文	元熙(2)	己未	419	德、文

南朝(公元 420—公元 589)
宋[刘氏](公元 420—公元 479)

帝　号	名　讳	年　号	干　支	公　元	讳　字
武帝	裕(字德舆,小名寄奴)	永初(3)	庚申	420	裕
祖	靖				靖
父	翘				翘
少帝	义符(小字车兵)	景平(1)	癸亥	423	义、符
文帝	义隆(小字车儿)	元嘉(30)	甲子	424	义、隆
元凶	劭(字休远)	太初(1)	癸巳	453	劭
孝武帝	骏(字休龙,小字道民)	孝建(3) 大明(8)	甲午 丁酉	454 457	骏
前废帝	子业(小字法师)	永光(1) 景和(1)	乙巳 乙巳	465 465	子、业
明帝	彧(字休炳,小字荣期)	泰始(7) 泰豫(1)	乙巳 壬子	465 471	彧
后废帝	昱(字德融,小字慧震)	元徽(4)	癸丑	473	昱
顺帝	准(字仲谋,或作仲谟,小字智冠)	升明(3)	丁巳	477	准

齐[萧氏](公元 479—公元 502)

帝　号	名　讳	年　号	干　支	公　元	讳　字
太祖	道成(字绍伯,小名斗将)	建元(4)	己未	479	道、成
父	承之(字嗣伯)				承、之
武帝	赜(字宣远,小名龙儿)	永明(11)	癸亥	483	赜
郁林王	昭业(字元尚,小名法身)	隆昌(1)	甲戌	494	昭、业

（续表）

帝 号	名 讳	年 号	干 支	公 元	讳 字
父	长懋(字云乔,小字白泽)				长、懋
海陵王	昭文(字季尚)	延兴(1)	甲戌	494	昭、文
明帝	鸾(字景栖,小名玄度)	建武(4)	甲戌	494	鸾
		永泰(1)	戊寅	498	
东昏侯	宝卷(初名明贤,字智藏)	永元(2)	己卯	499	宝、卷
和帝	宝融(字智昭)	中兴(2)	辛巳	501	宝、融

梁[萧氏](公元 502—公元 587)

帝 号	名 讳	年 号	干 支	公 元	讳 字
武帝	衍(字叔达,小字练儿)	天监(18)	壬午	502	衍
		普通(7)	庚子	520	
		大通(2)	丁未	527	
		中大通(6)	己酉	529	
		大同(11)	乙卯	535	
		中大同(1)	丙寅	546	
		太清(3)	丁卯	547	
父	顺之(字文纬)				顺
简文帝	纲(字世缵,小字六通)	大宝(2)	庚午	550	纲
豫章王	栋(字元吉)	天正(1)	辛未	551	栋
祖	统(字德施,小字维摩)				统
父	欢(字孟孙)				欢
元帝	绎(字世诚,小字七符)	承圣(3)	壬申	552	绎
闵帝	渊明(字靖通)	天成(1)	乙亥	555	渊、明
父	懿(字元达)				懿
敬帝	方智(字慧相,小字法真)	绍泰(1)	乙亥	555	方、智
		太平(2)	丙子	556	
永嘉王	庄	天启(2)	丁丑	557	庄

后梁[萧氏](公元555—公元587)

帝　号	名　讳	年　号	干　支	公　元	讳　字
宣帝	詧(字理孙)	大定(8)	乙亥	555	詧
孝文帝	岿(字仁远)	天保(24)	壬午	562	岿
后主	琮(字温文)	广运(2)	丙午	586	琮

陈[陈氏](公元557—公元589)

帝　号	名　讳	年　号	干　支	公　元	讳　字
武帝	霸先(字兴国,小字法生)	永定(3)	丁丑	557	霸、先
父	文讚				文、赞
文帝	蒨(字子华)	天嘉(6) 天康(1)	庚辰 丙戌	560 566	蒨
父	道谈				道、谈
废帝	伯宗(字奉业,小字药王)	光大(2)	丁亥	567	伯、宗
宣帝	顼(字绍世,小字师利)	太建(14)	己丑	569	顼
后主	叔宝(字元秀,小字黄奴)	至德(4) 祯明(3)	癸卯 丁未	583 587	叔、宝

北朝
魏(公元386—公元534)
[拓跋氏]

帝　号	名　讳	年　号	干　支	公　元	讳　字
道武帝	珪	登国(10) 皇始(2) 天兴(6) 天赐(5)	丙戌 丙申 戊戌 甲辰	386 396 398 404	珪、邽
明元帝	嗣	永兴(5) 神瑞(2) 泰常(8)	乙酉 甲寅 丙辰	409 414 416	嗣
太武帝	焘	始光(4) 神麚(4) 延和(3) 太延(5) 太平真君(11) 正平(1)	甲子 戊辰 壬申 乙亥 庚辰 辛卯	424 428 432 435 440 451	焘
南安王	余	永平(1)	壬辰	452	余

（续表）

帝　号	名　讳	年　号	干　支	公　元	讳　字
文成帝	濬	兴安(2)	壬辰	452	濬
		兴光(1)	甲午	454	
		太安(5)	乙未	455	
		和平(6)	庚子	560	
献文帝	弘	天安(1)	丙午	466	弘
		皇兴(4)	丁未	467	

［元氏］

帝　号	名　讳	年　号	干　支	公　元	讳　字
孝文帝	宏	延兴(5)	辛亥	471	宏
		承明(1)	丙辰	476	
		太和(23)	丁巳	477	
宣武帝	恪	景明(4)	庚辰	500	恪
		正始(4)	甲申	504	
		永平(4)	戊子	508	
		延昌(4)	壬辰	512	
孝明帝	诩	熙平(2)	丙申	516	诩
		神龟(2)	戊戌	518	
		正光(5)	庚子	520	
		孝昌(3)	乙巳	525	
		武泰(1)	戊申	528	
幼主	钊				钊
祖	愉				愉
父	宝晖				宝、晖
孝庄帝	子攸	建义(1)	戊申	528	子、攸
		永安(2)	戊申	528	
父	勰(字彦和)				勰
兄	劭(字子讷)				劭
长广王	晔(字华兴,小字盆子)	建明(1)	庚戌	530	晔
祖	桢				桢
父	怡				怡
节闵帝	恭(字脩业)	普泰(1)	辛亥	531	恭
父	羽(字叔翻)				羽
安定王	朗(字仲哲)	中兴(1)	辛亥	531	朗
祖	彬(豹儿)				彬
父	融(字永兴)				融

（续表）

帝 号	名 讳	年 号	干 支	公 元	讳 字
孝武帝	脩(孝则)	太昌(1)	壬子	532	脩
		永兴(1)	壬子	532	
		永熙(3)	壬子	532	
父	怀				怀

东魏[元氏](公元 534—公元 550)

帝 号	名 讳	年 号	干 支	公 元	讳 字
孝静帝	善见	天平(4)	甲寅	534	善、见
		元象(1)	戊午	538	
		兴和(4)	己未	539	
		武定(8)	癸亥	543	
祖	怿(字宣仁)				怿
父	亶				亶

西魏[元氏](公元 535—公元 555)

帝 号	名 讳	年 号	干 支	公 元	讳 字
文帝	宝炬	大统(17)	乙卯	535	宝、炬
父	愉(字宣德)				愉
废帝	钦			552	钦
恭帝	廓[拓跋氏]			554	

北齐[高氏](公元 550—公元 577)

帝 号	名 讳	年 号	干 支	公 元	讳 字
文宣帝	洋(字子进)	天保(10)	庚午	550	洋
祖	树生(一名树)				树、生
父	欢(字贺六浑)				欢
兄	澄(子惠)				澄
废帝	殷(字正道)	乾明(1)	庚辰	560	殷
孝昭帝	演(字延安)	皇建(1)	庚辰	560	演
武成帝	湛	大宁(1)	辛巳	561	湛
		河清(3)	壬午	562	
后主	纬(字仁纲)	天统(5)	乙酉	565	纬
		武平(6)	庚寅	570	
		隆化(1)	丙申	576	
安德王	延宗	德昌(1)	丙申	576	延、宗
幼主	恒	承光(1)	丁酉	577	恒

北周[宇文氏](公元 559—公元 581)

帝　号	名　讳	年　号	干　支	公　元	讳　字
孝闵帝	觉(字陁罗尼)		丁丑	557	觉
祖	肱				肱
父	泰(字黑獭)				泰、黑
明帝	毓(小名统万突)		丁丑	557	毓
		武成(2)	己卯	559	
武帝	邕(字祢罗突)	保定(5)	辛巳	561	邕
		天和(6)	丙戌	566	
		建德(6)	壬辰	572	
		宣政(1)	戊戌	578	
宣帝	赟(字乾伯)	大成(1)	己亥	579	赟
静帝	阐(初名衍)	大象(2)	己亥	579	阐、衍

隋[杨氏](公元 581—公元 618)

帝　号	名　讳	年　号	干　支	公　元	讳　字
文帝	坚(小名那罗延)	开皇(20)	辛丑	581	坚、监
		仁寿(4)	辛酉	601	
祖	祯				祯、贞
父	忠				忠、中
炀帝	广(一名英,小字阿𡡉)	大业(14)	乙丑	605	广、英
恭帝	侑	义宁(2)	丁丑	617	侑
父	昭				昭

唐[李氏](公元 618—公元 907)

帝　号	名　讳	年　号	干　支	公　元	讳　字
高祖	渊	武德(9)	戊寅	618	渊
祖	虎				虎
父	昞				昞、炳、丙、秉
太子	建成				建、成、城
太宗	世民	贞观(23)	丁亥	627	世(葉、棄、喋、磔、泄)民(昬、泯、缗、婚、愍)

（续表）

帝 号	名 讳	年 号	干 支	公 元	讳 字
高宗	治	永徽(6)	庚戌	650	治、稚
		显庆(5)	丙辰	656	
		龙朔(3)	辛酉	661	
		麟德(2)	甲子	664	
		乾封(2)	丙寅	666	
		总章(2)	戊辰	668	
		咸亨(4)	庚午	670	
		上元(2)	甲戌	674	
		仪凤(3)	丙子	676	
		调露(1)	己卯	679	
		永隆(1)	庚辰	680	
		开耀(1)	辛巳	681	
		永淳(1)	壬午	682	
		弘道(1)	癸未	683	
太子	忠				忠、中
太子	弘				弘
中宗	显(曾改名哲)	嗣圣(1)	甲申	684	显、哲
睿宗	旦(初名旭轮,又名轮)	文明(1)	甲申	684	旦、亶、但、坦、怛、旭、轮
武后 武后称帝 (改国号为周)	曌	光宅(1)	甲申	684	诏、照
		垂拱(4)	乙酉	685	
		永昌(1)	己丑	689	
		载初(1)	庚寅	690	
		天授(2)	庚寅	690	
		如意(1)	壬辰	692	
		长寿(2)	壬辰	692	
		延载(1)	甲午	694	
		证圣(1)	乙未	695	
		天册万岁(1)	乙未	695	
		万岁登封(1)	乙未	695	
		万岁通天(1)	丙申	696	
		神功(1)	丁酉	697	
		圣历(2)	戊戌	698	
		久视(1)	庚子	700	
		大足(1)	辛丑	701	
		长安(4)	辛丑	701	
中宗(复国号)	显	神龙(2)	乙巳	705	显、哲
		景龙(3)	丁未	707	
睿宗	旦(初名旭轮,又名轮)	景云(2)	庚戌	710	旦、亶、但、坦、怛、旭、轮
		太极(1)	壬子	712	
		延和(1)	壬子	712	
玄宗	隆基	先天(1)	壬子	712	隆、基、姬、几
		开元(29)	癸丑	713	
		天宝(14)	壬午	742	

（续表）

帝　号	名　讳	年　号	干　支	公　元	讳　字
肃宗	亨(初名嗣昇,改名浚)	至德(2)	丙申	756	亨、嗣、昇、浚
		乾元(2)	戊戌	758	
		上元(2)	庚子	760	
		宝应(1)	壬寅	762	
代宗	豫(初名俶)	广德(2)	癸卯	763	豫、预、蓣、俶
		永泰(1)	乙巳	765	
		大历(14)	丙午	766	
德宗	适(kuò)	建中(4)	庚申	780	适、括
		兴元(1)	甲子	784	
		贞元(20)	乙丑	785	
顺宗	诵	永贞(1)	乙酉	805	诵、讼
宪宗	纯(初名淳)	元和(15)	丙戌	806	纯、淳
穆宗	恒(初名宥)	长庆(4)	辛丑	821	恒、宥
敬宗	湛	宝历(2)	乙巳	825	湛、谌
文宗	昂(初名涵)	太和(9)	丁未	827	昂、涵
		开成(5)	丙辰	836	
武宗	炎(初名瀍)	会昌(6)	辛酉	841	炎、谈、淡、啖、瀍
宣宗	忱(初名怡)	大中(13)	丁卯	847	忱、怡
懿宗	漼(初名温)	咸通(14)	庚辰	860	漼、温
僖宗	儇(初名俨)	乾符(6)	甲午	874	儇、俨
		广明(1)	庚子	880	
		中和(4)	辛丑	881	
		光启(3)	乙巳	885	
		文德(1)	戊申	888	
昭宗	晔(初名杰,又名敏)	龙纪(1)	己酉	889	晔、杰、敏
		大顺(2)	庚戌	890	
		景福(2)	壬子	892	
		乾宁(4)	甲寅	894	
		光化(3)	戊午	898	
		天复(3)	辛酉	901	
		天祐(4)	甲子	904	
哀帝	祝(初名祚)		乙丑	905	祝、祚

宋[赵氏](公元 960—公元 1279)
北宋(公元 960—公元 1127)

帝　号	名　讳	年　号	干　支	公　元	讳　字
太祖	匡胤	建隆(3)	庚申	960	匡、眶、恇、筐、劻、胤、靷、引
		乾德(5)	癸亥	963	
		开宝(8)	戊辰	968	

（续表）

帝 号	名 讳	年 号	干 支	公 元	讳 字
始祖	玄朗				玄、弦、眩、泫、絃、胘、畜、縣、悬、朗、悢、浪、狼、烺、阆、㮣、阆、㮣
远祖	轩辕				轩、辕
高祖	朓				朓、眺、桃
曾祖	珽				珽、廷、庭
祖	敬				敬、儆、警、擎、竟、镜、獍
父	弘殷				弘、泓、纮、殷、溵
太宗	炅(初名匡义,改名光义)	太平兴国(8)	丙子	976	炅、耿、炯、光、义、憬、熲
		雍熙(4)	甲申	984	
		端拱(2)	戊子	988	
		淳化(5)	庚寅	990	
		至道(3)	乙未	995	
真宗	恒(初名德昌,改元休,又改元侃)	咸平(6)	戊戌	998	恒、峘、姮、元、休
		景德(4)	甲辰	1004	
		大中祥符(9)	戊申	1008	
		天禧(5)	丁巳	1017	
		乾兴(1)	壬戌	1022	
仁宗	祯(初名受益)	天圣(9)	癸亥	1023	祯、贞、侦、浈、桢、徵、症、惩、旌
		明道(2)	壬申	1032	
		景祐(4)	甲戌	1034	
		宝元(2)	戊寅	1038	
		康定(1)	庚辰	1040	
		庆历(8)	辛巳	1041	
		皇祐(5)	己丑	1049	
		至和(2)	甲午	1054	
		嘉祐(8)	丙申	1056	
英宗	曙(初名宗实)	治平(4)	甲辰	1064	曙、署、暑、薯、树、澍、竖、藷、杼、赎、属、实
父	允让(字益之)				允、殷、让
神宗	顼(初名仲针)	熙宁(10)	戊申	1068	顼、勖、旭
		元丰(8)	戊午	1078	
哲宗	煦(初名傭)	元祐(8)	丙寅	1086	煦、呴、呴、酗、休、咻
		绍圣(4)	甲戌	1094	
		元符(3)	戊寅	1098	
徽宗	佶	建中靖国(1)	辛巳	1101	佶、吉、咭、姞、鲒、桔、黠、郅
		崇宁(5)	壬午	1102	
		大观(4)	丁亥	1107	
		政和(7)	辛卯	1111	
		重和(1)	戊戌	1118	
		宣和(7)	己亥	1119	

(续表)

帝 号	名 讳	年 号	干 支	公 元	讳 字
钦宗	桓(初名亶,改名烜)	靖康(1)	丙午	1126	桓、垣、恒、洹、完、院、統、莞、皖、狟、丸、纨、汍、芄、瑗、源、萑、莧、鹮、嫙、瓛

南宋(公元 1127—公元 1279)

帝 号	名 讳	年 号	干 支	公 元	讳 字
高宗	构(字德基)	建炎(4) 绍兴(32)	丁未 辛亥	1127 1131	构、勾、钩、呴、购、篝、冓、遘、觏、够、韝、搆、雊、鸲、岣、姤、逅、诟、彀、穀
孝宗	昚(初名伯琮,改名瑗,又名玮,又名昚)	隆兴(2) 乾道(9) 淳熙(16)	癸未 乙酉 甲午	1163 1165 1174	昚、慎、蜃
光宗	惇	绍熙(5)	庚戌	1190	惇、敦、孰、镎、墩、鹑、村
宁宗	扩	庆元(6) 嘉泰(4) 开禧(3) 嘉定(17)	乙卯 辛酉 乙丑 戊辰	1195 1201 1205 1208	扩、广、旷、郭、椁、廓、鞟、鞹、霍
理宗	昀(初名贵诚)	宝庆(3) 绍定(6) 端平(3) 嘉熙(4) 淳祐(12) 宝祐(6) 开庆(1) 景定(5)	乙酉 戊子 甲午 丁酉 辛丑 癸丑 己未 庚申	1225 1228 1234 1237 1241 1253 1259 1260	昀、匀、驯、畇、筠、巡、诚
度宗	禥(初名孟启,又名孜)	咸淳(10)	乙丑	1265	
恭宗	㬎	德祐(1)	乙亥	1275	
端宗	昰	景炎(2)	丙子	1276	
帝昺	昺	祥兴(2)	戊寅	1278	

辽[耶律氏](公元 907—公元 1125)①

帝 号	名 讳	年 号	干 支	公 元	讳 字
太祖	亿	一(10)	丁卯	907	亿
		神册(7)	丙子	916	
		天赞(5)	壬午	922	
		天显(1)	丙戌	926	
太宗	德光	天显(2—13)	丁亥	927	光
		会同(10)	戊戌	938	
		大同(1)	丁未	947	
世宗	阮	天禄(4)	丁未	947	
穆宗	璟	应历(18)	辛亥	951	
景宗	贤	保宁(10)	己巳	969	贤
		乾亨(4)	己卯	979	
圣宗	隆绪	统和(29)	癸未	983	
		开泰(9)	壬子	1012	
		太平(10)	辛酉	1021	
兴宗	宗真	景福(1)	辛未	1031	真、慎、镇、贞
		重熙(23)	壬申	1032	
道宗	洪基	清宁(10)	乙未	1055	基
		咸雍(10)	乙巳	1065	
		大康(10)	乙卯	1075	
		大安(10)	乙丑	1085	
		寿昌(6)	乙亥	1095	
天祚帝	延禧	乾统(10)	辛巳	1101	禧、熙
		天庆(10)	辛卯	1111	
		保大(5)	辛丑	1121	

金[完颜氏](公元 1115—公元 1234)

帝 号	名 讳	年 号	干 支	公 元	讳 字
太祖	旻	收国(2)	乙未	1115	岷
		天辅(6)	丁酉	1117	
太宗	晟	天会(1—13)	癸卯	1123	
熙宗	亶	天会(13—15)	乙卯	1135	亶
		天眷(3)	戊午	1138	
		皇统(8)	辛酉	1141	
父(徽宗)	宗峻				溶

① 辽建国于公元 907 年,国号契丹,公元 916 年始建年号,公元 938 年(一说公元 947 年),改国号为辽,公元 983 年复称契丹,公元 1066 年仍称辽。

（续表）

帝　号	名　讳	年　号	干　支	公　元	讳　字
海陵王	亮	天德(4)	己巳	1149	
		贞元(3)	癸酉	1153	
		正隆(5)	丙子	1156	
太子	光英				光、英、鹰、应
世宗	雍	大定(29)	辛巳	1161	壅
父(睿宗)	宗尧				宗、尧
章宗	璟	明昌(6)	庚戌	1190	景、燝
		承安(5)	丙辰	1196	
		泰和(8)	辛酉	1201	
民(显宗)	允恭				允、尹、恭、共、功、龚
卫绍王	永济(初名允济)	大安(3)	己巳	1209	永、詠、济
		崇庆(1)	壬甲	1212	
		至宁(1)	癸酉	1213	
宣宗	珣	贞祐(4)	癸酉	1213	珣、郇
		兴定(5)	丁丑	1217	
		元光(2)	壬午	1222	
太子	守忠				忠
哀帝	守绪(初名守礼)	正大(8)	甲申	1224	守
		开兴(1)	壬辰	1232	
		天兴(2)	壬辰	1232	

元[孛儿只斤氏](公元 1206—公元 1368)[①]

帝　号	名　讳	年　号	干　支	公　元	讳　字
太祖	铁木真	—(22)	丙寅	1206	
(监国)	拖雷	—(1)	戊子	1228	
太宗	窝阔台	—(13)	己丑	1229	
(称制)	乃马真后	—(5)	壬寅	1242	
定宗	贵由	—(3)	丙午	1246	
(称制)	海迷失后	—(3)	己酉	1249	
宪宗	蒙哥	—(9)	辛亥	1251	
世祖	忽必烈	中统(4)	庚申	1260	
		至元(31)	甲子	1264	
成宗	铁穆耳	元贞(22)	乙未	1295	
		大德(11)	丁酉	1297	

① 蒙古孛儿只斤铁木真于公元 1206 年建国。公元 1271 年忽必烈定国号为元,公元 1279 年灭南宋。

（续表）

帝 号	名 讳	年 号	干 支	公 元	讳 字
武宗	海山	至大(4)	戊申	1308	
仁宗	爱育黎拔力八达	皇庆(2) 延祐(7)	壬子 甲寅	1312 1314	
英宗	硕德八剌	至治(3)	辛酉	1321	
泰定帝	也孙铁木儿	泰定(4) 致和(1)	甲子 戊辰二	1324 1328	
天顺帝	阿速吉八	天顺(1)	戊辰九	1328	
文宗	图帖睦尔	天历(1—3)	戊辰九	1328	
明宗	和世㻋	天历(2)	己巳	1329	
文宗	图帖睦尔	至顺(1—3)	庚午	1330	
宁宗	懿璘质班	至顺(3)	壬申	1332	
顺帝	妥懽帖睦尔	至顺(4) 元统(3) (后)至元(6) 至正(28)	癸酉 癸酉 乙亥 辛巳	1333 1333 1335 1341	

明[朱氏](公元 1368—公元 1644)

帝 号	名 讳	年 号	干 支	公 元	讳 字
太祖	元璋(字国瑞)	洪武(31)	戊申	1368	国、瑞
惠帝	允炆	建文(4)①	己卯	1399	
成祖	棣	永乐(22)	癸未	1403	棣
仁宗	高炽	洪熙(1)	乙巳	1425	
宣宗	瞻基	宣德(10)	丙午	1426	
英宗	祁镇	正统(14)	丙辰	1436	镇、桢
代宗	祁钰	景泰(7)	庚午	1450	
英宗	祁镇	天顺(8)	丁丑	1457	镇、桢
宪宗	见深(初名见濬)	成化(23)	乙酉	1465	
孝宗	祐樘	弘治(18)	戊申	1488	
武宗	厚照	正德(16)	丙寅	1506	
世宗	厚熜	嘉靖(45)	壬午	1522	熜、璁
穆宗	载垕	隆庆(6)	丁卯	1567	

---

① 建文四年(公元 1399 年),成祖废除建文年号,改为洪武三十五年。

（续表）

帝 号	名 讳	年 号	干 支	公 元	讳 字
神宗	翊钧	万历(47)	癸酉	1573	钧
光宗	常洛	泰昌(1)	庚申八	1620	常、洛
熹宗	由校	天启(7)	辛酉	1621	由、校
思宗	由检	崇祯(17)	戊辰	1628	由、检

清［爱新觉罗氏］(公元 1644—公元 1911)

帝 号	名 讳	年 号	干 支	公 元	讳 字
世祖	福临	顺治(18)	甲申	1644	
圣祖	玄烨	康熙(61)	壬寅	1662	玄、炫、弦、兹、率、牵、烨、晔
世宗	胤禛	雍正(13)	癸卯	1723	胤、禛、真、贞
高宗 太子	弘历 永琏	乾隆(60)	丙辰	1736	弘、纮、强、曆 琏
仁宗	颙琰(初名永琰)	嘉庆(25)	丙辰	1796	颙、琰
宣宗	旻宁(初名绵宁)	道光(30)	辛巳	1821	宁
文宗	奕詝	咸丰(11)	辛亥	1851	詝、佇
穆宗	载淳	同治(13)	壬戌	1862	淳、醇
德宗	载湉	光绪(34)	乙亥	1875	湉、恬
	溥仪	宣统(3)	己酉	1909	仪

◇◇◇◇◇◇◇◇◇◇◇◇◇◇◇◇◇◇◇　附　二　◇◇◇◇◇◇◇◇◇◇◇◇◇◇◇◇◇◇◇

中医药专题检索

（一）中医名词术语

《中医大辞典》　3,9,10,14,41—43,52,55

《中医名词术语选释》　41

《中医词释》　41,42

《中国医学大辞典》　41—43,74

附　三

书名笔画索引

五画